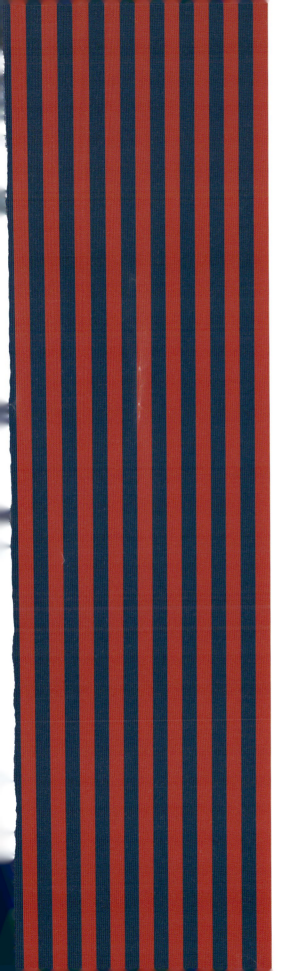

病歴聴取でここまでわかる

臨床推論集中講座

胸痛

総監修　山本文雄　秋田大学 学長
監修　　伊藤　宏　秋田大学 副学長
　　　　尾野恭一　秋田大学大学院医学系研究科長・医学部長
監修・編集　長谷川仁志　秋田大学大学院医学系研究科 医学教育学講座 教授

MEDICAL VIEW

本書では，厳密な指示・副作用・投薬スケジュール等に付いて記載されていますが，これらは変更される可能性があります．本書で言及されている薬品については，製品に添付されている製造者による情報を十分にご参照ください．

Intensive Course of Clinical Reasoning: Chest Pain
(ISBN 978-4-7583-0398-9 C3047)

Editor in chief: Fumio Yamamoto
Editors: Hiroshi Ito, Kyoichi Ono
Editorial Author: Hitoshi Hasegawa

2017. 4. 10 1st ed.

©MEDICAL VIEW, 2017
Printed and Bound in Japan

Medical View Co., Ltd.
2-30 Ichigaya-hommuracho, Shinjuku-ku, Tokyo 162 0845, Japan
E-mail ed@medicalview.co.jp

監修の辞

　日常診療において，胸痛は最も判断に迷う主訴である。痛みの原因となる疾患が循環器，呼吸器，消化器，筋骨格系，皮膚，精神など多科に渡るうえに，致死的な病気が隠れていることが少なくないため，診断に医師としての経験や知識が必要となるからである。さて，かくも診断が難しい胸痛であるが，実はしっかりとした医療面接を行うことで鑑別が可能なケースがとても多いことをご存知だろうか。

　しっかりとした医療面接を行う能力とは，すなわち「臨床推論」に裏打ちされた診断を行う能力のことである。今まさに医療現場で活躍している医療者，そしてこれからの医療を担う若い医学生に，「本当の臨床推論の力」を身につけてもらいたいという想いから，本書『病歴聴取でここまでわかる 臨床推論集中講座 胸痛』を上梓する運びとなった次第である。

　本書では，まず総論において「医療面接の進め方」「胸部診断の重要ポイント」「解剖・生理などのメカニズム」「検査のエッセンス」などに関して，イラストを交えて丁寧に解説している。ここを読むことによって，胸痛にまつわる基本事項を俯瞰的に理解していただけると思う。そのうえで，各論において「胸痛をきたす代表的な18疾患」の臨床的な要点を簡潔・明瞭に示した。この各論には2つの大きな特長がある。

　1つめは「多彩な症例シナリオ」である。疾患ごとに掲載したさまざまな症例シナリオを読むことによって，患者さんが実際にどのような訴えで受診するのかを追体験することができる。推論能力を高めるために，これほど効果的なシミュレーション学習はなかなかない。

　2つめは「鑑別診断のポイントをまとめた表」である。この表では疾患をO(初発時期と発症様式)，P(痛みの場所と経過)，Q(痛みの質)，R(放散痛)，S(痛みの程度)，T(痛みの軽快因子)，U(痛みの増悪因子)，V(随伴症状)の8項目にわけて解説している。鑑別診断に迷ったときは，ぜひこの表に立ち返ってみてほしい。きっと鑑別診断のヒントをみつけることが出来るはずである。

　胸痛診断における医療面接の重要性について，おそらく異論を唱える向きはないであろう。鑑別診断に自信がもてないために本来必要のない検査をオーダーすることは，あらゆる点で患者さんの不利益につながることも，医療現場で奮闘している方ならばよくご存知のことと思う。すべての医療者は「医療面接に患者さんの生命がかかっている」ことを認識して医療面接に臨まなければならないことも，僭越ながら合わせて申し上げたい。医学・医療の世界に身をおいている読者が臨床推論の必要性を感じたとき，本書がその一助となれば望外の喜びである。

　最後に，貴重な時間を割いて素晴らしい原稿をご寄稿いただいた執筆者の皆様に，厚く御礼を申し上げたい。

平成29年3月

秋田大学 学長
山本文雄

医療面接には患者さんの生命がかかっている

症状・症例ベースで基礎・臨床各分野が統合した
これからの理想的医学・医療教育を目指した分野別認証評価時代のテキストとして

　この数十年，各専門分野の発展に先導される形で，診療のみならず卒前・卒後教育に関しても専門的内容への偏りが生じ，その結果，何科の医師・医療者としても当然修得しておくべき基本的な診療能力に関する教育の質保証が不十分な状況にあると言われてきました．このような背景で，臨床現場で最も重要な「患者さんの症状・病態への対応」をはじめに据える形式，すなわち「症状・症例ベースで基礎・臨床各分野が統合する医学教育改革」が推奨されるようになってきた経緯があります．

　実際，日々の臨床現場では医療面接から予想される複数の鑑別すべき疾患の事前確率が十分検討されることなしに，多くの検査に頼ることが多くなりがちになっており，特に日本でこの傾向が強いとされています．一方，各種検査には，感度や特異度があり，その時点の検査のみで診断できる（＝特異度100％），あるいは除外できる（＝感度100％）ものはほとんどありません（例：インフルエンザ診断キットのみでインフルエンザ感染を，心電図変化やトロポニンTのみで急性冠症候群を，CTのみでくも膜下出血や大動脈解離を，完全には否定も肯定もできません）．臨床推論の過程で最も重要なのは，患者さんの訴え，すなわち本書にあるOPQRTSTUVに沿った必要十分な病歴情報の収集（医療面接）であり，それによる事前確率の見極めにこそ医師・医療者の重要な役割があります．この能力が不十分であれば，キラーディジーズやピットフォールが見逃され診断が遅れる，不要な検査が行われる，必要な検査が行われない，検査で異常がないときの説明やその後展開があいまいになるなど，患者さんの不利益につながるとともに，医療の信頼性が損なわれる結果となります．

すべては患者さんの安全のために

　本書は，心血管系のみならずさまざまな臓器が原因となること，さらには一見軽度の症状であっても急変して生命に直結する病態が少なくないことから，医師・医療者にとって最も重要な症状の1つとされる『胸痛』をテーマとし，症状・症例ベースで基礎医学と臨床医学の多くの分野が統合する形で編集されました．さらに，新しい流れとして，「医療面接と診察（聴診器）の次はエコーで臨床推論する時代」の到来を日本から発信するために，胸痛をきたす胸部・腹部主要疾患のエコー基本ポイントが，わかりやすい解説・図表とウェブ上のエコー動画を使って学習できるようになっています．今後，（実際に本学で実施している）医学科1年生など低学年からの統合学習や，医学科上級生，研修医，各分野医師，看護師，医療系学生，すべての医療者が，チームで医療面接を重視した卒前・卒後・生涯教育を進める際の共通テキストとして，是非，本書をご活用いただければ幸いです．

平成29年3月

秋田大学大学院医学系研究科 医学教育学講座 教授
秋田大学医学部附属病院 総合臨床教育研修センター長
日本医師会生涯教育推進委員会 委員長

長谷川仁志

● 目次

I 総論：胸痛の臨床推論エッセンス

胸痛疾患の診断の流れ

胸痛の臨床推論と現病歴の重要性 　　　　　　　　　　　　　　　　長谷川仁志

- »1 胸痛の臨床推論　2
- »2 胸痛の原因疾患　2
- »3 胸痛診断のための臨床推論の基本パターン　3
- »4 胸痛を見極める病歴チェックポイント　5

胸痛の医療面接 ― OPQRSTUV ― 　　　　　　　　　　　　　　　長谷川仁志

- »1 胸痛の医療面接　6
- »2 OPQRSTUVの詳細　6

症状の持続時間の観点でみる胸痛鑑別診断のポイント　　　　　　　長谷川仁志

- »1 数秒〜30秒の胸痛　11
- »2 1分〜5分の胸痛　11
- »3 1分〜5分の胸痛における診察の注意点　11
- »4 20分以上続く胸痛（急性冠症候群）　12
- »5 数十分〜数時間以上続く持続性・反復性の胸痛　13
- »6 数十分〜数時間以上続く持続性・反復性の胸痛における診察の注意点　13

胸痛診断のための身体診察 ―フィジカルアセスメント― 　　　　　長谷川仁志

- »1 バイタルサインの確認　14
- »2 胸痛鑑別における胸部・腹部の診察ポイント　15
- »3 全身の身体診察　15

感度，特異度，尤度比
―臨床推論における症状，診察所見，検査結果をどう解釈するか　　長谷川仁志

- »1 胸痛の臨床推論　16

胸痛の原因を探る基礎医学

胸部・腹部の構造 　　　　　　　　　　　　　　　　　　　　　　　尾野恭一

- »1 胸部・腹部の構造　20
- »2 心臓　20
- »3 動脈・静脈系　21
- »4 リンパ系　22

- » 5 呼吸器　22
- » 6 食道，横隔膜　23
- » 7 上腹部　24
- » 8 胸部の神経　24

胸痛診断の解剖学・生理学・生化学
―胸痛の知覚（内臓痛，体性痛，神経因性疼痛，関連痛，中枢痛）― 　尾野恭一

- » 1 疼痛としての胸痛　26
- » 2 胸痛の知覚　26
- » 3 一次侵害受容ニューロン　27
- » 4 痛みの種類　27
- » 5 関連痛　27
- » 6 狭心症では胸が痛いとは限らない（放散痛の原因）　30
- » 7 原因による疼痛の分類　30
- » 8 神経因性疼痛の発生には中枢性あるいは末梢性に多くのシグナル伝達系が関与している　32
- » 9 心因性疼痛　33
- » 10 急性痛と慢性痛　33
- » 11 急性痛から慢性痛への移行　34
- » 12 慢性疼痛と痛みの悪循環　34

胸痛と検査のエッセンス

胸痛診断と心電図　　長谷川仁志

- » 1 胸痛診断における心電図のポイント　36
- » 2 胸痛を理解するための心電図のポイント　36
- » 3 各誘導と心臓の部位　37
- » 4 心筋虚血に伴う心電図変化　38
- » 5 胸痛診断における心電図解釈のエッセンス　39
- » 6 心電図変化と尤度比　40
- » 7 虚血性心疾患（狭心症・心筋梗塞）の心電図のポイント　41

主な心電図所見　　藤原敏弥，柴原　徹，中川正康

- » 1 虚血性心疾患　42
- » 2 心筋炎　46
- » 3 肺血栓塞栓症　47
- » 4 肺高血圧　47
- » 5 心膜炎　48
- » 6 たこつぼ心筋症　48

X線撮影
佐野正明

- **»1** X線の原理　50
- **»2** 適切な撮影条件の確認　50
- **»3** 胸部X線の読影ポイント　51
- **»4** 肺野の透過性による異常陰影の表現　52
- **»5** 肺野陰影の表現方法　53
- **»6** 見落としやすい箇所，陰影と見逃さない工夫　59

心エコー／腹部エコー
鬼平　聡

- **»1** 胸痛の原因診断におけるエコー検査の役割　60
- **»2** 正常例のエコー　60
- **»3** 急性心筋梗塞のエコー診断　62
- **»4** 急性心膜炎のエコー診断　66
- **»5** 急性心筋炎のエコー診断　67
- **»6** たこつぼ型心筋症のエコー診断　68
- **»7** 心臓弁膜症のエコー診断　69
- **»8** 閉塞性肥大型心筋症のエコー診断　72
- **»9** 大動脈疾患のエコー診断　73
- **»10** 肺血栓塞栓症のエコー診断　74
- **»11** 胸膜炎のエコー診断　76
- **»12** 胆道系疾患・膵疾患のエコー診断　76

CT，MRI
飯野健二

- **»1** はじめに　80
- **»2** 臨床現場における冠動脈CTの意義　80
- **»3** 臨床現場における心臓MRIの意義　82

心臓カテーテル検査
飯野健二

- **»1** 心臓カテーテル検査とは　85
- **»2** 臨床現場における心臓カテーテル検査の意義　85

心臓核医学検査
小坂俊光

- **»1** 心臓核医学検査とは　92
- **»2** 臨床現場における心筋シンチグラフィの意義　92
- **»3** 他のイメージングとの比較　93
- **»4** 非心臓手術の術前リスク評価　94
- **»5** 胸痛患者に対する心筋シンチグラフィの活用法　95

II 各論：胸痛をきたす疾患

虚血性心疾患
長谷川仁志

症例シナリオ　99
- **»1** 鑑別診断のポイント　101
- **»2** 虚血性心疾患の分類と病態　103
  - （1）安定労作性狭心症
  - （2）安静時狭心症（冠攣縮性狭心症）
  - （3）急性冠症候群（不安定狭心症～急性心筋梗塞）
    - ・ST上昇型急性冠症候群
    - ・非ST上昇型急性冠症候群
- **»3** 診断のポイント　105
- **»4** 虚血性心疾患の治療　108

大動脈疾患
相田弘秋

症例シナリオ　112
- **»1** 鑑別診断のポイント　114
- **»2** 急性大動脈解離　115
- **»3** 大動脈瘤　116
- **»4** 急性大動脈解離，大動脈瘤の危険因子　117
- **»5** 急性大動脈解離，大動脈瘤の治療　118

肺血栓塞栓症
真壁　伸，渡邊博之

症例シナリオ　120
- **»1** 鑑別診断のポイント　121
- **»2** 病態生理　122
- **»3** 検査　123
- **»4** 治療　123

心臓弁膜症
千田佳史

症例シナリオ　124
- **»1** 鑑別診断のポイント　126
- **»2** 大動脈弁狭窄症　127
- **»3** 大動脈弁閉鎖不全症　128
- **»4** 僧帽弁狭窄症　129
- **»5** 僧帽弁閉鎖不全症　130
- **»6** 僧帽弁逸脱症　130
- **»7** 肺動脈弁狭窄症　131
- **»8** 肺動脈弁閉鎖不全症　131

- »9 三尖弁狭窄症　131
- »10 三尖弁閉鎖不全症　131

心不全
飯野貴子

症例シナリオ　132
- »1 鑑別診断のポイント　134
- »2 心不全の症状　135
- »3 左心不全の病態生理　135
- »4 心不全の原因疾患と増悪因子　136
- »5 心不全の重症度分類　137

心筋炎
佐藤輝紀

症例シナリオ　138
- »1 鑑別診断のポイント　139
- »2 疾患サマリー　140
- »3 検査所見　140
- »4 治療　141
- »5 予後　141

心膜炎
佐藤和奏

症例シナリオ　142
- »1 鑑別診断のポイント　143
- »2 病態生理　144
- »3 心膜炎の経過における重要な病態　145

肥大型心筋症
新保麻衣

症例シナリオ　146
- »1 鑑別診断のポイント　147
- »2 疾患サマリー　148
- »3 検査所見　149
- »4 治療　150
- »5 その他　150

たこつぼ心筋症
新保麻衣

症例シナリオ　152
- »1 鑑別診断のポイント　154
- »2 疾患サマリー　155
- »3 検査所見　155
- »4 治療　157
- »5 その他　157

不整脈
小山 崇

症例シナリオ　158
- **»1** 鑑別診断のポイント　159
- **»2** 病態生理　160
- **»3** 不整脈疾患の分類　161
- **»4** 心臓の解剖と不整脈発症のメカニズム　162
- **»5** 症状，検査，治療　162

気胸
佐野正明

症例シナリオ　164
- **»1** 鑑別診断のポイント　166
- **»2** 病態生理　166
- **»3** 疾患の分類　167
- **»4** 臨床症状，診断　167
- **»5** 身体所見　168
- **»6** 胸部画像診断　168
- **»7** 治療・予後　169
- **»8** 虚脱度分類　169
- **»9** 気胸の特殊な病態　170

胸膜炎，縦隔炎，縦隔気腫
佐藤一洋

症例シナリオ　172
- **»1** 鑑別診断のポイント　174
- **»2** 病態生理　175
- **»3** 胸水貯留の原因　176

慢性閉塞性肺疾患（COPD）
佐野正明

症例シナリオ　178
- **»1** 鑑別診断のポイント　180
- **»2** 病態生理　180
- **»3** COPDの病型　181
- **»4** 危険因子　181
- **»5** 診断　181
- **»6** 画像診断　182
- **»7** 呼吸機能検査　182
- **»8** 運動時呼吸困難のメカニズム　183
- **»9** COPDと全身性炎症，依存症　183
- **»10** 治療　184

肺がん
浅野真理子，佐藤一洋

症例シナリオ　186
- **»1** 鑑別診断のポイント　187
- **»2** 病態生理　188
- **»3** がん性疼痛　188
- **»4** 胸部の解剖と疼痛発症のメカニズム　189

胸痛をきたす消化器疾患
関　勝仁，長谷川仁志

症例シナリオ　194
- **»1** 鑑別診断のポイント　196
  - 逆流性食道炎　196
  - 食道破裂　197
  - 消化性潰瘍（胃・十二指腸潰瘍）　198
  - 膵炎　199
  - 胆石症・胆嚢炎　200

脊椎脊髄疾患，運動器・神経疾患
菅原正伯

症例シナリオ　201
- **»1** 鑑別診断のポイント　202
- **»2** 疾患の特徴　202
- **»3** 疾患クローズアップ　203
- **»4** 胸痛をきたしうる神経疾患　203

肋間神経痛，帯状疱疹
蓮沼直子，長谷川仁志

症例シナリオ　204
- **»1** 鑑別診断のポイント　205
- **»2** 帯状疱疹の皮疹　206
- **»3** 帯状疱疹の治療　207

心因性胸痛
岩城　忍

症例シナリオ　208
- **»1** 鑑別診断のポイント　210
- **»2** 病態生理　211
- **»3** なぜ精神的要因で身体症状が生じるのか　212
- **»4** 心因性胸痛の分類　212
- **»5** パニック障害，重度ストレス反応および適応障害と身体表現性障害　212
- **»6** パニック障害の症状　213
- **»7** 重度ストレス反応および適応障害と身体表現性障害の症状　214
- **»8** 診断のための手順　214
- **»9** 治療　214

Ⅲ 専門的治療

心臓カテーテル治療
飯野健二

- ≫1 経皮的冠動脈形成術とは　216
- ≫2 臨床現場における心臓カテーテル治療の意義　216
- ≫3 治療後の胸痛・胸部症状の意味するところ　223
- ≫4 心不全　224
- ≫5 再狭窄　225

胸痛をきたす疾患の手術治療
山本浩史, 山本文雄

- ≫1 心臓手術に必要な治療を行う際の補助手段　228
- ≫2 冠動脈疾患の手術治療　229
- ≫3 大動脈疾患　230
- ≫4 心臓弁膜症　231
- ≫5 肺血栓塞栓症　231

補助循環と人工心臓
石橋和幸

- ≫1 大動脈内バルーンパンピング（IABP）　232
- ≫2 経皮的心肺補助装置（PCPS）　235
- ≫3 補助人工心臓（VAD）　236

執筆者一覧

■総監修

山本 文雄　秋田大学 学長（元 心臓血管外科学講座 教授）

■監修

伊藤　宏　秋田大学 副学長（元 循環器内科・呼吸器内科学講座 教授）
尾野 恭一　秋田大学大学院医学系研究科長・医学部長（細胞生理学講座 教授）

■監修・編集

長谷川仁志　秋田大学大学院医学系研究科 医学教育学講座 教授
　　　　　　（総合臨床教育研修センター長，日本医師会生涯教育推進委員会 委員長）

■執筆者（掲載順）

長谷川仁志　秋田大学大学院医学系研究科 医学教育学講座 教授
尾野 恭一　秋田大学大学院医学系研究科長・医学部長
藤原 敏弥　市立秋田総合病院 循環器内科 科長
柴原　徹　市立秋田総合病院 循環器内科 医長
中川 正康　市立秋田総合病院 副院長
佐野 正明　秋田大学大学院医学系研究科 循環器内科学・呼吸器内科学講座 講師
鬼平　聡　きびら内科クリニック 院長
飯野 健二　秋田大学大学院医学系研究科 循環器内科学・呼吸器内科学講座 講師
小坂 俊光　秋田大学医学部附属病院 医療安全管理部 准教授
相田 弘秋　平鹿総合病院 副院長
真壁　伸　秋田大学大学院医学系研究科 循環器内科学・呼吸器内科学講座 助教
渡邊 博之　秋田大学大学院医学系研究科 循環器内科学・呼吸器内科学講座 准教授
千田 佳史　秋田大学大学院医学系研究科 心臓血管外科学講座 助教
飯野 貴子　秋田大学大学院医学系研究科 循環器内科学・呼吸器内科学講座 助教
佐藤 輝紀　秋田大学大学院医学系研究科 循環器内科学・呼吸器内科学講座 助教
佐藤 和奏　秋田大学医学部 総合地域医療推進学講座 助教
新保 麻衣　秋田大学大学院医学系研究科 医学教育学講座 助教
小山　崇　秋田大学大学院医学系研究科 循環器内科学・呼吸器内科学講座 助教
佐藤 一洋　秋田大学大学院医学系研究科 循環器内科学・呼吸器内科学講座 講師
浅野真理子　秋田大学大学院医学系研究科 循環器内科学・呼吸器内科学講座 医員
関　勝仁　秋田大学医学部 循環型医療教育システム学講座
菅原 正伯　秋田大学大学院医学系研究科 消化器内科学・神経内科学講座 講師
蓮沼 直子　秋田大学医学部 総合地域医療推進学講座 准教授
岩城　忍　盛岡市立病院 精神科 第一科長
山本 浩史　秋田大学大学院医学系研究科 心臓血管外科学講座 教授
山本 文雄　秋田大学 学長
石橋 和幸　湘南厚木病院心臓血管外科 部長

動画視聴方法

本書の内容に関連した動画をメジカルビュー社のホームページでストリーミング配信しております。解説と関連する動画のある箇所にはQRコードを表示しています。
下記の手順でご利用ください（下記はPCで表示した場合の画面です。スマートフォンで見た場合の画面とは異なります）。

＊動画配信は本書刊行から一定期間経過後に終了いたしますので，あらかじめご了承ください。

❶ 動画配信ページにアクセスします。
http://www.medicalview.co.jp/movies/

スマートフォンやタブレット端末では，QRコードからアクセス可能です。その際はQRコードリーダーのブラウザではなく，SafariやChrome，標準ブラウザでご覧ください。

❷ 表示されたページの本書タイトル付近にある「**動画視聴ページへ**」ボタンを押します。

❸ パスワード入力画面が表示されますので，利用規約に同意していただき，右記のパスワードを半角数字で入力します。

25673334

❹ 本書の動画視聴ページが表示されます。視聴したい動画のサムネールをクリックすると動画が再生されます。

動作環境

下記は2017年2月1日時点での動作環境で，予告なく変更となる場合がございます。

Windows
OS：Windows 10/8.1/7（JavaScriptが動作すること）
Flash Player：最新バージョン
ブラウザ：Internet Explorer 11
Chrome・Firefox最新バージョン

Macintosh
OS：10.11～10.8（JavaScriptが動作すること）
Flash Player：最新バージョン
ブラウザ：Safari・Chrome・Firefox最新バージョン

スマートフォン，タブレット端末
2017年2月時点で最新のiOS端末では動作確認済みです。Android端末の場合，端末の種類やブラウザアプリによっては正常に視聴できない場合があります。
動画を観る際にはインターネットへの接続が必要となります。パソコンをご利用の場合は，2.0Mbps以上のインターネット接続環境をお勧めいたします。また，スマートフォン，タブレット端末をご利用の場合は，パケット通信定額サービス，LTE・Wi-Fiなどの高速通信サービスのご利用をお勧めいたします（通信料はお客様のご負担となります）。
QRコードは（株）デンソーウェーブの登録商標です。

略語一覧

略語	正式名称（フルスペル）	和訳または通称
ACE	angiotensin converting enzyme	アンジオテンシン変換酵素
ACS	acute coronary syndrome	急性冠症候群
ARB	angiotensin II receptor blocker	アンギオテンシンII受容体拮抗薬
AVP	aortic valve plasty	大動脈弁形成術
AVR	aortic valve replacement	大動脈弁置換術
BMS	bare metal stent	金属ステント
DES	drug eluting stent	薬剤溶出ステント
EVAR	endovascular aneurysm repair	ステントグラフト内挿術
GERD	gastroesophageal reflux disease	胃食道逆流症
GGO	ground glass opacity	スリガラス陰影
HCM	hypertrophic cardiomyopathy	肥大型心筋症
HOCM	hypertrophic obstructive cardiomyopathy	閉塞性肥大型心筋症
HOT	home oxygen therapy	在宅酸素療法
HRCT	high resolution CT	高分解能CT
IABP	intra-aortic balloon pumping	大動脈内バルーンパンピング
MI	myocardial infarction	心筋梗塞
MVO	midventricular obstruction	左室中間部閉塞
NIPPV	noninvasive positive pressure ventilation	非侵襲的陽圧換気
NSTEACS	non-ST elevation acute coronary syndrome	非ST上昇型急性冠症候群
NSTEMI	non-ST elevation myocardial infarction	非ST上昇型心筋梗塞
PCI	percutaneous coronary intervention	冠動脈形成術
PCPS	percutaneous cardiopulmonary support	経皮的心肺補助装置
POBA	percutaneous old balloon angiography	風船治療
SAM	systolic anterior motion of the mitral valve	収縮期僧帽弁前方運動
STEACS	ST elevation acute coronary syndrome	ST上昇型急性冠症候群
STEMI	ST elevation myocardial infarction	ST上昇型心筋梗塞
TAVI	transcatheter aortic valve implantation	経カテーテル的大動脈弁留置術
TAVR	transcatheter aortic valve replacement	経カテーテル大動脈弁置換術
TEVAR	thoracic endovascular aortic repair	ステントグラフト内挿術
VAD	ventricular assist device	植込み型補助人工心臓

I 総論

胸痛の臨床推論エッセンス

胸痛疾患の診断の流れ

胸痛の臨床推論と現病歴の重要性

≫1 胸痛の臨床推論

表1

疾患の頻度 ↑			
	肋軟骨炎 心臓神経症	狭心症 食道炎 肺炎 胸膜炎	不安定狭心症 心筋梗塞
		心膜炎 自然気胸	肺血栓塞栓症
	帯状疱疹	胃・十二指腸潰瘍 胆嚢炎 膵炎	緊張性気胸 解離性大動脈瘤 Boerhaave症候群 突発性食道破裂
			臨床的重要度 →

内科診断学（第3版）．医学書院，東京，2016．p2．より改変引用

- 世界最高齢社会の日本において医療するすべての医師・医療者にとって，胸痛（胸部不快）への対応や判断は，最も質が保証されるべき臨床能力の1つである．
- 胸痛の訴えは，各科の外来，病棟，日当直，救急，地域包括ケアなど，どのような分野でも日々遭遇する症状であり，症状の出現の仕方，持続時間，性質，誘因などの情報により診断が絞り込める例が多い．
- 一方で，緊急を要する重篤な状態（あるいはその前段階）にもかかわらず，一見，典型的な症状や臨床所見を呈していないようにみえるケースもある．
- 胸痛は，緊急性が高い疾患で，かつ各分野の日常臨床で日々遭遇する頻度が高いものが多い（表1）．胸痛の医療面接には患者の生命がかかっている意識をもって進める必要がある．

≫2 胸痛の原因疾患

表2 VINDICATE+P

胸痛をきたす疾患も含め症状の原因のすべてはこのなかにある．最初のVは心血管系である．特に胸痛の臨床推論において，急変に直結する心血管系の鑑別は最初に考慮する．

Vascular	心血管系
Infection	感染症
Neoplasm	良性・悪性新生物
Degenerative	変性疾患
Intoxication	薬物・毒物中毒
Congenital	先天性
Autoimmune	自己免疫・膠原病
Trauma	外傷
Endocrinopathy	内分泌系
Iatrogenic	医原性
Idiopathic	特発性
Inheritance	遺伝性
Psychogenic	精神・心因性

- 胸痛の原因は，心臓や肺，大血管など胸郭内の臓器が原因となるほか，消化器疾患，神経筋疾患，脊椎疾患，皮膚疾患，外傷，精神疾患など多岐にわたる．速やかな診断のためには，その特徴を踏まえた病歴聴取と基本診察が重要である．
- 疾患の原因分類VINDICATE+Pを示す（表2）．胸痛をきたす疾患も含め原因のすべてはこのなかにある．最初のVは心血管系である．特に胸痛の臨床推論において，急変に直結する心血管系の鑑別は最初に考慮する．

≫3 胸痛診断のための臨床推論の基本パターン

胸痛の臨床推論：基本的な流れ

- 胸痛の鑑別診断は医療面接で7割以上判断できるとされる。緊急性が高い例も多く含まれることから，常に致命的な病態の有無についての見極めが重要である（図1）。
- ※胸痛に限らず，医療面接は患者の生命がかかっている非常に重要な要素であることを認識するべきである。

胸痛の臨床推論の進め方（図2）

① 患者の入室状況観察から診察が始まる。状況に応じてバイタルサイン（血圧，心拍数，呼吸数，動脈血酸素飽和度）を確認しながら進める。

② 医療面接をしっかり聴取し（OPQRSTUVについてはp.6参照），鑑別しておくべきいくつかの疾患と，高・中・低率など，おおよその事前確率を予測する。

③ 症状から鑑別しておくべき疾患をあげるときのポイント：可能性重視，予後重視，重篤度，頻度，時間，緊急度，予後の重篤性，治療重視などの基準が想定されるが，経験を積んでくるとこれらの組み合わせでバランスよく鑑別しておくべき疾患をあげられるようになる。特に胸痛の場合は，重篤度，緊急度が高いものをあげておく必要性が高い。

④ 追加の医療面接と必要な身体診察により鑑別すべき疾患を絞る。

⑤ 必要な検査へと進め，診断へと結びつける。胸痛の原因にはkiller diseaseが多いため，まずは速やかに緊急度の高いものから肯定あるいは否定する方向で鑑別していく。

⑥ 期待した診断に結びつかない場合は基本に戻り，再度，違った観点から医療面接，身体診察，検査の詳細な検討を繰り返す。

図1 胸痛をきたす疾患と緊急度

緊急度が高い方から否定していく。

緊急度高い		時に緊急	緊急度低い
急性冠症候群	安定狭心症	胃・十二指腸潰瘍	肋間神経痛
不安定狭心症	心臓弁膜症	胃炎	不整脈（期外収縮等）
急性心筋梗塞	逆流性食道炎	膵炎	肋骨骨折
ST上昇型	心不全	胆嚢炎・胆石症	肋軟骨炎
非ST上昇型	頻脈性不整脈	悪性腫瘍骨転移	筋肉痛
急性大動脈解離	胸膜炎・肺炎	食道裂孔ヘルニア	
胸部大動脈瘤切迫破裂	心膜炎	食道スパズム	心臓神経症
肺血栓塞栓症	自然気胸	膿胸	乳腺炎・乳腺症
急性心筋炎	過換気症候群	横隔膜下膿瘍	帯状疱疹
たこつぼ心筋症	肺高血圧	椎間板疾患・脊髄疾患	
緊張性気胸			
食道破裂			
縦隔炎			

赤：心血管系　黄：肺，胸膜　緑：消化器疾患　青：体表，筋骨格，皮膚，神経

（長谷川仁志：胸痛，救急医学，2012年3月号，へるす出版，東京より改変引用）

胸痛疾患の診断の流れ

図2 胸痛の臨床推論の進め方

1. しっかりとした医療面接（OPQRSTUV）からkiller diseaseをはじめとする鑑別すべき疾患を3〜5程度あげる。おおよその事前確率を推論する。

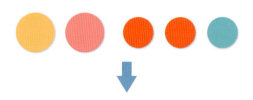

2. 追加の詳細を知るため医療面接と身体診察を行う。

尤度比大の所見で事後確率を上げる　　尤度比小の所見で除外診断する

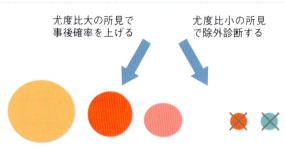

3. 検査

尤度比大で確定診断　　尤度比小で除外診断

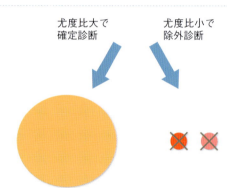

大：最も考えられる疾患，事前確率高い
中：次に考えられるあるいは想定しておくべき疾患，事前確率中程度
小：除外された疾患，事前確率低い
⊗：否定しておくべきkiller disease（急性冠症候群，大動脈解離，肺血栓塞栓症，緊張性気胸など）

≫4 胸痛を見極める病歴チェックポイント（図3）

図3 胸痛を見極めるポイント

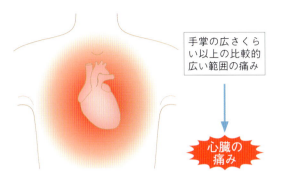

手掌の広さくらい以上の比較的広い範囲の痛み → 心臓の痛み

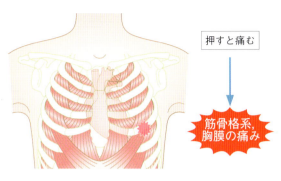

押すと痛む → 筋骨格系，胸膜の痛み

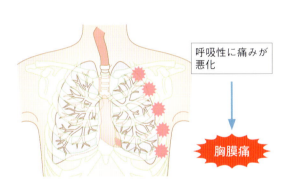

呼吸性に痛みが悪化 → 胸膜痛

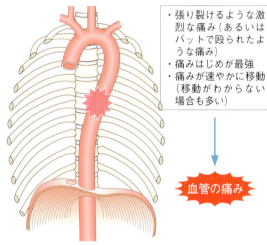

・張り裂けるような激烈な痛み（あるいはバットで殴られたような痛み）
・痛みはじめが最強
・痛みが速やかに移動（移動がわからない場合も多い）
→ 血管の痛み

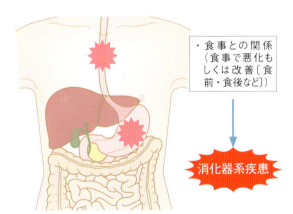

・食事との関係（食事で悪化もしくは改善〔食前・食後など〕）
→ 消化器系疾患

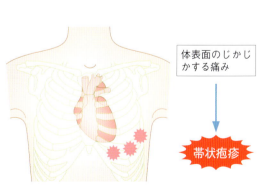

体表面のじかじかする痛み → 帯状疱疹

胸痛疾患の診断の流れ

胸痛の医療面接
─OPQRSTUV─

» 1　胸痛の医療面接

- 医師・医療者チームで共有すべき胸痛医療面接における確認事項は，その頭文字をとってOPQRSTUVと覚えておくとよい（**表1**）。
- 医療面接の基本は，オープンクエスチョン（患者が自分の言葉で答える質問）から始め，その後，ある程度項目などの焦点を絞ったオープンクエスチョンへと進める。終盤は，鑑別に必要な詳細部分を聞き漏らさないようにクローズドクエスチョン（患者が「はい」「いいえ」あるいは一言で答える質問）によって，詳細に聴取する。最初からクローズドクエスチョンで推し進めないことで，医師・医療者による誘導とならないようにすることが重要である。

表1　OPQRSTUV

Onset	初発時期と発症様式
Position and Progression	痛みの場所と経過
Quality	痛みの質
Radiation	放散痛
Severity	痛みの程度
Tolerance	痛みの軽快因子
Unable to tolerate	痛みの増悪因子
Various Symptoms	随伴症状

» 2　OPQRSTUVの詳細

Onset：初発の時期と発症様式

❶いつからですか（今も痛みありますか）／初発はいつでしたか
- 「今回の症状が始まったタイミング」のみならず「もし同じ症状が以前にもあったら，初発がいつなのか」を聞くのを忘れてはならない。
- 今も痛みがある場合は，必要に応じて心電図などを用意しながら医療面接を進める。
- 今回の症状が「最近」の場合と「数年前から」という場合とでは，病態が違ってくる可能性がある。

❷どのように痛みだしましたか（急に始まりましたか，それとも徐々にですか）
- 症状が出始めてから強くなる（ピークに達する）までの時間経過（始まり方）は特に重要である（**表2**）。これが数秒と突発的なものであれば心血管系，数時間以上で感染症，数週間以上で腫瘍や自己免疫疾患および膠原病の可能性が高まる。
- ほかに症状の原因となる要素がわかることで，そのほかの原因，薬物中毒，外傷，内分泌性，医原性，精神・心因性の診断に結びつけることができる（p.2，**表2**）。

✔ ここがポイント!!

表2　症状の発症様式（onset）と予想される疾患

	特徴	予想される疾患
突発型	・症状（違和感）の始まりから数秒〜数十秒でピークに達する。 ・ある瞬間から，突然，始まってきた。 ・何時何分何十秒ころから始まったと言える。	心血管系疾患：狭心症，心筋梗塞，大動脈解離，肺血栓塞栓など
急性型	・数時間〜数日かけて症状がピークへ。 ・始まった瞬間の時間は不明瞭なことが多い。	炎症性疾患：胸膜炎，心筋炎，食道炎，胃潰瘍，十二指腸潰瘍，胆石症，胆囊炎，膵炎など
慢性型	・数週間以上かけて徐々にゆっくり始まり進行していく。	悪性腫瘍，膠原病など

Position and Progression：痛みの経過と場所

❶どこが痛みますか

表3 痛む場所の聞き方の例

場所	・心窩部（みぞおち）あたりですか。 ・右季肋部（右上腹部）あたりですか。 ・前胸部全体ですか。 ・背部は痛みますか。など
範囲	・指でさせる1点の狭い範囲ですか。 ・2〜3cmの範囲ですか。 ・2〜3横指の範囲ですか。 ・こぶし大ですか。 ・手掌くらいの大きさですか。 ・胸全体ですか。

❷初発からの症状の経過はいかがですか

表4 痛みの経過の聞き方の例

頻度	・数カ月に1度ですか。 ・2週間に1度程度ですか。 ・週に2〜3回ですか。 ・毎日痛みますか。など
程度	・徐々に持続します。 ・強さが徐々に悪化しますか。など
経過	・その後の経過はいかがですか。 ・現在はいかがですか。など

図1 痛む部位と予想される疾患

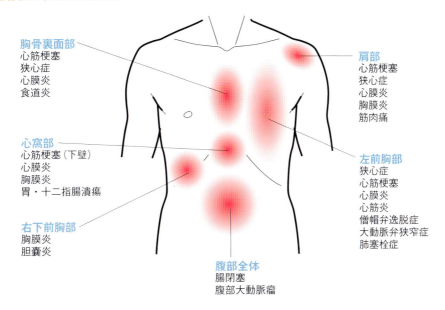
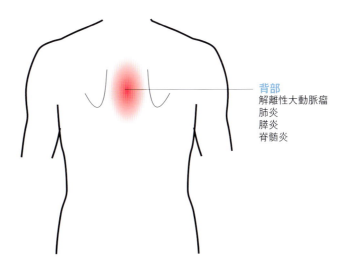

胸痛疾患の診断の流れ

Quality：痛みの質

❶どのような痛みですか

| 表5 | 痛みの質の種類 |

| 痛みの種類 | 圧迫感，しめつけ，絞扼感，鋭い痛み，刺される痛み，裂けるような痛み，鈍痛，重苦しさ，灼熱感，動悸感，呼吸困難感，ちくちくする痛み，違和感 など |

❷どのくらい続きますか
- 持続時間が重要である。
- 患者によっては，1回数秒の症状でも，それが繰り返し続くと全体として10分続くと話す場合があるので，「1回の症状の長さ」というように確かめる必要がある。

| 表6 | 痛みの持続時間の種類 |

| 痛みの持続時間 | 数秒，30秒以内，1分くらい，3分，5分，10分，20分以上，1時間以上，半日，持続性，間欠的に繰り返す など具体的に聞く |

✓ ここがポイント!!

| 表7 | 鑑別すべき疾患についての確認チェックリスト |

- □ 1点刺すような痛み（肋間神経痛など）
- □ 裂けるような痛み（大動脈解離）
- □ 鋭く刺すような痛み（心膜炎，胸膜炎，胸膜痛）
- □ ちくちくする痛み
- □ 部位が移動（大動脈解離）
- □ あちこちが痛い
- □ 左乳頭付近に限定する痛み
- □ 痛み始めが最も痛く突発的（バットで殴られたように）（大動脈解離）
- □ 体表近くのじりじり感，じかじか感（帯状疱疹）

- □ 圧痛（筋骨格系の痛み，消化器疾患）
- □ 呼吸や咳で痛みが増悪（胸膜炎，心膜炎）
- □ 腹部診察上も圧痛がない（消化器系疾患）

- □ 打撲，外傷後，転倒，落下，交通事故後に症状出現（筋骨格系疾患，外傷性大動脈破裂，内臓損傷，脾破裂）
- □ 食後数時間以内に仰臥位になると生じる（逆流性食道炎）
- □ 前屈位，前かがみでよくなる（膵炎，心膜炎）
- □ 息を止めていると楽（胸膜・心膜疾患）
- □ 体位を変えるときなどに症状が増悪する（心膜，胸膜，筋骨格系の痛み）
- □ 発熱（胸膜炎，心膜炎，心筋炎など炎症性の病態）
- □ 動悸，脈の欠滞に伴う胸痛
- □ 背部に放散する激烈な痛み（大動脈解離，大動脈瘤切迫破裂）
- □ 右方へ放散するみぞおちから右季部痛（胆石発作，胆嚢炎）
- □ 食事で軽快する（十二指腸潰瘍）
- □ 頸部の前屈で出現（頸椎疾患）

❸どのようなときに生じますか（きっかけ）

✔ここがポイント!!
表8 痛みが生じるきっかけと予想される疾患

労作時（血圧や心拍数の増加）：階段をのぼる，坂道をのぼる，重いものを持つ，掃除をする，急に寒いところに出る，スポーツ観戦で興奮する，精神的ストレス など	労作性狭心症
安静時，朝方 など	冠攣縮性狭心症
長期臥床後に初めて歩行した，長時間飛行機に乗っていた，腹部・骨盤内・下肢の手術後，長期臥床中，中心静脈カテーテル長期留置中 など	肺血栓塞栓症
腹圧がかかる姿勢，しゃがむ，きついベルト，食べ過ぎ など	逆流性食道炎
食後，脂っこい食事，大量飲酒後，刺激物を食べたとき など	胆石症，胆嚢炎，膵炎
激しい嘔吐後，内視鏡検査後 など	食道破裂
圧痛，体をひねるとき，高いところに荷物を上げようとするとき，頸部前傾 など	筋骨格系疾患
頸部前屈などの姿勢 など	脊椎疾患（頸椎症，頸椎間板ヘルニア）
生理周期と一致した胸痛 など	子宮内膜症
外傷：運動，自動車事故，自転車，転倒後，打撲後 など	外傷
薬：内服薬，注射薬，インスリン開始後，ピル内服中 など	薬剤性，薬剤の副作用

Radiation：放散痛
❶痛みがどこかほかの場所に広がったりしませんか

表9 放散痛と予想される疾患

肩，咽頭部，顎，歯，腕などへの放散	狭心症，急性冠症候群（不安定狭心症〜急性心筋梗塞）
右肩への放散	胆石症，胆嚢炎／心臓・心筋梗塞のこともあり
背中への痛み	膵炎，膵がん，十二指腸潰瘍，大動脈解離，脊髄疾患
肩への放散痛	横隔膜
みぞおちへの放散痛	虫垂炎初期

Severity：痛みの程度
❶痛みによってどの程度日常活動が制限されますか

✔ここがポイント!!
表10 痛みの程度

症状があるときでも普通に日常生活を続けることができる，立ち止まる，うずくまる，横になって休む，深呼吸しないようにしている，身動きできない など

- 「痛みがない場合を0，これ以上ない痛みを10とすれば，今の痛みはどれくらいですか」などとたずねる。しかし，経過をみるにはよいが，初診患者は答えにくいこと多い。
- 狭心症発作など重篤な疾患では，症状が出たときに日常活動を続けることができず，安静を保つことが多い。

Tolerance：痛みの軽快因子

❶なにかすると痛みが和らぐことはないですか

表11 軽快因子の例

- 労作をやめる，安静，食事，前屈位，制酸薬，水を飲む など
- ニトログリセリンなど
- 痛みどめ（NSAIDs）など：薬剤で痛みがマスクされている場合がある
- 特になし

Unable to tolerate：増悪因子

❶なにかすると痛みがひどくなることありますか
- 呼吸性の痛みの変動，体位変換での痛み，触診での痛みは，心筋梗塞の可能性を低くする（陰性尤度比0.2〜0.3）。

表12 増悪因子の例

労作，深呼吸，体を動かす，押す，食事，脂っぽいものを食べる，お酒を飲む，食後の仰臥位で悪化，食べ過ぎ，しゃがむ，きついベルト（腹圧の上昇），頸部の前屈で悪化 など

表13 尤度比

病歴の特徴や身体診察所見の心筋梗塞診断における尤度比

特徴または所見	LR+
左腕への放散	2.3
右肩への放散	2.9
両腕への放散	7.1
吐き気と嘔吐	1.9
発汗	2.0
S3	3.2
低血圧	3.1
ラ音	2.1
（呼吸性に変化する）	0.2
（体位によって変化する）	0.3
（鋭い痛み）	0.3
（触診で再現される痛み）	0.3
（労作との関連性がない）	0.8

（Panju AA, Hemmelgarn BR, Guyatt GH, et al: The rational clinical examination. Is this patient having a myocardial infarction? JAMA. 1998 Oct 14;280(14):1256-63. より改変引用）

Various symptoms：随伴症状

❶今回の痛みに関連してなにかほかに気になる症状はありませんか

表14 随伴症状と予想される疾患

冷汗，めまい，眼前暗黒感，失神，嘔吐	血圧低下，危険な不整脈（頻脈性，徐脈性）
背部痛，腰痛・腹痛の前駆（痛みの移動）	大動脈解離が全身（心臓，脳神経，腹部症状など）の各主症状の原因になっていないか
構音障害，麻痺，顔面麻痺，その他の神経症状（頸動脈への解離）	脳神経障害
発熱，関節痛などの感染症状	感染症状
吐血・下血などの症状（貧血は狭心症の増悪因子）	貧血
下肢のむくみ（左右差は）など	心不全（両側性），深部静脈血栓症（片側性）

表15 重篤な病状を示唆する随伴症状

冷汗，悪心，嘔気	血圧低下の有無を確認する
眼前暗黒感，めまい，失神	血圧低下や，徐脈，高度房室ブロックの有無を確認する

胸痛疾患の診断の流れ

症状の持続時間の観点でみる胸痛鑑別診断のポイント

- 重症患者が必ずしも救急車で来院するとは限らない。歩いて受診した重症患者が，混雑している待合室で待たされないように，チームで工夫する。
- 生命に直結する疾患が多い胸痛診療において，適切な医療面接は必須事項であり，その後の対応を総合的に判断するうえで重要である。
- 胸痛の鑑別診断の絞り込みと緊急性有無の判断がスムーズにできるよう，まずは胸痛の持続時間と発症様式，臨床所見の特徴を確認する。
- 救急外来で特に重篤な病態を見逃さずに「診断する」あるいは「除外する」ための医療面接と診療が医療チームで進められることが理想である。

≫1 数秒～30秒の胸痛

- 指でさせる（一点の）狭い範囲の痛み（肋間神経痛：持続が長い場合もある）なのか，「押すと・呼吸すると・咳をすると」痛いのか（例：肋骨骨折，肋軟骨炎），痛みが動悸や脈の不整に一致していないか（不整脈：期外収縮）を確認する。
- 一般的に短時間の狭い範囲の胸痛の場合は，重篤な疾患は否定的である。

≫2 1分～5分の胸痛

> **臨床推論のポイント**
>
> ■ 症状が1分～5分程度であり，痛みの発症からピークは数秒以内で，数分ですっかりよくなる発作的な胸痛であれば狭心症を中心に医療面接を進める。

- 典型的な狭心症状の範囲・性質は，比較的広い範囲で手掌大～前胸部全体の重苦しさ，圧迫感，締め付け感，胸骨裏面の灼熱感だが，そのほか息切れ・呼吸困難感（呼吸器疾患と混同），心窩部痛（消化器疾患と混同），背部，肩甲骨部付近の重苦しさ（整形外科疾患と混同），動悸感（不整脈と混同）を訴える場合も少なくない。
- 「（左，右，両）肩，左腕，咽頭，頸部，顎，歯への放散痛」，「発作時の冷汗」，「喫煙，高血圧，脂質異常症，糖尿病，家族歴，腎不全などの冠危険因子」の存在は，本症診断の補助となるので必ず確認する。
- 同症状を夜間から明け方などの安静時に多く認めれば，冠攣縮性狭心症の可能性がある。この際，心窩部痛が特徴である胃十二指腸潰瘍や前胸部痛を生じる逆流性食道炎等との鑑別が必要となってくるので，持続時間，食事や食後の体位との関連，腹部診察所見についても確認する。

≫3 1分～5分の胸痛における診察の注意点

急性冠症候群を見逃さないために

- 医師・医療者として，原則として入院が考慮される急性冠症候群（不安定狭心症～心筋梗塞）を見逃さないことが重要である。そのためには，すでに診察時には症状がなかったり，心電図変化が明らかでなくても，慎重な医療面接でその症状の初発と経過をしっかりとらえ，本症を疑うことが重要である。
- 典型的な胸痛症状などが，①最近の新規発症，②症状の頻度・程度・持続時間が増悪してくる，③安静時にも生じるようになった など，冠動脈病変の不安

胸痛疾患の診断の流れ

定化（粥腫の崩壊，血栓などによる冠閉塞の前兆）を思わせる病歴があれば，診察時点で症状や心電図変化がなくても非ST上昇型急性冠症候群（不安定狭心症〜心筋梗塞）として，至急，専門医へ紹介する必要がある。
- 経過上，判断に迷う例はしっかりと事情を説明のうえ，原則として半日あるいは一晩でも経過観察入院による症状，心電図，採血の経過観察，専門医の受診を考慮する。

> **臨床推論のポイント**
> ■ 狭心症発作中の心電図が捉えられる頻度は高くないので，原則として狭心症は典型的な病歴聴取のみで診断できる疾患である。

貧血は狭心症の増悪因子である
- 最近，狭心症状が出現あるいは悪化している場合は，原因を冠動脈病変の不安定化のみに決めつけずに，急速な貧血の進行がないか，その原因となる疾患がないかを確認する必要がある。
- 結膜の貧血の確認，吐血，下血（黒色便）の有無，腹部診察など基本となる全身診察を怠らないようにする。

»4 20分以上続く胸痛（急性冠症候群）

- 特徴的な胸痛が20分以上続く場合，まず判断すべきは，急性冠症候群（不安定狭心症〜急性心筋梗塞）の有無である。
- ただちに医師の監視下で心電図検査を行い，①ST上昇，②ST低下，③陰性T波（冠性T波），④陰性U波の出現の有無を確認する。さらに，数時間以上経過している場合は⑤異常Q波出現の有無を確認する。

高齢者では胸痛がない場合もある
- 高齢者や糖尿病患者の場合，狭心症発作や心筋梗塞発症時に胸痛の自覚がない場合や，放散痛または体調不良のみを訴える場合がある。
- 高齢者の「肩や腕が痛い」「頸部が痛い」「顎や歯が痛い」「胃部が痛い」などの訴えが，実は放散痛のみを生じている狭心症や心筋梗塞ではないのか確認する意識をもつ必要がある。
- 診察上，肩などに動作に伴う痛みの増強などの異常がない場合でも，必ず心電図をとって心筋梗塞の有無を確認する。

心電図
- 典型的な心電図変化があれば，本症の診断や専門医への連絡に迷うことはない。
- 心電図上の緊急度が伝わりにくい「非ST上昇型急性心筋梗塞（急性冠症候群）」を見逃さないようにする。
- 重要なのは，心電図施行時にすでに冠血流が自然に再開し，胸痛も治まっている場合で，これによりST上昇が改善していたり（非ST上昇型心筋梗塞），心筋壊死が軽度ですんだため異常Q波が出現しなかった（非Q波心筋梗塞）例を見逃さずに診断することである。

ST上昇を見逃さない
- 胸痛患者の心電図でST低下をみつけたら，反対側誘導のST上昇を見逃していないか確認する（例：V_1〜V_4（前壁）のST低下がある場合に，Ⅱ，Ⅲ，aV_F（下壁）の軽度ST上昇を見逃していないか）。
- 胸痛時の心電図で，ST上昇が軽度の場合，これに気づかずに，鏡面像である反対側誘導のST低下の方が目につきやすいことがある。
- 一般に，ST低下に比べて，冠血流がほぼ途絶した状態であるST上昇の緊急度がより高いので，後者を見逃さないように注意する。

発症数時間までの心筋トロポニンTの感度は高くない（＝陰性でも否定できない）ことに注意
- 心筋トロポニンTの感度は発症2時間未満で22%，2〜4時間で57%である。この時間帯にトロポニンTを否定することはできない。それ以外の病歴や，心電図，心エコー所見などで方針を決める必要がある。

＊最近の高感度心筋トロポニンTの感度は高くなってきている。

トロポニンTなど心筋酵素が特に有用な場面

- 原則として，発症から数時間以上たっている胸痛の診断（心筋梗塞の有無）。
- ST上昇や異常Q波出現などの明らかな心電図変化を認めない非ST上昇型心筋梗塞や非Q波心筋梗塞の診断。
- 高齢者や糖尿病患者のような典型的な胸部症状も心電図異常も明らかでない心筋梗塞例の診断。
- 数時間～10日位前までの過去の胸痛が心筋梗塞であったかどうかの判断（トロポニンT）。

5 数十分～数時間以上続く持続性・反復性の胸痛

- 持続性の胸痛の原因は，急性冠症候群以外に，心・肺・血管系，消化器系，皮膚科系の疾患など多様である。
- ①適切な病歴聴取，②身体診察，③心電図，④胸部X線写真，⑤必要な一般検査に加えて，⑥低酸素の有無（パルスオキシメーターか，必要に応じて動脈血ガスによる肺胞気動脈血酸素分圧較差（AaDO$_2$）測定）を必ず行う。さらに⑦心エコーが非常に有用である。
- 簡易的計算式（ルームエア）は，
  $AaDO_2 = 150 - PaCO_2 / 0.8 - PaO_2$
  であり，正常は10未満，20以上で明らかに異常（換気血流比不均等分布，拡散障害，シャントなどが原因になる）である。
- 消化器系疾患などを見逃さないように，⑧食事・体位との関係をとらえること，⑨腹部診察，全身の診察を行うことも重要である。
- ポイントをおさえれば，1～2分程度で緊急度を判断できるはずである。

6 数十分～数時間以上続く持続性・反復性の胸痛における診察の注意点

大動脈解離は全身のあらゆる症状の原因となりえる

- 急性心筋梗塞や脳梗塞が，胸部大動脈解離を原因として発症していることがある。
- 胸痛や脳梗塞患者の診察時には，事前に急性大動脈解離を思わせる「痛み初めが一番痛い突発的な胸・背部痛（頸部痛）」や「痛みの移動」がなかったかどうかを必ず確認する（痛みの移動ははっきりしない場合も多い）。
- 急性大動脈解離診断におけるDダイマーの感度は，95[1]～100％[2]とされる。
- Dダイマーが陰性なら急性大動脈解離は否定的である。

参考文献

1) Marill KA: Serum D-dimer is a sensitive test for the detection of acute aortic dissection: a pooled meta-analysis. J Emergency Med 34: 367-376, 2008.
2) Akutsu K, Sato N, Tamamoto T, et al : A rapid bedside D-dimer assay (cardiac D-dimer) for screening of clinically suspected acute aortic dissection. Circ J 69: 397-403, 2005.

胸痛疾患の診断の流れ

胸痛診断のための身体診察
―フィジカルアセスメント―

医療面接から疑われるいくつかの疾患を鑑別すべく，フィジカルアセスメントを進める。胸痛の原因が消化器疾患であることも少なくないため，腹部診察，全身の診察も必須である。

》1 バイタルサインの確認

- 胸部症状を呈する患者の診察では，血圧（左右），脈拍，呼吸状態，経皮的動脈血酸素飽和度（動脈血ガス分析）を確認することを忘れない。

- 軽症の肺血栓塞栓症や心不全など，低酸素を生じる疾患では，呼吸回数を増やすことによって低酸素を代償し，経皮的酸素飽和度が正常になっていることが少なくない。この見逃しを防ぐために，経皮的酸素飽和度を確認する際には，呼吸回数も同時に確認するとともに，異常が疑われる場合は動脈血ガス分析で $AaDO_2$ の開大を確認する。

- 通常の会話が短く途切れる印象があれば，頻呼吸を考慮して呼吸数を確認する（表2）。

バイタルサイン確認のポイント
- 経皮的動脈血酸素飽和度は，呼吸回数とセットで判断する（表1）。
- 換気回数が多い場合は，経皮的動脈血酸素飽和度が正常でも動脈血ガス分析を積極的に実施する。

表1 酸素飽和度―酸素圧換算表
成人のヘモグロビン：pH 7.4, 37℃

SpO_2 %	PaO_2 Torr	SpO_2 %	PaO_2 Torr
60	31	80	44
61	32	81	45
62	32	82	46
63	33	83	47
64	33	84	49
65	34	85	50
66	34	86	51
67	35	87	53
68	35	88	55
69	36	89	57
70	37	90	59
71	37	91	61
72	38	92	64
73	39	93	67
74	39	94	71
75	40	95	76
76	41	96	82
77	42	97	91
78	42	98	104
79	43	99	132

表2 呼吸回数の正常値

成人	・16～20回/分
	・24回/分以上は頻呼吸
	・12回/分以下は徐呼吸
学童	20～25回/分
幼児	20～35回/分
乳児	30～40回/分
新生児	40～50回/分

（コニカミノルタ ヘルスケアHP：http://www.konicaminolta.jp/healthcare/products/pulseoximeters/knowledge/information/pdf/pulsox_oxygen.pdf より改変引用）

≫2 胸痛鑑別における胸部・腹部の診察ポイント

表3 胸部診察のポイントと疑うべき疾患

視診	胸郭の運動の左右差はないか	気胸,緊張性気胸
	胸壁拍動はないか	大動脈瘤
触診	胸壁に圧痛はないか	肋骨・肋軟骨炎
	胸壁拍動はないか	大動脈瘤
	リンパ節の腫脹はないか	悪性腫瘍 など
打診	肺野の鼓音,左右差はないか	気胸 など
	叩打痛はないか	肋骨骨折,肋軟骨炎
聴診	心音の減弱はないか	心嚢液の貯留
	Ⅱ音の亢進はないか	肺高血圧症,高血圧
	Ⅲ音,Ⅳ音はないか	心機能低下,心筋炎
	大動脈弁逆流など,弁膜症出現はないか	大動脈解離
	肺胞呼吸音の左右差はないか	気胸,緊張性気胸
	胸膜摩擦音はないか	胸膜炎
	喘鳴はないか / 吸気性(stridor)上気道の狭窄	悪性腫瘍,異物の窒息
	喘鳴はないか / 呼気性(wheezing)末梢気道の狭窄	心不全,喘息

表4 腹部診察のポイント

視診	膨隆,拍動はないか
触診	圧痛の有無とその場所,急性腹症はないか
聴診	聴診の異常はないか

≫3 全身の身体診察

- 胸痛をきたす疾患を見逃さないように**表3**,**表4**以外にも全身の診察ポイントを確認する(**表5**)。

表5 身体診察のポイント

貧血の有無,黄疸の有無,下肢径の左右差の有無,外傷の有無,手術痕の有無,乳房の変化,皮疹の有無,出血傾向の有無

胸痛疾患の診断の流れ

感度，特異度，尤度比
——臨床推論における症状，診察所見，検査結果をどう解釈するか

≫1 胸痛の臨床推論

感度，特異度，尤度比

- 臨床推論では，感度，特異度，陽性尤度比，陰性尤度比の考え方が重要である。
- 症状，診察所見，検査結果がその疾患に唯一特有で他の疾患では生じず，また，その疾患が生じているときに100%陽性になるものならば，疾患をもつ患者は常に陽性で，疾患がない場合は常に陰性となるため確定診断に苦労しないが，そのような完璧な症状，診察所見，検査結果はない。
- 疾患をもつ患者でも結果が陰性となる（偽陰性：FN）場合や，疾患がないのに結果が陽性となる（偽陽性：FP）場合がある（表1）。
- 陽性尤度比R＋は，検査が陽性だった場合，どの程度それが偽陽性（FP）ではなく真陽性（TP）らしいかを示す。
- 陰性尤度比R－は，検査が陰性だった場合，どの程度それが偽陰性（FN）ではなく真陰性（TN）らしいかを示す。

> **臨床推論のポイント**
> - 感度が高い＝陰性の場合＝否定，除外診断に役立つ
> - 特異度が高い＝陽性の場合＝確定診断に役立つ

表1 感度，特異度，尤度比

	疾患（有）	疾患（無）
陽性	a（真陽性）	b（偽陽性）
陰性	c（偽陰性）	d（真陰性）

- 感度 (sensitivity) $= \dfrac{a}{a+c}$

- 特異度 (specificity) $= \dfrac{d}{b+d}$

- 陽性反応的中度 (positive predictive value) $= \dfrac{a}{a+b}$

- 陰性反応的中度 (negative predictive value) $= \dfrac{d}{c+d}$

- 検査前確率（有病率）$= \dfrac{a+c}{a+b+c+d}$

- 検査結果陽性の尤度比＋LR $= \dfrac{感度}{1-特異度} = \dfrac{\frac{a}{a+c}}{1-\frac{d}{b+d}} = \dfrac{\frac{a}{b}}{\frac{a+c}{b+d}} = \dfrac{検査後オッズ}{検査前オッズ}$

- 検査結果陰性の尤度比－LR $= \dfrac{1-感度}{特異度} = \dfrac{1-\frac{a}{a+c}}{\frac{d}{b+d}} = \dfrac{\frac{c}{d}}{\frac{a+c}{b+d}}$

表2 事前確率・尤度比・事後確率の関係

患者の事前確率と特定の臨床所見の尤度比を結ぶように定規を置き，事後確率の軸と交わる点を求める。

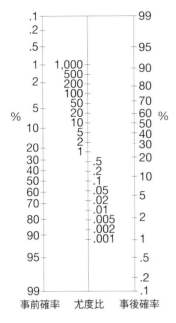

尤度比	確率の変化	疾患可能性への影響
10	45%	大きい
5	30	中等度
2	15	小さい
1	0	ない
0.5	-15%	小さい
0.2	-30%	中等度
0.1	-40%	大きい

後藤英司 編．基礎臨床技能シリーズ 4 臨床推論 EBMと病態生理から症例を考える．メジカルビュー社．東京．2004．より改変引用

事前確率，尤度比，事後確率の関係 表2

- 医療面接などにより，事前にその疾患である（検査前）確率が95%と著しく高い場合，LR−が0.1の検査が陽性でもその疾患が除外されることはまれである。
- 同様に事前にその疾患である（検査前）確率が1%と著しく低い場合，LR＋が20の検査が陽性でもその疾患が確定することはまれである。
- こうした場合には，再度，医療面接，身体診察，検査の詳細な確認が重要。ほかの検査を行う必要も考慮する。

✔ ここがポイント!!

＊医療面接・診察・一般検査による事前確率の推定がいかに重要かということがわかる。

感度と症例の考え方

■例1

発症3時間で来院。医療面接，診察，心電図上，急性冠症候群でほぼ間違いない患者に，トロポニンTの結果をもって方針を判断する必要性は低い。2〜4時間未満の感度は57%程度である。これを理解していれば，トロポニンT陰性でも速やかな治療方針へ進むことは変わらない。

■例2

臨床経過が否定的（事前確率が低く）で他疾患が疑われており，しかもDダイマー（感度98%）も陰性で，動脈血ガス分析上のAaDO$_2$（感度89%）も正常な患者に，肺血栓塞栓症を否定するための造影CTを行う必要性は著しく低い。

■例3

臨床経過が否定的（事前確率が低く）で，しかもDダイマー（感度97〜100%）陰性の患者に，急性大動脈解離を否定するために造影CTを行う必要性は著しく低い。

臨床推論のポイント

■ 十分な医療面接や診察を行わずに多くの検査を行ってしまう状況では，偽陽性や偽陰性の検査結果に対し，十分な判断や説明ができなくなる。

胸痛疾患の診断の流れ

■例4

胸痛で受診した30歳男性。その症状は，感染症状が先行していて，数日の経過で徐々に始まって，深呼吸で増悪するもので心電図異常もない。胸痛だからといって，最初に心筋トロポニンTをオーダーする意義は著しく低い。

■例5

臨床経過上，インフルエンザの可能性がない患者に，簡易検査キット（感度90％）で確認する必要性は低い。

■例6

臨床経過上，明らかにインフルエンザの可能性が高い患者が，簡易検査キット陰性であってもインフルエンザと診断しての治療を検討する。

胸痛診断でkiller diseaseを診断，あるいは除外診断するときに重要な検査

■急性冠症候群（ACS）患者の心筋酵素（表3）

- トロポニンTは，急性心筋梗塞発症2～4時間の感度は57％と高くないので，この時期に陰性でも否定できない。（最近の高感度トロポニンTの感度はより高くなってきている）

- 急性冠症候群（急性心筋梗塞）の早期診断で重要なのは，①臨床症状，②心電図変化（心電図がはっきりしない場合は，③心エコーの冠動脈支配に一致した局所壁運動障害）であり，それにより速やかな対応の必要性を判断することである。①②（③）から本症が明らかに疑わしければ，ただちに指導医や専門医への第一報を入れる。

- 明らかな所見があり事前確率が高いのに，感度が高くない早期の時期に各種採血検査などの結果が揃うのを待つために，この一報が遅れることがないようにする。

- トロポニンTで注目すべきは，6～24時間目から感度は95％前後と上昇し，その後1週間程度は検出できる点である。したがって，数日前までの胸痛の診断に際して，トロポニンTが参考になり，陰性であれば心筋梗塞は否定的である。

- 一方，心不全や心筋炎など心筋梗塞以外でも，なんらかの心筋障害をきたす疾患では，徐々に軽度上昇する。したがって，症状発症からの時間が経つにつれて，逆にトロポニンTの心筋梗塞への特異度は低くなってくる。

表3　発症からの経過時間と各種心筋酵素の感度，特異度

	2時間未満	2～4時間	4～6時間	6～12時間	12～24時間
H-FABP>6.2ng/mL					
感度	89	96	100	97	95
特異度	52	45	40	55	53
トロポニンT					
感度	22	57	67	94	95
特異度	94	70	66	68	65
ミオグロビン					
感度	38	63	83	77	50
特異度	71	64	50	52	53

(Seino Y, Ogata K, Takano T, et al. Use of a whole blood rapid panel test for heart-type fatty acid-binding protein in patients with acute chest pain: comparison with rapid troponin T and myoglobin tests. Am J Med. 2003 Aug 15;115(3):185-90. より引用改変)

急性大動脈解離とDダイマー（表4）

- 感度は100％に近く，Dダイマーが陰性であれば解離はほぼ否定できる（不要な造影CTを回避できる）。

肺血栓塞栓症と動脈血ガス分析（AaDO$_2$），Dダイマー（表5）

- 肺血栓塞栓症は，特に中等症以下では，診察，採血，胸部写真，心電図，一般検査で異常が出にくいが，動脈血ガス分析のAaDO$_2$と，Dダイマーとの感度は高い。したがって，AaDO$_2$の開大なく，かつDダイマーが陰性であれば，肺血栓塞栓症は，ほぼ否定できる（不要な造影CTを回避できる）。

表4 急性大動脈解離とDダイマー

	感度	特異度	PPV	NPV
D-dimer > 0.5μg/mL	100	54	58	100

(Akutsu K, Sato N, Yamamoto T, et al. A rapid bedside D-dimer assay (cardiac D-dimer) for screening of clinically suspected acute aortic dissection. Circ J. 2005 Apr;69(4):397-403. より引用改変)

表5 心疾患・肺疾患と肺塞栓症の動脈血ガス分析による鑑別ポイント

心疾患・肺疾患と肺塞栓症の動脈血ガス分析による鑑別ポイント

	感度	特異度	陽性尤度比	陰性尤度比
PaCO$_2$ < 35mmHg	51	50	1.0	1.0
PaO$_2$ < 80mmHg	81	24	1.1	0.8
AaDO$_2$ < 20mmHg	89	16	1.1	0.7
PaCO$_2$ < 35mmHg, PaO$_2$ < 80mmHg か AaDO$_2$ < 20mmHg のいずれか	93	10	1.0	0.7

(Stein PD, Goldhaber SZ, Henry JW, et al. Arterial blood gas analysis in the assessment of suspected acute pulmonary embolism. Chest. 1996 Jan;109(1):78-81. より引用改変)

肺血栓塞栓症とDダイマー≧0.5ng/mL

	感度	特異度	陽性尤度比	陰性尤度比
ELISA法	98	40	1.62	0.05
Latex法	90	46	1.68	0.21

(Stein PD, Hull RD, Patel KC, et al. D-dimer for the exclusion of acute venous thrombosis and pulmonary embolism: a systematic review. Ann Intern Med. 2004 Apr 20;140(8):589-602. より改変引用)

参考文献

1) Seino Y, Ogata K, Takano T, et al: Use of a whole blood rapid panel test for heart-type fatty acid-binding protein in patients with acute chest pain: comparison with rapid troponin T and myoglobin tests. Am J Med 115: 241-244, 2003.
2) Stein PD, Hull RD, Patel KC, et al: D-dimer for the exclusion of acute venous thrombosis and pulmonary embolism: a systematic review. Ann Intern Med 140: 589-602, 2004

胸痛の原因を探る基礎医学

胸部・腹部の構造

≫1 胸部・腹部の構造

図1 胸郭と内臓

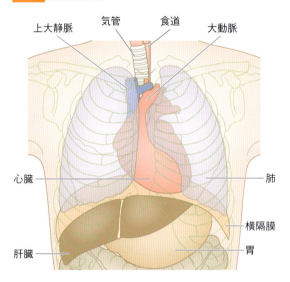

- 胸痛は主に胸部および上腹部に位置する臓器の疾患が原因となって生じることが多い。胸部は体幹のほぼ上半分を占め，人体において首と腹部の間に位置し脊椎より前方の部分を指す。脊柱（胸椎），肋骨および胸骨の3者で構成される胸郭は，胸腔内臓器を保護するとともに呼吸運動にかかわっている。胸郭と横隔膜で囲まれたスペースには心臓，大血管，肺，気管，食道が収められている（図1）。
- 腹部は体幹の下半分を占める。腹部内臓が収められている腹腔とその回りを囲む筋肉や骨でできた腹壁から成る。腹腔と胸腔は横隔膜によって仕切られ，胸部に近い位置には食道，胃，肝臓，胆嚢などがある。

> **臨床推論のポイント**
> 胸痛の原因となる疾患は，胸部および腹部疾患，筋骨格系，皮膚疾患など多岐にわたる。

≫2 心臓

図2 心臓と周辺臓器

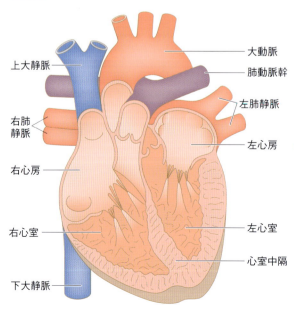

- 心臓は手拳大の大きさで，中縦隔に位置し心嚢に包まれて存在している。心臓全体の約2/3は正中線より左に，1/3は右にある。心尖は左乳頭線のやや内側で第5肋間隙付近に位置する。心臓は左右の心房および心室から成り，右心房には上・下大静脈が流入し，左心房には上下2対の肺静脈が流入する。右心室から肺動脈幹が，左心室からは大動脈が出ている。心臓の実質は痛みをほとんど感じない。
- 左右の心房は心房中隔で，左右の心室は心室中隔で分かたれ，心房と心室の間および心室の出口に合計4つの弁があり，2系統のポンプを構成している（図2）。

≫3 動脈・静脈系 (図3)

図3 体幹の動脈（左）と静脈（右）

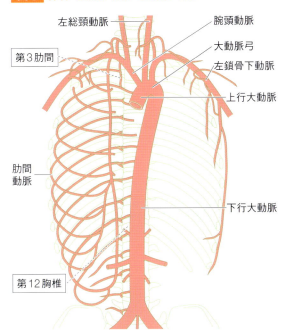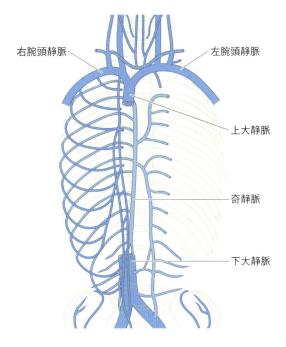

臨床推論のポイント

大動脈からは全身の主要臓器への動脈が分岐する。すなわち，大動脈解離は，心臓，脳神経，腹部，下肢まで，全身臓器の虚血などからくる各種症状の原因となる可能性がある。したがって，病歴聴取では前駆症状として大動脈解離の症状がなかったか確認する意識が重要である。

動脈系

- 大動脈は胸骨左縁の後方，第3肋間の高さで左心室から出て，上行大動脈→大動脈弓→下行大動脈を経て腹部へと向かう。
- 大動脈弓は気管の前を通り，左主気管支をまたいで気管および食道の左側に至る。この間，大動脈弓からは腕頭動脈，左総頸動脈および左鎖骨下動脈の3本の枝が出る。
- 胸部大動脈は脊柱の左側を下行，次第に中央に寄りながら第12胸椎の高さで腹大動脈に移行する。胸部大動脈からは肋間動脈，気管支動脈，食道動脈等が分枝している。
- 大動脈は内膜，中膜，外膜の3層構造をしており，内膜は一層の内皮細胞と少量の結合組織，中膜は主に輪走する平滑筋と分厚い弾性繊維でできている。
- 外膜はその周囲の結合組織からなり，血管内血管や自律神経終末が多く分布している。大動脈解離では突然の激しい胸背部痛を訴える。

静脈系

- 左右の頭頸部と腕の血液を運ぶ左腕頭静脈および右腕頭静脈は合流して上大静脈となり右心房に注ぐ。腹部内臓を含む下半身からの血液は下大静脈に集められ右心房へと注いでいる。
- 奇静脈系は脊柱の両側にあって胸腹壁の血液を集めて上大静脈に注ぐ。

胸痛の原因を探る基礎医学

»4 リンパ系（図4）

図4 リンパ系

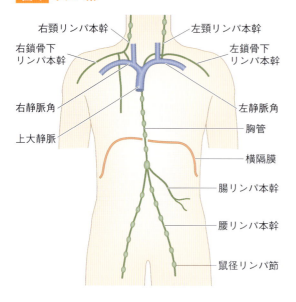

- 心臓→動脈系→毛細血管を経て組織に滲みでた間質液の一部はリンパ管によって回収される。
- リンパ液はリンパ節を通過する過程で病原体や異物が除去された後，より太いリンパ管へと集められる。
- リンパ節は四肢の付け根や腹部内臓領域，頸部，腋窩に多く分布している。
- 両側下半身と左上半身のリンパは胸管に集められ，左静脈角に注ぐ。
- 右上半身のリンパは右リンパ管本幹に集められ右静脈角に注ぐ。
- 胸部内臓からのリンパは，右では気管支縦隔リンパ本幹を経て右リンパ本幹へ，左では直接胸管に入る。

»5 呼吸器（図5）

図5 肺の体表への投影　前面（左）および後面（右）

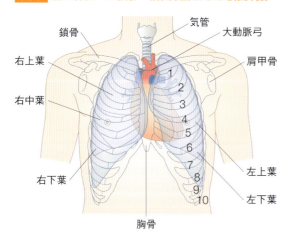

肺，気管支，胸膜

- 気道は第6～7頸椎の高さで喉頭から気管へ移行する。気管は左心房の後ろ，第4～5胸椎の高さで左右の主気管支に分かれる。気管支は2分岐を繰り返しつつ次第に細くなり肺胞に至る。
- 肺は一対の大きな淡紅色の器官で，左右の胸腔内，心臓の両側に存在する。右肺は3葉，左肺は2葉に分けられ，肺葉はさらに肺区域に分けられる。
- 肺と胸郭の表面は胸膜で覆われており，肺の表面を覆う臓側胸膜と胸壁の内面を覆う壁側胸膜から成る。一般に，臓側胸膜は痛覚をもたないのに対し，

> **臨床推論のポイント**
>
> 肺実質および臓側胸膜は痛みを感じない。壁側胸膜が痛みを感じる。

壁側胸膜には知覚神経終末が多く分布しており、胸痛の発生源として重要である。肺の実質は痛みを感じない。

縦隔
- 胸腔の中央部で、左右の肺の間の空間である。
- 心臓、気管、食道、大動脈・静脈、胸腺などが収まる。

»6 食道、横隔膜（図6）

図6 食道とその周囲　正面（左）および左側面（右）

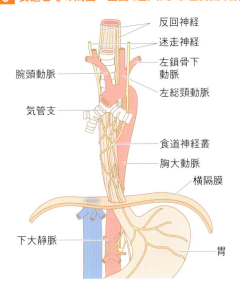
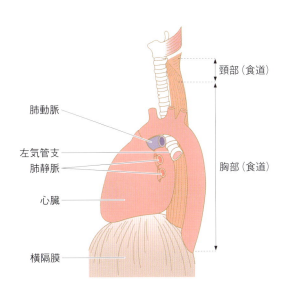

食道
- 食道は咽頭から続く筋性の長さ約25cmの管腔臓器で、後縦隔を下行して横隔膜の食道裂孔を通過し腹腔に出た後、胃の噴門部に移行する。食道の前面は上部においては気管〜左気管支や大動脈弓に接し、下部では心嚢を介して左心房に接している。また、下部食道は前壁に沿って左右の迷走神経が走っている。食道は、温度感覚は比較的保たれているが、痛みに対してはあまり鋭敏ではない。

横隔膜
- 膜上の横紋筋で胸腔と腹腔を隔てる。
- 横隔膜を支配する横隔神経は第3〜5頸神経（C3〜C5）である。横隔膜病変で生じる関連痛としての肩痛は横隔膜の知覚を支配する横隔神経が肩領域の知覚を支配するC3〜C5を共有することによる。

> **臨床推論のポイント**
> 食道の痛みは心臓の痛みと区別しにくいことが多い。十分な病歴聴取が重要である。

胸痛の原因を探る基礎医学

» 7　上腹部（図7）

図7 腹部内臓　正面（左）および背面（右）

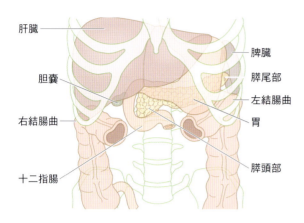
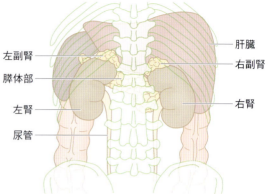

- 上腹部に含まれる臓器は主に胃，脾臓，肝臓，胆嚢，膵臓である。
- 肝臓，脾臓，腎臓は切ったり圧迫したり焼灼しても痛みを感じない。消化管は引っ張ったり強く収縮すると痛みを感じる。

» 8　胸部の神経（図8）

脊髄神経

- 全部で31対（頸神経8対，胸神経12対，腰神経5対，仙骨神経5対，尾神経1対）。
- 4種類の神経線維（体性運動線維，体性感覚線維，内臓運動線維，内臓運動線維）を含む。
- 脊髄神経は椎間孔を出るとすぐに前枝と後枝に分かれ，胸腹壁に分布する脊髄神経の前枝の大部分は肋間神経（Th1～11）である。
- 脊髄神経は分節性に分布している（デルマトーム）。

自律神経

- 自律神経系には，交感神経と副交感神経があり，互いに拮抗的に作用する。内臓および血管平滑筋・心臓・腺を支配し，循環・呼吸・消化・分泌・体温などの生命維持機能を調節している。
- 自律神経は，脳や脊髄から出た神経線維が途中でシナプスを経た後（自律神経節）に標的器官に達する。
- 自律神経線維は末梢に至る途中で分岐と合流を繰り返し，主として血管周囲に自律神経叢をつくる。
- 交感神経節は，胸部では脊柱に沿って存在するのに対し，副交感神経節は標的器官のすぐ近く，あるいは臓器内にある。

交感神経

- 胸部では10～12対の胸神経節が脊柱に沿って鎖状につながり交感神経幹を形成している。
- 心臓へは上位5対の胸神経節（Th1～Th5）から（胸心臓神経），肺へは第2～4神経節から（肺枝）出るほか，第5～9胸神経節→大内臓神経→腹腔神経節，第9～11胸神経節→小内臓神経→腹腔神経節および上腸間膜神経節，第12胸神経節→最下内臓神経→大動脈腎動脈神経節，に至る経路がある。
- 交感神経の節前ニューロンの細胞体は脊髄の側角にあり，節前線維は前根を通ったあと白交通枝を経て交感神経節に入る。その後の経路は臓器によりさまざまで，灰白交通枝を経て再び脊髄神経に合流するほか，直接臓器へ枝を伸ばしている。

図8 胸部の自律神経および肋間神経

脊髄神経には4種類の線維が含まれる。
体性運動線維：骨格筋の運動を司る。
体性感覚線維：皮膚，筋，腱の感覚器からの情報を中枢へ運ぶ。
内臓運動線維：神経節を経由して内臓へ
内臓感覚線維：内臓感覚を中枢へ運ぶ。

胸部内臓の痛覚を伝える線維は交感神経に混じって上行し，後根を通って脊髄に入る。

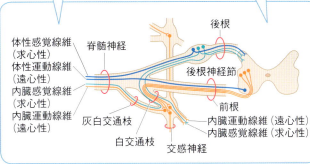
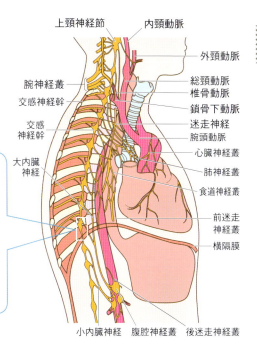

図9 自律神経系の遠心路

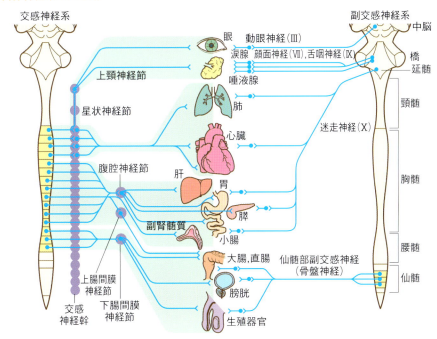

副交感神経 図9

- 副交感神経の節前ニューロンは，中脳・延髄の副交感神経核と仙髄（S2〜4）から起こる。
- 胸部臓器は主として迷走神経を通って各臓器に分布している。迷走神経は，頸静脈孔から出たのち下行し，頸部および胸腹部内臓に広く分布している。胸部では心臓神経叢，肺神経叢，食道神経叢に副交感神経線維を送っている。

臨床推論のポイント

なぜ心臓の痛みは広い範囲で局在がはっきりしない痛みなのか？
理由1：心臓の痛みを自覚する交感神経は心臓への分布が粗である。
理由2：頸髄，胸髄の種々の幅広いレベルで脊髄視床路の細胞体に信号を送っている。

胸痛の原因を探る基礎医学

胸痛診断の解剖学・生理学・生化学
―胸痛の知覚（内臓痛，体性痛，神経因性疼痛，関連痛，中枢痛）―

≫1 疼痛としての胸痛（図1）

図1 上行性痛覚伝導路と下行性痛覚抑制系

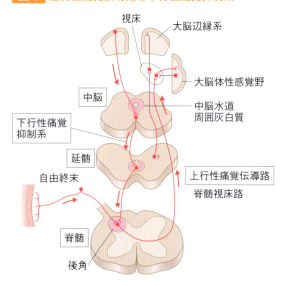

- 疼痛は，身体の特定の部位に局在化した不快な感覚として定義される。
- 疼痛はしばしば，「刺すような」「うずくような」「ズキズキした」「焼けるような」など，組織が壊れていく過程を表すような言葉で表現され，「苦しみもだえるような」「むかつくような」「ひどく恐ろしい」「不安だ」「怖い」といった感情や情動を伴う。
- 疼痛の急性期には，血圧，心拍の増大，冷汗など交感神経系の活動亢進や血漿コルチゾールの上昇，局所の筋収縮を伴うことが多い。

臨床推論のポイント

胸部に感じる疼痛は，胸腔内に存在する心血管系臓器（心臓，大動脈，肺動脈など），呼吸器系臓器（肺，胸膜など），食道，縦隔などの胸腔内臓器および肋骨，胸骨，脊椎などの胸壁の疾患のみならず頸部あるいは上腹部内臓の疾患によっても生じうる。

≫2 胸痛の知覚

図2 Aδ線維およびC線維による侵害受容

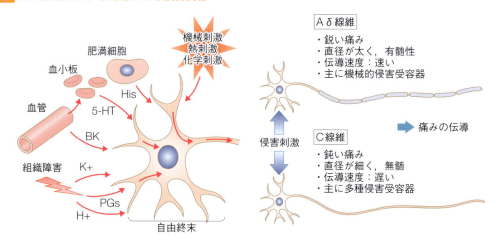

- 疼痛（〜胸部不快感）は一次侵害受容ニューロンの自由終末に侵害刺激が加えられることによって感知される。一次侵害受容ニューロンの情報は脊髄へと伝えられ，脊髄後角で二次ニューロンへと興奮が伝達され，対側の脊髄視床路を上行し視床を経て大脳皮質の広範なエリアへ疼痛シグナルは分散され，疼痛の識別が行われる。
- 脊髄後角での一次侵害受容ニューロンと二次ニューロンとのシナプス伝達は下行性疼痛抑制系によって中枢性に制御されている（図2）。同じ程度の傷害を受けても，それによって生じる疼痛が状況や個人によって著しく異なることの背景にはこの下行性疼痛抑制系が関与している。オピオイド鎮痛薬はこの経路を活性化して強力な鎮痛効果をもたらす。

»3 一次侵害受容ニューロン

表1 発痛物質

発痛物質	由来	主な作用
ブラジキニン（BK）	血漿中キニノーゲン	血管拡張，血管透過性亢進，平滑筋収縮
プロスタグランジン（PGs）	細胞膜のリン脂質	血管拡張，血管透過性亢進，平滑筋収縮
セロトニン（5-HT）	血小板	血管収縮
サブスタンスP	一次求心性侵害受容器	血管拡張，肥満細胞の脱顆粒，化学走化性
ヒスタミン（His）	肥満細胞	血管拡張（内皮依存）・透過性亢進，平滑筋収縮
アセチルコリン	神経終末	内臓痛に関与
K^+	組織障害により細胞から漏出	一次求心性ニューロンの脱分極
H^+	組織障害	酸塩基平衡
ATP	組織障害により細胞から漏出	一次求心性ニューロンの興奮

- 一次侵害受容ニューロンには有髄のAδ線維と無髄のC線維がある。Aδ線維は主に皮膚に分布する神経に存在し，主に表在性の刺すような鋭い痛みを伝える。C線維は伝導速度が遅く，鈍痛，灼熱感，絞扼感，圧迫感あるいは重圧感といった内臓痛に特徴的な疼痛を運んでいる。
- 一次侵害受容ニューロンの自由神経終末には機械刺激，熱刺激，寒冷刺激，化学刺激に応答する受容器がありこれらを痛みとして感知するほか，ATPやセロトニン，ブラジキニン，ヒスタミン，プロスタグランジンなどのケミカルメディエータに反応する（表1）。
- 組織の損傷や炎症があり，強い反復性あるいは持続性の刺激が加えられると，一次侵害受容ニューロンの活性化閾値が低下し，わずかな刺激あるいは非侵害性の刺激によっても疼痛を生じるようになる（感作）。感作にはケミカルメディエータや低pHが重要な役割を果たしている。
- 心筋においては主として虚血，血管では急速な伸展，食道では粘膜の炎症，心膜や胸膜では漿膜の炎症，等が侵害受容器を刺激し胸痛となって現れる。

胸痛の原因を探る基礎医学

≫4 痛みの種類

表2 体性痛と内臓痛

体性痛
- 主にAδ線維によって運ばれる
- 皮膚や骨格筋に分布
- 限局性，場所を特定できる
- 悪心，嘔吐，発汗を伴わない
- 体動で悪化

内臓痛
- 主にC線維によって感知される
- 自律神経線維と伴走
- 鈍痛，場所を特定困難
- 悪心，嘔吐，発汗を伴う
- 体動に影響されない

図3 皮膚分節

- 頸神経
- 胸神経
- 腰神経
- 仙骨神経

体性痛を運ぶAδおよびC線維は脊髄神経に含まれており，それぞれの皮膚分節の情報を運んでいる。

図4 内臓痛覚の神経支配

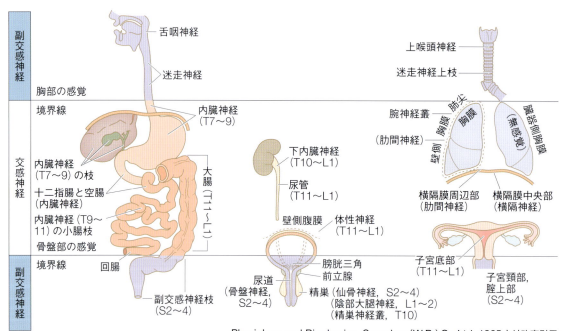

Physiology and Biophysics. Saunders (W.B.) Co Ltd. 1965より改変引用

- 痛みは，皮膚や深部組織で生じる体性痛と内臓で生じる内臓痛とに大別される（**表2**）。

体性痛：痛覚受容器が皮膚分節に沿って密に分布し，受容器からの情報が末梢神経および中枢内伝導路を介して大脳皮質感覚野に伝えられ自覚されるので場所が特定されやすい（**図3**）。

内臓痛：内臓痛覚線維は交感神経や副交感神経に混じって上行し，後根を経由して脊髄に達する。痛覚受容器の分布は体性領域に比べはるかにまばらである（**図4**）。しかも，受容器からの情報が下位中枢にとどまるため，明瞭に自覚されることは少ない。悪心，嘔吐，倦怠感，発汗など自律神経症状を伴うことが多い。

≫ 5 関連痛（図5, 6）

図5 関連痛の収束—投射

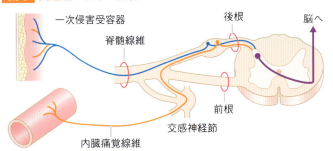

- 関連痛とは，身体のある部位が原因で起こる痛みを，原因となる部位から離れた部位に感じる痛みのことで，主として内臓の損傷によって起こる。

> **臨床推論のポイント**
>
> 関連痛は，内臓などに障害があった場合に，そこからの痛み情報が一次求心性ニューロンを伝わって脊髄に入力される際に，同じレベルの脊髄に入力している皮膚分節領域に，体性痛として痛みを感じるのである。

図6 関連痛の出現部位

関連痛の領域のマッピングは，診断の手がかりになる。

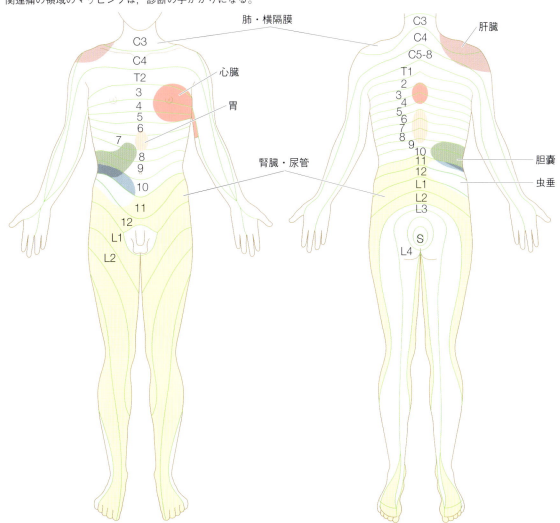

胸痛の原因を探る基礎医学

» 6 狭心症では胸が痛いとは限らない（放散痛の原因）

図7 狭心症でみられる関連痛の出現部位

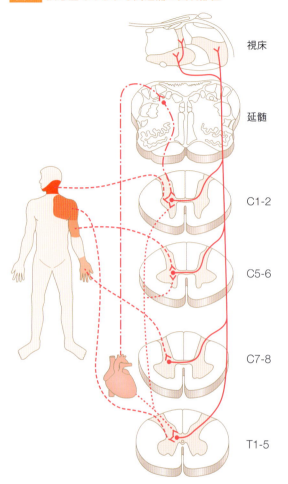

- 同じレベルの脊髄に入力する末梢神経には，内臓由来の情報と皮膚由来の情報が入力されており，脊髄に入力してきた痛み情報が脳に伝達される際に，内臓ではなく，皮膚からのものであるという脳の誤認識によって引き起こされる。
- 狭心症の症状で最も有名なのが，左胸が締め付けられるような，前胸部が焼けるような痛みである。ところが多くの患者は頸部，顎，歯，腕，肩部に放散する不快感を訴える。これは，心臓とこれらの領域を支配している感覚ニューロンが，ともに脊髄の後角に起点をもっているからである。
- 腕（C5〜C8，T1〜T5）や頸部・顎（C1〜C2）からの一次求心性線維（破線）は脊髄において脊髄視床路の細胞体へと信号を送っている。一方，心臓からの求心性交感神経線維（点線）および副交感神経線維（破点線）は種々のレベルで脊髄視床路の細胞体に収束する。この場合，脳は実際の疼痛発生源とは異なった身体部位の痛みとして感知するのである（図7）。

> **臨床推論のポイント**
> 高齢者の狭心症や心筋梗塞では、胸痛を自覚せず関連痛（放散痛）のみを自覚する場合もある。

» 7 原因による疼痛の分類

図8 生理的疼痛

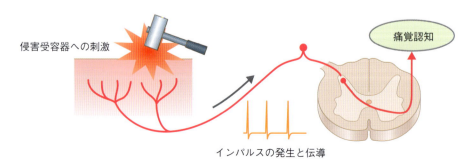

図9 炎症性疼痛

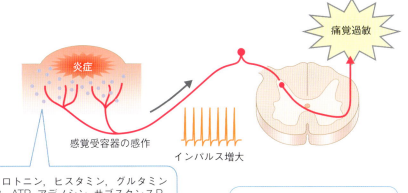

図10 神経障害性疼痛

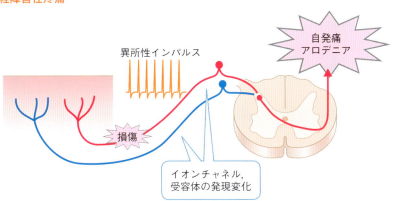

表3 神経障害性疼痛の原因

- 神経の機械的損傷：腕神経叢引き抜き損傷後疼痛，手根管症候群，椎間板ヘルニア
- 代謝障害：糖尿病性ニューロパチー
- ウイルス感染：帯状疱疹後神経痛，HIV
- 神経毒性：抗がん薬，抗結核薬
- 炎症あるいは免疫性：多発性硬化症
- 神経系の虚血：視床症候群
- その他：複合性局所疼痛症候群

胸痛の原因を探る基礎医学

①生理的疼痛（図8）
- 組織損傷等の侵害刺激によって侵害受容器が興奮して生じる痛み，あるいは血管や臓器の過伸展または収縮に伴って神経線維が変形することによって生じる痛みである．
- 生体警告系としての感覚である．

②炎症性疼痛（図9）
- 生理的な痛みではないが，侵害受容器が興奮して生じる痛みである．
- 炎症部位では，活性化された侵害受容ニューロンや種々の細胞から多くのシグナル分子が産生・放出される．
- シグナル分子の中にはそれ自身発痛物質として作用したり，一次侵害受容ニューロンを感作させたりする働きがある．
- 絶え間なく自発痛が発生し，さらに侵害受容器の過敏化により痛覚過敏が生じる．

③神経障害性疼痛（図10，表3）
- 神経系そのものの機能異常による病的な痛みである．
- 侵害受容器が刺激を受けていないにもかかわらず，末梢神経または中枢神経系の疼痛知覚経路の興奮が引き金となって生じる．
- 焼けるような，うずくような，あるいは電気ショックのような異常な痛みをもたらし非常に軽い接触によっても引き起こされることがある（アロディニア）．
- 侵害刺激に対する感受性の亢進と自発性には，侵害受容一次ニューロンの異所性活動亢進，末梢および中性の感作，痛覚抑制系の障害，ミクログリアの病的活性化などが関与している．
- 解熱鎮痛薬は無効である．

»8 神経因性疼痛の発生には中枢性あるいは末梢性に多くのシグナル伝達系が関与している（図11）

図11 神経障害性疼痛の中枢性感作のしくみ

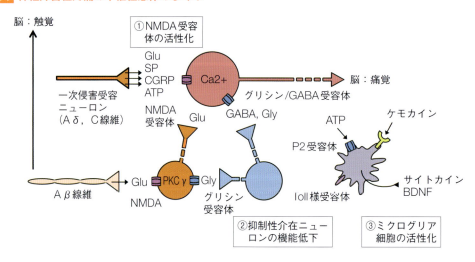

神経因性疼痛に関する研究は今盛んに行われており，さまざまな仮説が提唱されている．

①末梢機序
- 炎症部位では組織の損傷に伴って，傷害を受けた受容器細胞や非神経細胞から多くのシグナル分子が放出され，侵害受容ニューロンの感作を引き起こす．なかでも，臨床的に注目されているのは神経成長因子（NGF）とサイトカインのTNF-αである．
- NGFは直接侵害受容ニューロンに作用してTRPチャネルや電位依存性Naチャネル，サブスタンスP，ブラジキニン受容体の発現を促進する．NGF

- に対する抗体の鎮痛効果に関する研究が始まっている。
- TNF-αは関節リウマチの病態形成の中心となるサイトカインである。TNF-αが滑膜の増殖, 破骨細胞の活性化, 線維芽細胞の増殖, 軟骨細胞の傷害をもたらし, 関節リウマチの痛みに関与している。TNF-αに対する抗体はリウマチ性関節炎などへの有効性が示されている。

②中枢機序

Glu/NMDA受容体を介する感作

- 脊髄において一次ニューロンと二次ニューロンのシナプス伝達を司るのはグルタミン酸である。
- 通常はAMPA受容体やカイニン酸受容体が二次ニューロンの脱分極を起こす。
- 一次ニューロンからの刺激が強くなるとNMDA受容体が活性化し, Ca^{2+}が二次ニューロン内に流入するようになり二次ニューロンの感受性が亢進する。

- さらに, この影響は周辺の触覚を伝える線維にも影響を及ぼし, 通常は軽い触圧として認識されるはずが, 激しい痛みを引き起こすようになる(アロディニア)。

GABAおよびグリシン系の機能喪失による脱抑制

- GABAまたはグリシンを伝達物質とする介在ニューロンが脊髄には豊富に存在して, 通常痛み刺激はかなり抑制されている。しかし, 一次侵害受容ニューロンからの強い刺激が長期間続くと, その抑制が効かなくなる。

グリア-ニューロン間の相互作用

- ミクログリア細胞は食作用を有していて, 中枢においては組織障害や炎症時にマクロファージのような働きを担っている。一次ニューロンからの高頻度刺激が続くと, 一次ニューロンから放出されたATPの刺激を受け多くのサイトカインやBDNFを分泌する。これが二次ニューロンの感受性をさらに亢進させるという。

»9 心因性疼痛

- 器質性病変によらず心理的要因が深く関与して生じる疼痛である。心因性疼痛はさまざまな部位にあらわれ, 長く持続し部位が固定することが少なくない。
- うつ病・ヒステリーに伴う痛みや, 幻覚による痛みなどがある。発生メカニズムには不明な点が多い。
- 炎症性疼痛や神経因性疼痛など, どのような痛みも心理的要因によって悪化することがありうる。慢性疼痛では, しばしば侵害受容性疼痛, 神経因性疼痛, 心因性疼痛が混在している。
- 心理的要因で痛みが発生または悪化するからといって, 痛みが現実でないということではない。

»10 急性痛と慢性痛 (表4)

表4 急性痛と慢性痛

急性疼痛	慢性疼痛
・組織の傷害	・神経系の可塑的変化
・侵害受容器の興奮	・侵害受容性 + 神経因性 + 心因性
・原因の除去可能	・原因の除去困難
・時間とともに改善	・時間とは関係ない
・麻薬性鎮痛薬有効	・麻薬性鎮痛薬が効きにくく多面的アプローチが必要
・からだを守るための警告反応 (痛みを感じることで傷ついた部分を安静に保つ)	・痛みそのものが病気 (痛みが続き, 治りにくい)

胸痛の原因を探る基礎医学

- 疼痛は，外傷ややけどなど原因が生じて比較的早期に感じる急性疼痛と，原因の治療を行っても何カ月も痛みが続いたり再発したりする慢性疼痛の2つに大別される。
- **急性疼痛**：身体を守る防御反応の1つで，生理的役割をもっている。通常，疼痛の原因が生じて1〜2カ月程度で回復する。
- **慢性疼痛**：痛みの原因が治っても痛み続ける，あるいは原因が治りにくいために痛み続ける状態で，数カ月，時には何年にもわたって痛みが継続する。痛みの存在自体が病気となって日常生活にも支障が出るようになる。
- 神経系は，日常さまざまな機械刺激や温度刺激，外因性あるいは内因性の化学刺激を感知し，これを温度感覚や触圧覚など的確な感覚情報として解釈している。これらの刺激が過度に加えられて生じるのが急性疼痛といってよい。傷害が継続すると，痛覚伝導を担う中枢および末梢の神経系はこれに対応しようとさまざまなレベルで可塑的変化を起こし，痛覚反応を増幅し疼痛刺激に対する感受性を亢進するなどの変化を生じる。こうした神経系の可塑的変化は生体の防御反応を促進するので生体にとって有益な点もありうるが，長引くと慢性疼痛となって逆に生体に悪影響を及ぼすようになる。

»11 急性痛から慢性痛への移行（図12）

図12 生理的疼痛

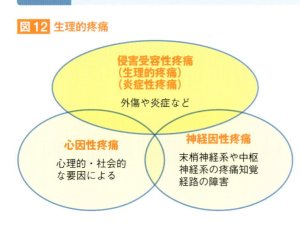

- 侵害性刺激あるいは神経障害性刺激をもたらし続ける長期の持続性疾患（がん，糖尿病，椎間板ヘルニアなど）が疼痛の慢性化に強くかかわっている。また，痛みの自覚においては，精神医学的・心理学的な要因が少なからず関与しており，身体疾患に対する治療だけでなく，精神医学的・心理学的な介入が必要なことも多い。逆に，慢性の疼痛が心理的問題を引き起こすことがある。耐え難い痛みにより日常の活動が制限させられ，睡眠が妨げられ，不安や抑うつをきたすこともある。

»12 慢性疼痛と痛みの悪循環（図13）

図13 生理的疼痛

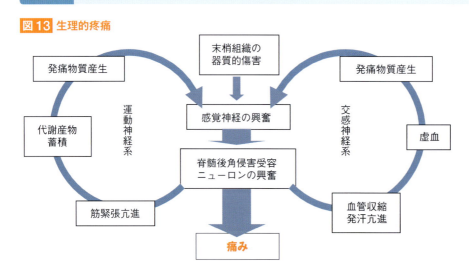

- 痛みが長期化すると，交感神経系が活発化し血管が収縮して虚血状態が続き，ケミカルメディエータが多く産生されるようになる。これらケミカルメディエータは侵害受容器を感作し発痛物質として働くため，まずます痛みが悪化するという「痛みの悪循環」が，疼痛の慢性化を促している。

胸痛と検査のエッセンス

胸痛診断と心電図

≫1 胸痛診断における心電図のポイント

- 心電図は，非侵襲的な検査の代表であり，胸痛の臨床推論では必須の検査である。
- 緊急性が疑われる場合は，面接や診察を行いながらでも実施する。
- 一方，急性冠症候群でも明らかな心電図変化の感度が70％程度であり，30％に心電図変化がわかりにくい場合があることを念頭に置く必要がある。
- 肺血栓塞栓症や大動脈解離などに特異的な心電図変化はなく感度も低い。
- 心電図異常所見の有無についての解釈には，事前の確率がどのくらい高いかが重要であり，慎重な病歴聴取と身体診察，検査所見，エコー所見などと兼ね合わせて総合的に判断していく必要がある（表1）。

表1 胸痛＋心電図異常のエッセンス　✓ここがポイント!!

1	胸痛＋ST低下の出現（冠動脈の支配領域と一致した誘導）	心内膜側の心筋虚血？　非ST上昇型急性冠症候群？
2	胸痛＋ST上昇の出現	貫壁性の心筋虚血？　ST上昇型急性冠症候群？
3	胸痛（あるいは胸痛の既往）＋異常Q波の出現（R波の減高）	Q波心筋梗塞？
4	胸痛＋T波増高	貫壁性心筋虚血の超急性期？
5	胸痛＋陰性Tの出現：心内膜側の心筋障害？	非Q波心筋梗塞？　非ST上昇型急性冠症候群？
6	感染症状＋胸痛＋ST上昇（冠動脈部分布と一致しない誘導）	心筋炎？
7	感染症状＋胸痛（呼吸性に増悪）＋広範なST上昇	心膜炎？
8	呼吸困難前面の胸苦（症状がないことも）＋急な低酸素＋〔前胸部の陰性T波の出現（あるいは右軸：SⅠ，TⅢ，QⅢ）〕	肺血栓塞栓症？（胸部X線写真ではっきり原因がわからない突然の低酸素）
9	慢性的な呼吸困難感＋V_1のR波増高	肺高血圧，右室肥大
10	慢性的な呼吸困難感・胸苦＋ⅡのP波増高〔肺性P（2.5mm以上）〕	右房負荷，慢性的な肺高血圧の有無は？
11	高齢者＋（発熱などの）ストレスの持続＋ST上昇	たこつぼ心筋症？〔異常Q波が出現しにくい＋対側のST低下（reciprocal change）を認めにくい〕

≫2 胸痛を理解するための心電図のポイント

図1 心電図の基本

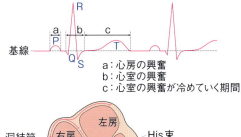
a：心房の興奮
b：心室の興奮
c：心室の興奮が冷めていく期間

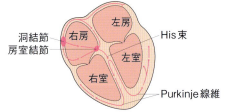

心電図の基本：P波（心房筋の脱分極），QRS波（心室筋の脱分極），ST-T（心室筋の再分極）の成り立ち

- 洞結節から始まる電気的な興奮は心房を脱分極してP波を形成して収縮させ，少し遅れて心室を脱分極してQRS波を形成する（図1）。
- この脱分極は，心房筋および心室筋層を心内膜側から心外膜側に向かって（脱分極が電極に向かう＝心電図上陽性：R波）短い時間で一気に進むことにより陽性のR波を形成する。その後，比較的ゆっくりと心室筋が再分極してST-T波を形成する（図2）。
- 心室筋の再分極は，正常であれば逆に心外膜側から

内膜側へと向かい，R波とT波は同じ向きになる。
- しかし，虚血，炎症などの心筋障害などなんらかの原因で再分極過程に異常をきたすことによりT波が陰性化する（図2）。

> **臨床推論のポイント**
> T波はさまざまな原因で変化しやすい。

図2 QRSとT波の成り立ち

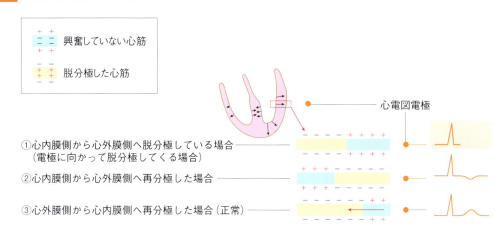

»3 各誘導と心臓の部位

図3 各四肢誘導と心臓の部位

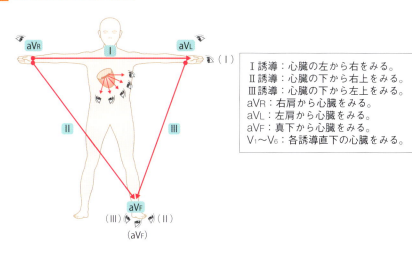

I誘導：心臓の左から右をみる。
II誘導：心臓の下から右上をみる。
III誘導：心臓の下から左上をみる。
aVR：右肩から心臓をみる。
aVL：左肩から心臓をみる。
aVF：真下から心臓をみる。
V_1～V_6：各誘導直下の心臓をみる。

- 四肢誘導は，心臓の矢状面（下壁：II，III，aVF，側壁I，aVL）を示す（図3）。
- 胸部誘導は，水平面でその電極直下（前壁中隔V_1，前壁V_2～V_3，側壁V_5～V_6）の心筋の状況を表している。
- V_1は心室中隔と右室の一部も反映する。
- 右室梗塞の診断のために右側胸部誘導を，側壁から後壁の診断のためにV_7～V_8誘導をとる場合もある（表2）。

胸痛と検査のエッセンス

表2 心筋梗塞の部位診断（異常Q波の出現する誘導で梗塞の部位を診断する）

梗塞部位 \ 異常Q波の出現する誘導	I	II	III	aVR	aVL	aVF	V1	V2	V3	V4	V5	V6
前壁中隔							○	○	○	○		
前壁側壁	○				○					○	○	○
広範前壁	○				○		○	○	○	○	○	○
高位側壁	○				○							
側壁	○										○	○
下壁側壁	○	○	○		○	○					○	○
下壁		○	○			○						
後壁							◆	◆				

○：異常Q波の出現する誘導　◆：R波の増高が異常Q波のかわりに認められることがある

»4 心筋虚血に伴う心電図変化

誘導部位の電極からみて近位部の心筋と遠位部の心筋のどちらかに正常心筋と虚血心筋が存在し，それぞれの再分極時の電位の差により生じる障害電流の方向によりSTの上昇や低下が生じるとされる。

①ST低下：心内膜側の心筋虚血（冠血流不足・冠狭窄，軽い攣縮）

- 図に矢印で示すように，電極V5からみて，近位部に正常心筋，遠位部に虚血心筋がある（心内膜側の虚血の）場合は，V5ではST低下を認める（図4a）。
- ST上昇の反対側の誘導で，ST低下を認めることがある。これを鏡面像といい，虚血性変化の可能性を高める。

②ST上昇：貫壁性の心筋虚血（冠血流の途絶・血栓，強い攣縮）

- 電極の近位部に虚血心筋，遠位部に正常心筋がある心外膜側にまで及ぶ貫壁性虚血の場合はST上昇を認める（図4b）。
- 心筋炎（冠動脈支配と一致しない）や心膜炎（全般的な）におけるST上昇も，電極側に傷害心筋が存在していることによるとされる。

③陰性T波＝心内膜側などの心筋のダメージ

- 虚血，炎症などのダメージにより心内膜側心筋などに障害が残っている場合に生じる（傷害心筋の存在で，心外膜側から内膜側に向かう正常な心筋の再分極過程が損なわれている場合に生じるとされる。）
- 早期の再灌流により異常Q波が形成されない場合や軽度の心筋障害でも生じる（例：非Q波心筋梗塞）。
- 虚血に伴うものは左右対称の陰性T波で「冠性T」とよばれる。

④異常Q波（幅が0.04秒以上，深さがR波の4分の1以上）の成因（図5）

- 高度な虚血が20分以上続くと心内膜側から心筋の壊死が始まる。
- これが心筋層の半分程度に及んだときに異常Q波が生じるとされる。
- 同時に，その部位の心筋の起電力の低下に伴うR波の減高を伴っている。
- より早期に虚血状態が解除された場合は，異常Q波が形成されず非Q波心筋梗塞となる。

図4 心筋虚血に伴う心電図変化

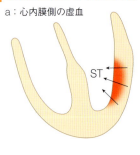

a：心内膜側の虚血
ST下降水平型

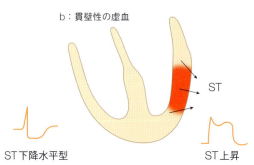

b：貫壁性の虚血
ST上昇

図5 虚血性疾患に伴う異常Q波の心電図

ST変化

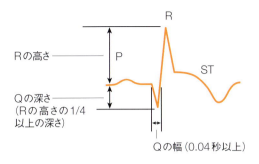

異常Q波

異常Q波をきたす疾患
① 虚血：高度虚血が持続すると15分ころから心筋が心内膜側から心外膜に向かって徐々に壊死しはじめる。この壊死が心筋層の1/2を超えてくるとその部位の誘導に異常Q波が生じるとされる（Q波心筋梗塞）。したがって，それ以下に壊死が抑えられた場合はQ波は生じず，病名は非Q波心筋梗塞となる。
② 心筋症
③ 左室肥大（中隔肥大），左室拡大
④ 心筋炎
⑤ 左脚ブロック
⑥ WPW症候群

表3 心筋梗塞の心電図の時間的経過

時期	梗塞前	発作直後	数時間後	数時間後〜	1日〜数日	1カ月
第I誘導						
V₁誘導						
心電図の特徴	正常	ST-T波↑	R波↓ ST↑ T波↑	異常Q波出現	冠性T波出現	ST上昇はますます改善

»5 胸痛診断における心電図解釈のエッセンス

表4 ST偏位をきたす疾患

ST上昇
① 虚血性心疾患，急性心筋梗塞，陳旧性心筋梗塞（心室瘤），異型狭心症
② 心膜心筋炎
③ 脳血管障害
④ 特発性心室細動（Brugada症候群）
⑤ 2次的変化：左脚ブロック
⑥ その他：高カリウム血症，左室肥大・右室肥大（心筋疾患，弁膜症，肺血栓塞栓症など），直流除細動後

ST低下
① 虚血性心疾患，急性心筋梗塞（非Q波：心内膜下），狭心症
② 左室肥大，右室肥大（ストレイン型）：心筋疾患，弁膜症など
③ 頻脈
④ 2次的変化：右脚ブロック，左脚ブロック，WPW症候群
⑤ その他：低カリウム血症，ジギタリス（盆状降下）

- 虚血のほかにも，実際には**表4**に示すような胸痛とは無関係なさまざまな原因がある。
- すなわち，心電図所見のみでは，必ずしも胸痛の原因をきたす疾患があるとは限らない（偽陽性）。
- 心電図を解釈するには，事前の確率がどのくらい高いかが重要であり，慎重な病歴聴取と身体診察，検査所見，エコー所見などと兼ね合わせて総合的に心電図変化を解釈していく必要がある。

胸痛と検査のエッセンス

表5 T波の異常

陽性T波
① 虚血性
　a）心筋梗塞の超急性期
　b）血管攣縮性狭心症
　c）心筋梗塞亜急性期の冠性T波の対側性誘導
② 虚血以外の原因
　a）早期再分極（正常亜型）
　b）高カリウム血症
　c）左室肥大
　d）左脚ブロックの右胸部誘導
　e）急性心膜炎，心筋炎

陰性T波
① 一次性陰性T波
　a）正常亜型
　b）心筋虚血または心筋梗塞
　c）左室または右室ストレイン
　d）自律神経の関与するもの（脳出血,QT延長症候群，迷走神経切断術後）
　e）ペーシング後陰性T波
　f）頻脈後陰性T波
　g）僧帽弁逸脱症，拡張型心筋炎，肥大型心筋症など
② 二次性陰性T波
　a）左脚ブロック
　b）右脚ブロック
　c）WPW症候群
　d）心室ペーシング
　e）心室期外収縮
　f）心室頻拍

表6 Q波の鑑別診断（代表例）

① 心筋障害
・心筋梗塞，心筋炎，高カリウム血症
・特発性心筋症，アミロイド腫瘍，サルコイドーシスなど
② 心室肥大／拡大
・肥大型心筋症
③ 伝導異常
・左脚ブロック
・WPW症候群

≫6　心電図変化と尤度比

表7 胸痛患者において急性心筋梗塞の尤度比が高い心電図所見

心電図所見	陽性尤度比（LR+）
新しいST上昇（≧1mm）	5.7〜53
新しいQ波	5.3〜24.8
ST上昇	11.2
新しいQ波またはST上昇	11
新しい伝導障害	6.3
Q波	3.9
T波の増高	3.1
伝導障害	2.7
心電図異常	1.3

Panju AA et al; JAMA 1998: 280: 1256-1263

● 心電図変化と尤度比を表7に示す。
● 症状のない若年男性にも，前胸部のST上昇を認めることが少なくない。ST上昇は急性心筋梗塞の尤度比が11.2と高いが，事前の心筋虚血の可能性は0％に近く，事後確率もさほど上昇しない。
● 逆に，症状やこれまでの経過などから明らかに急性冠症候群が疑わしい病歴などがあれば，明らかな心電図変化がなくても否定できない。さらに心エコー，心筋酵素などの状況を兼ね合わせて早期に臨床判断していく必要性が高い。

臨床推論のポイント

心電図異常所見の有無についての解釈には，事前の確率がどのくらい高いかが重要であり，慎重な病歴聴取と身体診察，検査所見，エコー所見などと兼ね合わせて総合的に判断していく必要がある。

》7 虚血性心疾患（狭心症・心筋梗塞）の心電図のポイント

- 病歴（症状およびその経過）とST低下，ST上昇，R波減高，異常Q波などの変化が冠動脈支配に一致した誘導に認められると診断価値が高い（図6）。

図6 ST変化と心筋虚血

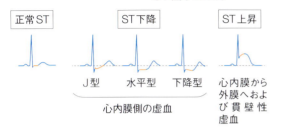

- 発作時のST低下には，上行型，水平型，下行型の3種類があり，後者ほど虚血が強い。
- 心電図変化がはっきりしない急性冠症候群も少なくない（3割程度ある）とされ，このような場合，心電図のみで否定することはできない。
- 胸痛の診断には，心電図以外の情報も重要であり，特に重要な病歴，身体所見および心エコー上の局所壁運動の低下，酸素飽和度，採血結果など，そのほかの情報を総合的に判断する必要性が高い。

ST判別のポイント

- J点（ST部の始まり）から，80msec（2mm）の部位のSTの高さを基線と比較して測定する（図7）。
- PQが下降しているときは，基線はPQの終了点となる（図7）。

図7 ST判定時の基線の取り方

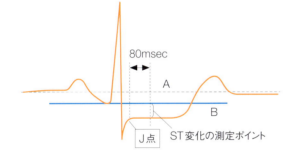

ST判定の基線はAではなくB

運動負荷心電図における陽性所見

以下のときを陽性とするが，負荷が不十分など判定には注意を要する。
※あくまでもその検査の運動負荷量における判断である。

- 水平型あるいは下行型では，0.1mV以上のST低下（この狭心症の感度は68％，特異度は77％とされる）
- 上行型では，2mm以上のST低下。
- 陰性U波の出現。

胸痛と検査のエッセンス

主な心電図所見

≫1 虚血性心疾患

(1) 広範囲前壁のST上昇型急性冠症候群
- 責任病変は前下行枝であることが多い（図1）。
- I，aV_L，V_1〜V_6にST上昇を認める。（本症例では，V_1〜V_4のR波は消失してQSパターンになっていることから，発症からやや時間が経過していることが予想される）。

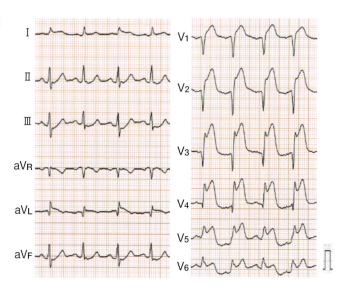

図1 広範囲前壁のST上昇型急性冠症候群の心電図

(2) 側壁のST上昇型急性冠症候群
- 責任病変は回旋枝であることが多い（図2）。
- 側壁誘導のI，（II），aV_L，V_5，V_6にST上昇を認める。V_1〜V_3ではST低下を認める。

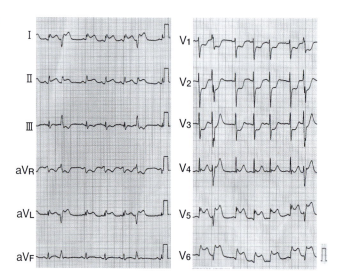

図2 側壁のST上昇型急性冠症候群の心電図

(3) 下壁のST上昇型急性冠症候群

- 責任病変は右冠動脈のことが多い。
- 下壁を反映する誘導のⅡ，Ⅲ，aVFにST上昇を，対側のV₁〜V₆には，ST低下を認める（対側性変化〔reciprocal change〕）。また，本症例では，PQ時間が0.24秒であり，Ⅰ度房室ブロックを認める（図3）。

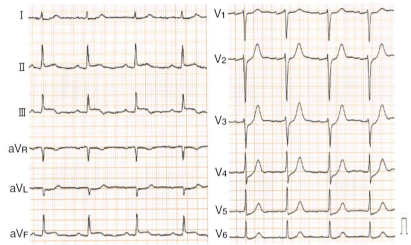

図3 下壁のST上昇型急性冠症候群の心電図

- Ⅱ，Ⅲ，aVF（下壁）のST上昇（貫壁性虚血）中に完全房室ブロックを生じている状況である（図4）。
- P波にR波は追従しておらず，接合部からの補充調律で心拍数27回／分を維持している。
- 下壁の虚血は右冠動脈が責任病変となることが多い。
- 右冠動脈では，起始部付近から洞結節枝，その後，房室結節枝を分岐している。したがって，虚血時に，洞不全症候群や本症例のように完全房室ブロックに伴う高度徐脈を，突然認める場合が少なくない。

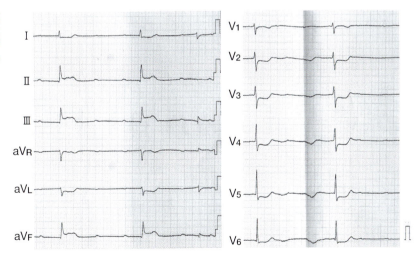

図4 下壁のST上昇型急性冠症候群における完全房室ブロック合併例の心電図

(4) 左主幹部の狭窄による広範囲な虚血

- 広範な誘導でST低下＋aVRのST上昇は，左主幹部の狭窄による広範な虚血を示唆する。

胸痛と検査のエッセンス

(5) ST上昇型急性冠症候群患者の心室細動への移行

- Ⅱ，Ⅲ，aVFでST上昇を認める。心室性期外収縮がR on Tのタイミングで出現し，心室細動へ移行している。
- 急性冠症候群の患者では，常に心室細動への移行に注意する。

図5 ST上昇型急性冠症候群患者の心室細動への移行例

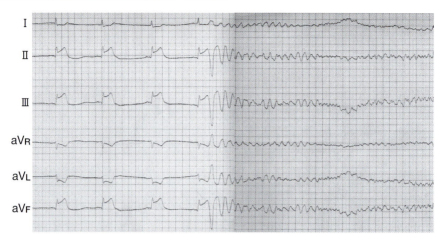

(6) 非ST上昇型急性冠症候群

- 診察時にST上昇を認めていない急性冠症候群であり次の2つの場合がある。非ST上昇型急性冠症候群は，慎重な病歴聴取で診断するべき重要な病態である。
❶ 診察時には胸痛が治まっている（冠血流が再開している）場合がある。すでにST上昇が改善しており，陰性T（心内膜側の心筋のダメージ）のみを認める場合（図6-1）や，虚血の程度が軽ければまったく心電図変化を認めない場合がある。
❷ 後壁の虚血などでは，貫壁性の虚血が続いているのにST変化がわかりにくい場合がある（図6-2）。

図6-1 非ST上昇型急性冠症候群の心電図

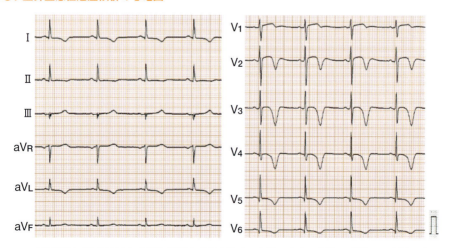

1時間前に15分持続する前胸部圧迫感をはじめて自覚したため心配で受診した症例。診察時は症状改善している。Ⅰ，aVL，V₂〜V₆に左右対称性の陰性T波（冠性T波）を認める。この時点でトロポニンTは陰性であったが，心エコー上前側壁から心尖部に局所壁運動異常を認めた。診察時には，虚血が改善している非ST上昇型急性冠症候群である。

図 6-2 非ST上昇型急性冠症候群（回旋枝閉塞例：後壁梗塞）の心電図

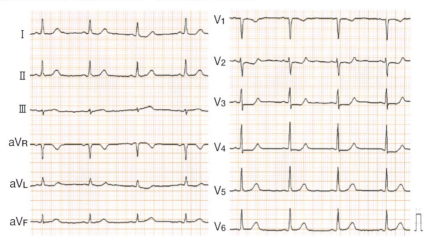

診察時に典型的な胸痛が持続しているのに心電図では有意のST変化を認めない。心エコー上，後壁に明らかな局所壁運動異常を認めたため緊急カテーテルとなった。後壁梗塞では，急性期の心電図変化がわかりにくくても，その後の経過で，V₁のR波増高（後壁の異常Q波の対側性変化〔reciprocal change〕）を認めることがある（本症例では早期の再灌流に成功したため認めなかった）。

✔ ここがポイント!!

- 本症は，発作の持続が短く虚血が軽度であれば診察時に心電図変化をまったく認めない非ST上昇型急性冠症候群も少なくない。慎重な病歴聴取で，本症を疑い診断するべき重要病態として認識する必要がある。

虚血性心疾患が疑わしい症状が揃っているのに心電図変化ははっきりしない場合に至急確認する事項

① 症状，経過などから検査確率が高ければ心電図のわずかな変化でも有意となるので慎重に観察する。
② 心電図を継時的にとりながら，以前の心電図があれば比較してみる。
③ この際も，心エコーで明らかな局所壁運動異常（心尖部？ 前壁？ 側壁？ 下壁？ 後壁？）の有無を確かめることは非常に有用である。特に後壁の場合は，胸痛が持続していても心電図所見がはっきりしない場合も少なくない。
④ 心筋酵素の上昇の有無を確認する（ただし，発症から数時間以上経っていなければ感度は低く，陰性でも否定できない）。
⑤ リスクが高い場合は専門医に連絡して，冠動脈造影を行うか，冠動脈CTを行うか検討する。

検査前確率と心電図解釈の意義

- 例：正常若年男性では，V₁〜V₄のSTは早期再分極パターンとして上昇している場合が多い。まったく無症状であるなど病歴から検査前確率が著しく低い場合は，ST上昇の所見（陽性尤度比11.2）があっても検査後確率は高くならない。

胸痛患者において急性心筋梗塞の尤度比が高い心電図所見

心電図所見	陽性尤度比（LR+）
新しいST上昇（≧1mm）	5.7〜53
新しいQ波	5.3〜24.8
ST上昇	11.2
新しいQ波またはST上昇	11
新しい伝導障害	6.3
Q波	3.9
T波の増高	3.1
伝導障害	2.7
心電図異常	1.3

胸痛と検査のエッセンス

急性冠症候群で心電図がわかりにくくなる理由

① 診察時に症状がすでに治まっており（冠血流が再開しており），大きな心電図変化も改善している：非ST上昇型急性冠症候群。
② 胸痛があるのに，わずかなST上昇，ST低下しか認めない：冠動脈近位部の閉塞や3枝病変など広範囲の虚血の場合，同じく虚血状態にある反対側の心筋部位の誘導によるST-T変化の相殺によって変化が乏しくなる。
③ 心電図が出にくい高位後壁の変化。
④ 虚血に伴う脚ブロックの出現：左脚ブロックでは判定は厳しい，右脚ブロックではST部やQ波の有無に集中して注意する。

心筋梗塞における心電図解析のエッセンス

■ 虚血性心疾患における心電図の感度は高くない＝陰性でも否定できない！病歴その他の所見の重要性！
■ 虚血性心疾患における心電図の特異度は高い＝症状等の事前確率が高く，陽性であれば肯定的である。

	感度	特異度	陽性尤度比	陰性尤度比
ST上昇	31〜49	97〜100	22（16〜30）	0.6（0.6〜0.6）
ST低下	20〜62	88〜96	4.5（3.6〜5.6）	0.8（0.7〜0.9）
異常Q波	10〜34	96〜100	22（7.6〜62）	0.8（0.8〜0.9）
T波逆転	9〜39	84〜94	2.2（1.8〜2.6）	2.2（1.8〜2.6）
伝導障害	13〜14	86〜98	2.4（0.4〜15）	2.4（0.4〜15）

Am J Med. 2004 Sep1; 117(5): 334-343 より改変引用

≫2 心筋炎

- 心筋炎は，風邪様症状と腹部症状で始まることが多く，日常見逃され，診断が遅れがちで，ときに予後不良な重要疾患である。
- 早期発見が重要であり，風邪・感染症状＋腹部症状や胸部症状，あるいは血圧低下などの重症感があれば，本症を疑い必ず心電図や心エコーを考慮する。
- 症例によって，心筋はさまざまな範囲や程度に障害されるので，その状況により，各種ST-T変化（上昇，低下，T波の異常），各種伝導障害（洞不全症候群，房室ブロック，脚ブロック，心室内伝送障害），異常Q波，低電位などの各種変化を生じる可能性がある。

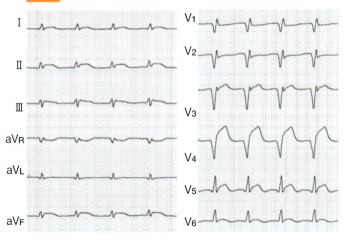

図7 心筋炎の心電図

Ⅰ，Ⅱ，Ⅲ，aVF，V3〜V6にST上昇，V1〜V4に異常Q波，心室内伝導障害，全体に低電位傾向を認める。

≫3 肺血栓塞栓症

- 胸部症状（呼吸困難が胸痛より前面のことが多い）＋胸部X線に異常がない低酸素血症（AaDO$_2$の開大）で本症を疑う（図8）。
- 軽症～中等症では，症状がはっきりしない場合も多く，酸素濃度の低下のみが所見となる。
- 右室圧が上昇する程度の中等症から重症例では，低酸素および右室の負荷による右室下・前壁中隔の負荷や虚血障害により，前胸部誘導の陰性Tが出現する。S$_I$T$_{III}$Q$_{III}$パターン（右軸偏位傾向を意味）は，急性期に認めることがあるが，必ずしも認めないことも多い。このほか急性の右室負荷のために右脚ブロックを呈する場合もある。
- DダイマーやAaDO$_2$開大の感度は100％近く，これらの所見がなければ本症は否定的である。

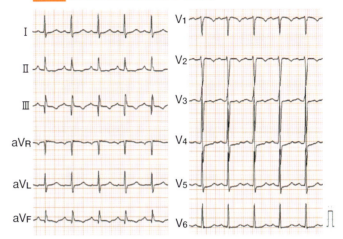

図8 肺血栓塞栓症急性期の心電図

洞性頻脈およびV$_1$～V$_3$に陰性T波を認める。また，本症例では，この時点でS$_I$T$_{III}$Q$_{III}$パターン（I誘導のS波，III誘導のT波の陰性化，IIIのQ波）を認める（その後の経過で，S$_I$T$_{III}$Q$_{III}$パターンは消失した）。軽症の肺血栓塞栓症では，これらの心電図変化を認めないことも多い。

✔ここがポイント!!

- 軽症～中等症の肺血栓塞栓症は，症状や心電図変化は必ずしも伴わない。
- 胸部X線で明らかな異常がない突然の低酸素があれば，肺血栓塞栓症を疑うべきである。

≫4 肺高血圧症

- 慢性的な右室の負荷により右室肥大を生じ，V$_1$のR波の増高を認める（図9）。

図9 肺高血圧の心電図

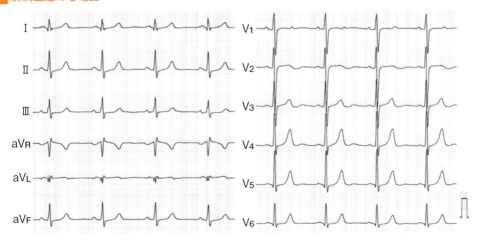

V$_1$のR波の増高を認める。

胸痛と検査のエッセンス

≫5 心膜炎

- 感染症状後の胸部症状（呼吸性に増悪する持続痛）＋広範囲なST上昇（下に凸のことが多い）（図10）。
- 大量の心嚢液貯留がある場合は低電位となる。

図10 心膜炎の心電図

Ⅰ, Ⅱ, Ⅲ, aVF, V₂〜V₆と広範な誘導でST上昇を認める（下に凸）。

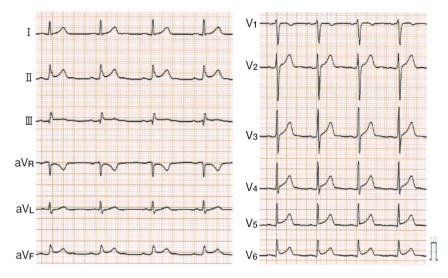

≫6 たこつぼ心筋症

- 高齢者に多い。
- 頻脈状態（ストレス）の持続＋胸部症状＋広範囲なST上昇を認める（図11）。
- その後の数日間でT波が陰転化し，徐々に正常化する場合が多い。
- 対側のST低下（対側性変化〔reciprocal change〕）を認めないことが多い。
- 虚血性に比べてQ波が出現してこないことが多い。

図11-1 たこつぼ心筋症急性期の心電図：初日

広範なST上昇を認めるが，対側のST低下（対側性変化〔reciprocal change〕）を認めない。

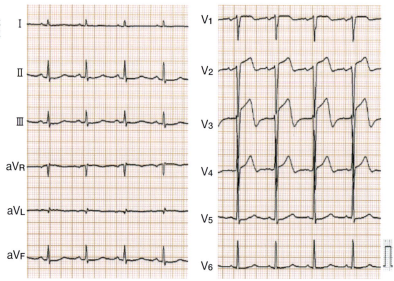

図 11-2 たこつぼ心筋症：発症 7 日目の心電図
その後の経過で，陰性 T 波の出現を認めるが，異常 Q 波の出現を認めなかった。

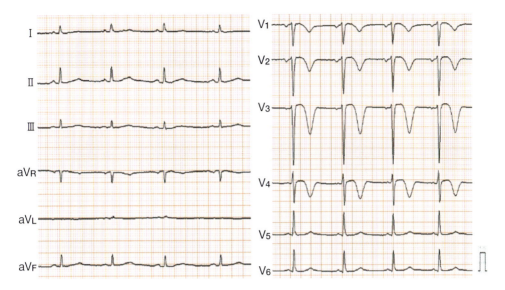

胸痛と検査のエッセンス

X線撮影

≫1 X線の原理

　X線は空気中をまっすぐに進むが，水分の多い物質を通過する際にそのエネルギーが吸収され，エネルギーが減衰したX線となる。正常の胸腔の内部では空気（気道内，肺胞内），水分（心臓，大動脈，大静脈など）およびカルシウムなどの固形分（椎骨，肋骨，鎖骨など）がさまざまな割合で存在する（図1）。また肺炎，肺がんなど病変があると水分に近い濃度の病変部がさらに混在する。

　このように体のどこを通過してきたかによって，異なった強さのエネルギーをもつX線が混在し，これを感光フィルムで捉えて，フィルム面に強いエネルギーのX線がぶつかった場合に黒く，また少ないエネルギーのX線の場合に白くなるように処理される。

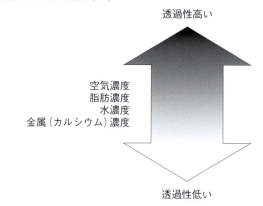

図1 人体のX線透過性

X線透過性は空気，脂肪，水，カルシウムの順に低くなり，X線フィルムには濃く写る。

≫2 適切な撮影条件の確認

正面（P→A：背腹）像（図2a）

　最も一般的な撮影体位である。胸椎棘突起はほぼ正中に位置しているので，左右の鎖骨頭が棘突起からおのおの等しい距離にあれば，正しい正面像である。肩甲骨は両側上肺野に大きく映り込んでしまうため，肩甲骨を肺野から外す姿勢をとる。正常な胸部X線写真でみられる構造を図3[1)]に示す。

正面（A→P：腹背）像

　前方に管球，背面にフィルムをあてて撮影するので，胸郭内前方に位置する心臓は拡大されてみえる。肩甲骨が肺野に重なり，鎖骨も太くなり肺尖に重なるので，肺尖部の読影には注意を要する。

側面（L→R：左→右，R→L：右→左）像（図2b）

　フィルムに近いほど鮮明な画像が得られるので，詳細な情報を得たい方の肺，すなわち患側肺にフィルムをおいて撮影するとよいとされている。特に指定がない場合は，占める面積の大きい心陰影を小さくするた

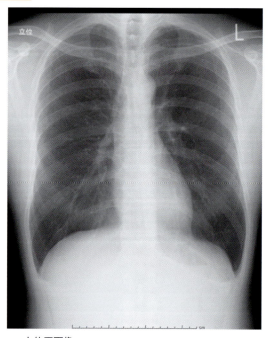

図2 胸部X線写真

a：立位正面像

めに，R→L（右→左）の方向で撮影することが多い．

側面像では左右胸郭が重なり，含まれる情報が著しく多いため，情報を識別するのは難しいため，胸椎，縦隔の状態や肺病変の大雑把な把握に適した撮影といえる．

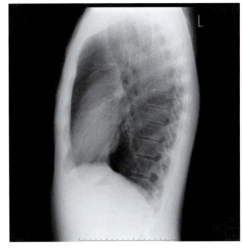

b：左側面像

≫3 胸部X線の読影ポイント

チェックポイントを知り，まずはそのポイントに絞って，順番に読影していくと見落としがない．胸部X線の読影の場合，肺野から読影しがちであるが，肺以外からみていくことで，他の構造物を除外できるため肺の読影がしやすくなる．読影のチェックポイントの例を以下に示す．

（1）胸郭を見る際のチェックポイント

- 骨格や軟部陰影の異常の有無をみる．
  □骨折や胸郭の変形　□肋間の開大
- 横隔膜の位置をみる．
  □横隔膜の挙上　□肺の過膨張
- 肋骨横隔膜角，心臓横隔膜角を評価する．
  □胸水貯留　□胸膜の癒着

図3 正常な胸部X線写真でみられる構造

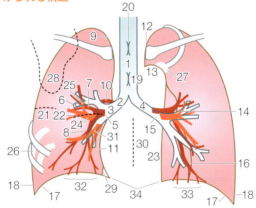

1) 気管
2) 右主気管支
3) 右上葉支口
4) 左主気管支
5) 右中間気管支幹
6) 右亜区域気管支（B3b）
7) 右上幹動脈
8) 中間肺動脈幹
9) 右上縦隔線（上大静脈，腕頭動脈）
10) 奇静脈
11) 心臓右縁（右心房）
12) 左上縦隔線（左鎖骨下動脈）
13) 大動脈弓
14) 左上葉支口
15) 左下葉支
16) 心臓左縁
17) 左右横隔膜
18) 肋骨横隔膜角
19) 前縦隔線
20) 後縦隔線
21) 右上中葉間線
22) 右上下葉間線
23) 下行大動脈
24) 中心静脈
25) 右肺の前上葉動脈下行枝（A3b）
26) 正常肺紋理
（正常な血管影が胸郭陰影の影響を受けずに観察できる）
27) 第一肋骨肋軟骨石灰化
28) 肩甲骨
29) 下大静脈（肝静脈）
30) 奇静脈食道陥凹部
（傍食道線）
31) 右下肺静脈根部
32) 右下葉構造
（横隔膜に重なる血管影）
33) 左下葉構造
（横隔膜に重なる血管影）
34) 心横隔膜角

胸痛と検査のエッセンス

(2) 縦隔をみる際のチェックポイント

- 縦隔，心陰影の変化をみる。
  - □縦隔腫瘍　□心拡大　□滴状心　など
- 縦隔の偏位をみる。
  - □胸水　□無気肺

★縦隔の偏位

左胸水の症例（図4）では，健側への気管（縦隔）の偏位を認め，無気肺の症例（図5）では，含気が失われ虚脱しているため患側に気管（縦隔）は偏位している。

(3) 肺門部をみる際のチェックポイント

- 肺門の濃さをみる。
  - □肺門自体または前後の異常
- 肺門の大きさをみる。
  - □肺動脈の拡張　□肺門リンパ節の腫脹
  - □肺縦隔病変による拡大
- 肺門の高さをみる（正常では左右同じか左がやや高い）。
  - □肺結核後遺症による肺門の挙上など

(4) 肺野をみる際のチェックポイント

- 肺野の透過性をみる（白ければ浸潤影など水分の増加，黒ければ含気の増加）。
  - □白く見える　□黒く見える
  - □肺紋理はどこまで追えるか（通常は肺野内側2/3程度まで）。
  - □異常陰影の有無

★肺紋理

肺末梢の細い気管支や血管が重なった模様で，正常では両肺門より周囲へ数珠状に多数分岐し，末梢へ行くにしたがって，鋭角をなし，順次分岐し徐々に細くなる。

> **X線撮影のポイント**
>
> 立位の撮影で上肺野の血管影の増強は肺水腫，心不全を意味する。

図4　左胸水の症例

気管が右に偏位している。

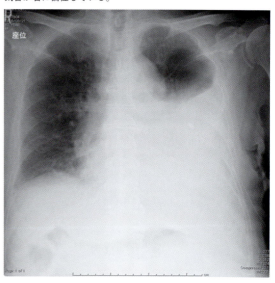

図5　左無気肺の症例

気管が左に偏位している。

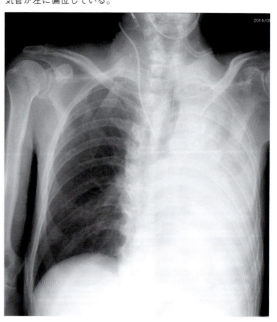

» 4　肺野の透過性による異常陰影の表現

(1) 石灰化

骨と同じ濃度の境界が明瞭な陰影。

【例】肺結核後遺症による胸膜の石灰化，肺過誤腫の石灰化など

(2) 浸潤影

境界不鮮明で濃度の比較的均一な陰影で，病理学的には，腫瘍細胞の浸潤や，炎症による液体滲出により，肺胞腔内に水様物質が充満した状態を表す。
【例】急性肺炎，肺水腫，肺結核，肺胞上皮がん，肺胞蛋白症など

(3) スリガラス陰影

肺の正常構造（血管）が透過できる程度の淡い肺野濃度の上昇。肺胞には含気があるが，間質に浮腫があるときに認める。
【例】間質性肺炎，軽度の肺水腫，ARDSなど

(4) 正常

(5) 透過性亢進

正常肺よりも肺野濃度が低下した状態。含気量が低下する病変や，肺血流や軟部組織が減っても認める。
【例】COPD，ブラなど。気胸でも肺紋理の消失と高度の透過性亢進となる。

»5 肺野陰影の表現方法

(1) 広がり

☐限局：肺野の一部分のみ。
☐広範：一つの肺葉の大部分，上肺の全体など広い範囲に連続してあるとき。
☐びまん性：全肺野または肺野のほとんど全体に広がるとき。

(2) 濃度

☐均等：無気肺，大葉性肺炎など濃度が一様。
☐不均一：濃淡がある。

(3) 境界

☐鮮明：正常肺との境界がはっきりしている。
☐不鮮明：病変と正常の境界がはっきりしていない。

(4) 形

☐粒状　☐円形　☐輪状　☐線状　☐索状　☐網状
☐蜂巣状

- 蜂窩肺（蜂巣肺）honeycomb lung（図6）：3〜10mmぐらいの比較的揃った輪状影の集簇で，肺底部にみられることが多い。肺胞構造が破壊され線維性に改築したなかにみられる不規則に拡張した気腔を形成する囊胞性病巣である。間質性肺炎あるいは肺線維症の終末像といえる。

(5) 数

☐単発性（孤立性）　☐多発性

図6 特発性肺線維症（IPF）の症例の胸部X線（a）と胸部CT（b）

a：特発性肺線維症のX線写真

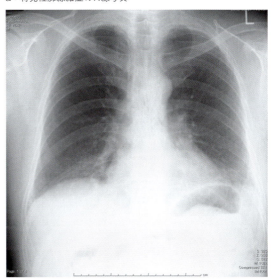

b：胸部CT
蜂窩肺（→）と牽引性気管支拡張（⇒）を示す。

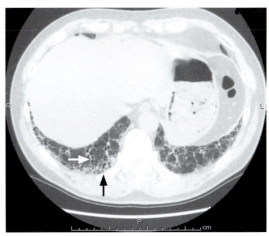

胸痛と検査のエッセンス

(6) 大きさ

- □腫瘤影：径30mm以上
- □結節影：径5〜30mm（30mm以下をcoin lesionということもある）
- □小結節影：4mm以下，粟粒陰影1〜2mm

【例】肺腫瘍（肺がんなどの悪性腫瘍（図7）と肺過誤腫，硬化性血管腫などの肺良性腫瘍），炎症性疾患（結核腫，肺膿瘍，肺アスペルギルス症など），その他〔肺動静脈瘻（図8），円形無気肺，多発血管炎性肉芽腫症（Wegener肉芽腫症）など〕。肺腺がんなどでは，胸膜嵌入，小棘形成などを伴う（図7）。

- 胸膜嵌入像（pleural indentation）（図7）：胸膜が病変に引き込まれるときに見られる線状影。良性・悪性腫瘍のいずれにも見られるが，強い引き込み像は，より悪性，すなわち肺がんを疑う所見であり，特に腺がんによくみられる。

図7 肺腺がんの症例の胸部X線（a）と胸部CT（b）

胸部X線（a）の右中肺野に肺結節を認める。胸膜嵌入像（黒矢印）がみられる。
胸部CT（b）では胸膜嵌入像（pleural indentation：黒矢印）とともに，小棘形成（spicula：白矢印）を認める。

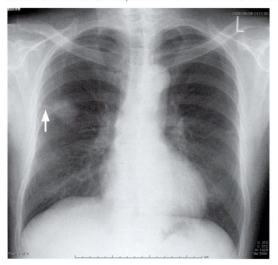

a：胸部X線

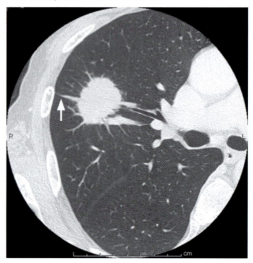

b：胸部CT

図8 肺動静脈瘻の症例の胸部X線（a）と胸部CT（b）

右下肺野に結節陰影を認めるが，胸部CTで流入動脈，輸出静脈を認め，肺動静脈瘻であることがわかる。

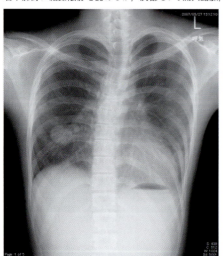

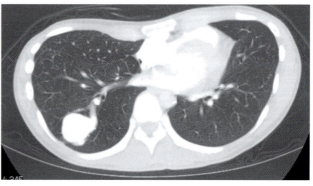

b：胸部CT

a：胸部X線

- 小棘形成(spicula)(図7):腫瘍性陰影の周囲に2〜3mmのごく細い線状影が放射状に並んでいるものを指す。癌放射ともよばれるが,原発性肺がんに特異的なものではなく,肉芽腫や塵肺の塊状影などでもみられることがある。

(7) 線状影,網状影

- □線状影:幅2mm以下,長さ1cm以上の線状の陰影
- □索状影:線状影より太いもの
- □網状影:多数の細かい線状影が交錯して網状を呈するもの

(8) 浸潤影:コンソリデーション,エアブロンコグラム,スリガラス陰影(GGO)(図9)

- コンソリデーション(air space consolidation)(図9):コンソリデーション(consolidation)は元来,含気腔(air space)が,液体,細胞成分,組織などで置換された状態を指す病理組織学的用語である。X線学的にair space consolidationという場合には,肺胞性陰影を指すことが多い。また,スリガラス状陰影(ground glass opacity)と対比させ,濃い陰影に対して使用することもある。CTでは内部の肺血管がまったく認識不可能な,均一な濃い高吸収の場合にconsolidationと称する。

- エアブロンコグラム(air bronchogram)(図9, 10[2,3]):気管支内の空気が水濃度の陰影に囲まれて樹枝状の透亮像として映し出されるもの。区域気管支より細い気管支の壁は薄く,健常人のX線写真では描出されない。ところが,炎症細胞などの滲出で肺胞内の空気が消失すると(肺胞性病変),空気を含んだ気管支が見えるようになる(図10)[2,3]。

【例】肺胞性肺炎や肺胞蛋白症などの肺胞性病変

- スリガラス陰影(ground glass opacity)(図9):肺野に淡く広がった陰影のことをいう。本来は肺の間質性病変によって生じる陰影であるが,過敏性肺臓炎などで粒状陰影が密に出現している場合には,スリガラス状にみえることもある。CTでは内部の肺血管が認識可能な,比較的均一な淡い高吸収の場合にground glass opacityという。

(9) 嚢胞状陰影,空洞

- 空洞性陰影:陰影をつくる腫瘍や肺組織が,壊死に陥り気道に排出された結果,空気と置換され陰影内部に透亮像のできたもの。鑑別診断を考えるうえで,空洞壁の厚みや内面の性状,空洞内の液面や腫瘍性陰影の形成の有無,さらに空洞周辺の陰影などを見逃さないことが重要である。
- 空洞陰影を呈する疾患
  □腫瘍性:原発性肺がん,転移性肺がん

図9 右下葉肺炎の症例の胸部X線(a)と胸部CT(b)

胸部X線(a)では,右下肺野に浸潤影を認める。胸部CT(b)では均一な高吸収のコンソリデーション,その内部にエアブロンコグラムを認め,腹側には血管陰影が透見できるスリガラス陰影を認める。

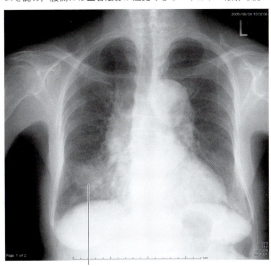

a:胸部X線　浸潤影

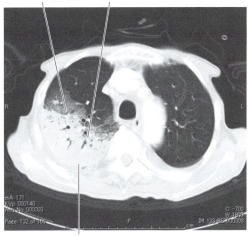

b:胸部CT　コンソリデーション

胸痛と検査のエッセンス

図10 エアブロンコグラムの成り立ち

末梢気腔が液体，細胞などで満たされると，Kohn孔を通って隣接する気空に広がり，肺胞性陰影（b）が形成される．炎症細胞などの滲出で肺胞内の空気が消失し，空気を含んだ気道，気管支（エアブロンコグラム）がみえるようになる．

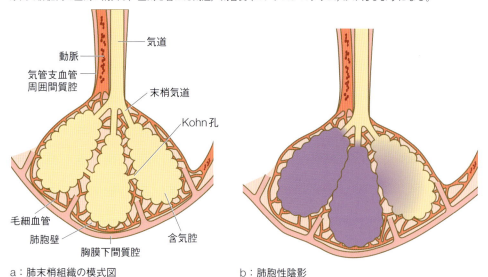

a：肺末梢組織の模式図

b：肺胞性陰影

図11 多発血管炎性肉芽腫症（Wegener肉芽腫症）の症例の胸部X線（a）と胸部CT（b）

比較的壁の厚い空洞病変を認める．

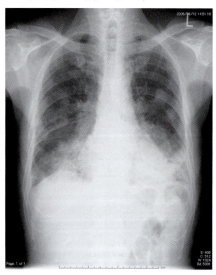

a：胸部X線

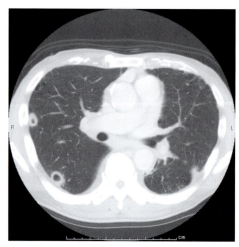

b：胸部CT

　□炎症性：肺結核，肺膿瘍，肺真菌症など
　□それ以外：Wegener肉芽腫症（図11）など

（10）その他の重要な所見

- 透過性亢進：肺気腫（図12）や嚢胞性変化（肺胞が癒合・拡張して気腔が拡大し，薄い壁で囲まれた状態）が生じると，空気の占める部分が支持組織に比して増え，肺野は空気に近い状態，すなわち透過性の亢進した状態として写る．

【例】嚢胞性肺疾患：肺リンパ脈管筋腫症，ランゲルハンス細胞組織球症など

- 無気肺：①横隔膜挙上，②縦隔（気管や心臓など）の無気肺側への偏位，③代償性肺過膨張，④肺門の異常，⑤肋間腔の狭小化などを認めることもある．右中葉無気肺の症例では，正面像（図13a）で右下肺野に浸潤影と右横隔膜の挙上を認める．正面

図12 慢性肺気腫の症例の胸部X線像

肺の過膨張所見（横隔膜平定化，胸郭後腔拡大，肋間の開大，滴状心，ビア樽状胸郭），肺野透過性亢進を認める。

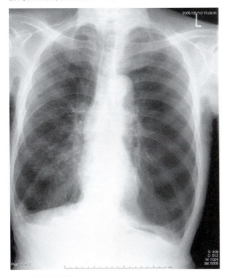

a：立位正面像

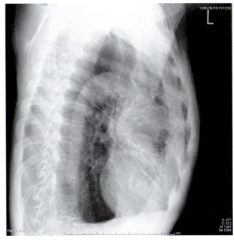

b：右側面像

図13 右中葉無気肺の症例の胸部X線像

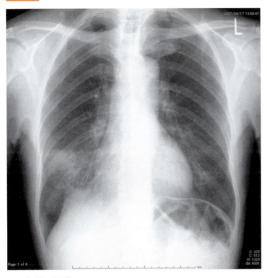

a：立位正面像

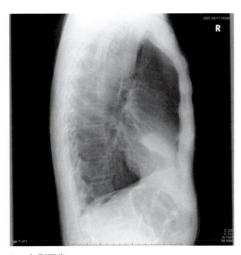

b：右側面像

像だけでは中葉の陰影かはわからないが，肺右側面像（図13b）では右大葉間裂（major fissure）の上にconsolidationを認め，中葉に含気の低下する病変（無気肺）があることがわかる。

- シルエットサイン silhouette sign：X線通過を妨げる2つの障害物が接しているか，きわめて近接している場合に，X線写真上ではそれぞれの輪郭が消えてしまう現象をいう（図14）。縦隔腫瘍の症例（図15）では心陰影と腫瘍が接しており，胸部X線写真の右第2弓の陰影が消失（シルエットサイン陽性）している。一方，肺がん（図16）の症例では心陰影と肺腫瘍が離れており左第4弓の辺縁が認められる（シルエットサイン陰性）。

図14 シルエットサインの機序

心臓、横隔膜、血液（血管）、浸潤影や腫瘤影などはX線的には水と同じ濃度

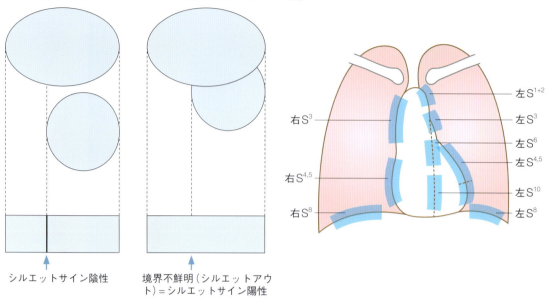

図15 シルエットサイン陽性

奇形腫の症例の胸部X線写真（a）と胸部CT（b）。心臓と奇形腫が接しており，右第2弓の陰影がシルエットアウト（黒矢印）されている。また右肋骨横隔膜角（白矢印）が鈍である。胸部CTで右胸水が認められる。

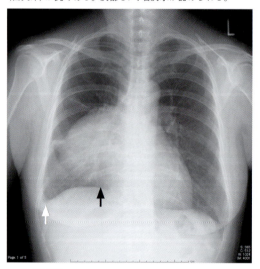

a：胸部X線

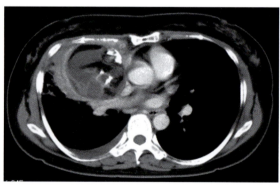

b：胸部CT

図16 シルエットサイン陰性
肺がんの症例の胸部X線写真（a）と胸部CT（b）。心臓と肺がんは離れており，左第3，4弓の陰影が認められる（黒矢印）。

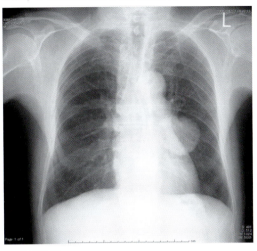

a：胸部X線

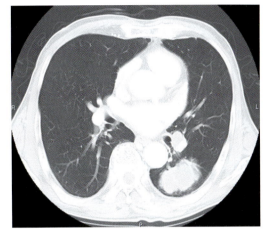

b：胸部CT

≫6 見落としやすい箇所，陰影と見逃さない工夫

(1) 心陰影に重なる部分
(2) 横隔膜下の陰影
(3) 両側下肺野（血管影の重なりが多いため，微細な陰影の読影は難しい）

- (1)～(3)を補う意味でも，側面像の併用は重要である。
- 例えば，肺野の縮小があれば，無気肺のほか線維化を伴うタイプの間質性肺炎を疑う。特に容積減少と両側の胸膜下や肺底に優位な陰影の分布があれば，特発性肺線維症を疑う根拠となる。
- 異常陰影の性状のうち間質性肺炎を示唆するものとしては，輪状影や網状影，スリガラス影などがあげられる。CTでみられる小さな輪状影は，X線写真では網状影として捉えられることが多い。しかしこれらの陰影は，間質性肺炎以外の疾患でもみられることに注意を要する。
- 細菌性肺炎を代表とする肺実質を病変の主座とする疾患との違いは，区域性の有無である。多くの間質性肺炎では，病変分布の区域性に乏しい胸部単純X線写真はCTほど区域性を正確に診断できないが，この点を意識して読影を行う。
- 胸部単純X線写真を読影する際に重要なのは，まず「見逃さない」ことである。そのためには自分なりの読影の手順を決め，これを毎回守っていくこと，必らず写真をスケッチすることが重要である。
- スケッチをすることで，気づかなかった陰影が見えてくる。近年は電子カルテとなっている施設が多いと思われるが，draw機能を用いてスケッチすることが望まれる。胸部単純X線写真の読影の上達のポイントは，①なるべく多くの写真を読む，②CT画像と対比する習慣をつける，③経時的な比較読影を行うこと，である。

参考文献
1) 宮川哲夫（編）：動画でわかるスクイージング．中山書店，東京，2005．
2) Fraser, R.G, Pare. J A P, Pare P D. et al: Diagnosis of the diseases of the chest. 3rd ed,WB Saunders Co, Philadelphia, 1989.
3) 永井英明：肺胞性陰影．『臨床研修イラストレイテッド 6 呼吸器系マニュアル』吉澤靖之（編）．羊土社，東京，1998，p46-54．

胸痛と検査のエッセンス

心エコー／腹部エコー

≫1 胸痛の原因診断におけるエコー検査の役割

- 胸痛の原因診断にあたり，医療面接，身体診察に加え，胸部X線写真，心電図検査，経皮的動脈血酸素飽和度あるいは動脈血ガス分析は必須の検査であるが，エコー検査もいまや欠かせない検査となった。それは，各種の胸痛原因疾患において，特徴的な所見をエコー検査で拾い上げることができ，その後の治療を迅速に行うことができるからであり，また後述するが，致命的となりうる疾患である急性冠症候群（不安定狭心症＋急性心筋梗塞）や大動脈解離などを本検査で効率よく診断することが可能だからである。
- エコー検査は通常，外来や救急外来に設置されていることが多く，他のCT，MRIなどより容易に行うことが可能であり，非侵襲的で反復して行うこともできる。なお，ポケットサイズの超携帯型エコーも導入され，ベッドサイドを含めどこでも検査を施行することが可能であり，在宅や災害現場においてエコー検査を施行することも可能である。

≫2 正常例のエコー

- 病的心エコー所見を呈示する前に，健常例の基本的断面像を示す。心臓を長軸方向にスライスして観察する左室長軸像，また短軸方向にスライスして観察する左室短軸像が最も基本的な断面となる（図1, 2）。

図1 健常例の傍胸骨左室長軸像

左室は収縮期に壁厚を増しながら内腔に向かって収縮し，血液を上行大動脈に駆出する。大動脈弁は拡張期には閉鎖，収縮期には開放する。また僧帽弁などの房室弁は拡張期に開き，収縮期には閉鎖して，左室から左房への血液逆流を防ぐ。

拡張期　　　　　収縮期

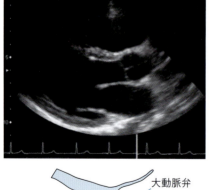
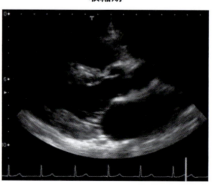
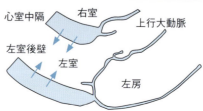

図1の動画

図2　健常例の傍胸骨左室短軸像

左室は収縮期には全周性に厚みを増し，内腔は小さくなる。

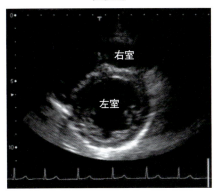

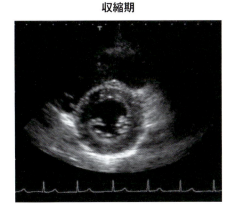

図2の動画

- 短軸像を大動脈レベルに少しもちあげると，大動脈弁や左房や心房中隔，右心系（右房～右室～肺動脈）が明瞭に観察できる（図3）。なお，心臓をCTのように水平方向にスライスする四腔断面像は，両心房・心室のみならず，心房中隔・心室中隔に重要である（図4）。

図3　健常例の傍胸骨大動脈弁レベル短軸像

健常例の大動脈弁は3枚からなり，拡張期には閉鎖する。左房や心房中隔，右心系（右房～右室～肺動脈）の観察に適している。

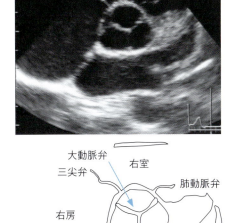

- 左室は収縮期に壁厚を増しながら左室内腔に縮むことで左室から血液を駆出する。左室出口にある大動脈弁は，収縮期に開き，拡張期には閉鎖し，大動脈からの血液逆流を防ぐ。
- 左室の入り口に位置する僧帽弁は，大動脈弁とは異なり拡張期に開放し，収縮期には閉鎖して，収縮期における左房への血液逆流を防ぐ。心尖部から左室を長軸方向にスライスする心尖部長軸像は，心尖部の観察に適しており，また各種ドプラ法による血流評価に有用である（図5）。

図4　健常例の心尖部四腔断面像

心臓をほぼ水平断にスライスした断面で，CTと同様に下から見上げるように表示する。向かって左側に右房，右室が，右側に左房，左室が観察される。心房中隔，心室中隔の観察にも有用である。

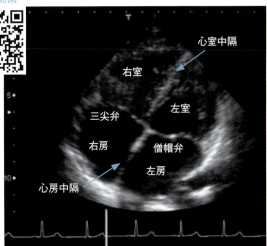

胸痛と検査のエッセンス

図5 健常例の心尖部長軸像

心尖部付近の左室収縮の評価や，ドプラ法による血流評価に適している。

拡張期　　　収縮期

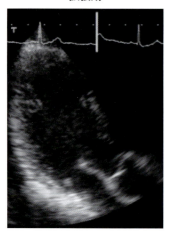
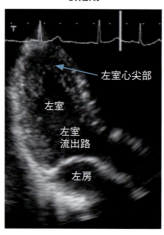

図5の動画

≫3 急性心筋梗塞のエコー診断

症例1　60歳代男性

40歳代から健診で脂質異常症を指摘されていたが，特に治療は受けていなかった。1日20本の喫煙歴あり。2週間前から坂を上がる際に2〜3分の胸部圧迫感を自覚するようになった。受診当日朝，散歩中に前胸部圧迫感が出現し増悪，安静にて寛解せず，冷や汗を伴うようになったため外来を受診した。

⇒心エコー所見を図6に示す。左室後壁や心室中隔基部の収縮は良好だが，==心室中隔の中部から心尖部にかけて収縮がみられず，収縮期における壁厚増加が消失==

図6 急性前壁心筋梗塞の1例

心室中隔基部や左室後壁の収縮は保持される（矢印）。しかし，＊印部の心室中隔は収縮がみられず収縮期においても壁厚増加がみられない。

拡張期　　　収縮期

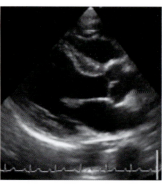
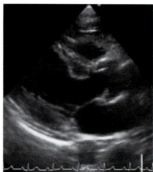
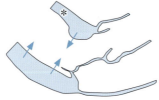

図6の動画（長軸像）

図6の動画（短軸像）

している。前下行枝の灌流域に一致した収縮異常があり，前下行枝閉塞による前壁中隔心筋梗塞に合致する所見である。

症例2　50歳代男性

1日30本の喫煙あり。高血圧，脂質異常症にて投薬治療中であったが，飲酒し夜12時に帰宅，夜中の1時頃に胸部全体の重苦しい感じが出現し覚醒，冷汗や嘔吐もあった。朝方5時頃に症状は軽快したが完全には胸部症状が消失せず，翌日かかりつけ医を受診した。
⇒本例の心エコー所見を図7に示す。左室後壁，中隔基部の収縮は保たれるが，中隔中部から心尖部，さらには心尖部後面にかけて収縮がみられず前壁中隔心筋梗塞の所見である。前下行枝は心尖部後面まで回り込み，その閉塞は心尖部周囲まで障害する。

症例3　50歳代男性

糖尿病，高血圧にて治療中であったが，自己中断。炎天下に畑作業中，咽頭部の痛み，前胸部圧迫感および背部痛が出現し安静でも緩和せず受診。
⇒本例の心エコー所見を図8に示す。心室中隔の収縮は正常だが，後壁の収縮が高度に低下しており，収縮期における壁厚増加は著明に低下している。後壁心筋梗塞の所見であり，回旋枝灌流域に一致して収縮異常を認める。

心筋梗塞のエコー所見の特徴

- 冠動脈の灌流域を図9に示すが，前下行枝は左室前壁・心室中隔〜心尖部を灌流し，回旋枝は左室の後壁〜側壁を灌流する。右冠動脈は右室や左室の下壁を灌流する。心筋梗塞で出現する収縮異常は，閉塞した冠動脈の灌流域に一致して観察されるのが特徴である。
- ただし，①冠動脈の分布に個体差がある，②冠動脈閉塞部が末梢，中枢かで梗塞範囲は異なる，③側副血行路の発達で虚血障害が軽度にとどまると梗塞範

図7　急性前壁心筋梗塞の1例

心室中隔基部や左室後壁の収縮は保持される（矢印）。しかし，＊印部の心室中隔〜心尖部付近は収縮がみられず，収縮期にも壁厚が変わらない。心室中隔や心尖部は前下行枝の灌流域で，前下行枝閉塞による心筋梗塞で収縮が悪化する。

拡張期　　　　　　収縮期

図7の動画

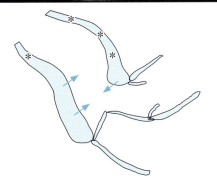

胸痛と検査のエッセンス

図8 急性後壁心筋梗塞の1例

心室中隔の収縮は保持される（矢印）。しかし，＊印部の左室後壁の収縮は著明に低下し，収縮期にも壁厚が変わらない。後壁側は基部にわずかな収縮がみられるのみである。冠動脈造影で回旋枝に造影遅延を伴う99％狭窄が確認された。

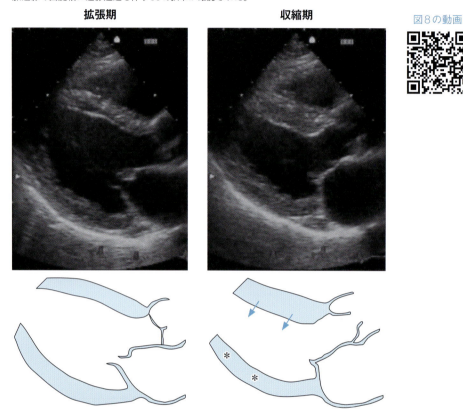

図9 冠動脈灌流域のシェーマ

前下行枝は左室・右室前面の境界にあたる前室間溝を走行している。前下行枝は左室前壁・心室中隔〜心尖部を灌流する。回旋枝は左室後壁〜側壁を灌流する。右冠動脈は右室および左室下壁を灌流する。

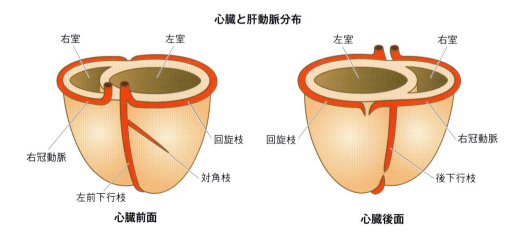

囲は狭くなることを念頭におくべきである．
- 冠動脈閉塞・狭窄が多発する多枝病変例では左室機能がびまん性に低下し，拡張型心筋症との鑑別が問題となる（図10）．

図10 多枝病変による重症虚血性心疾患の1例
心室中隔基部の収縮性は残存している（矢印）．しかし，＊印部の心室中隔～心尖部や，左室後壁の収縮は広範に低下しており，拡張型心筋症との鑑別が必要となる．

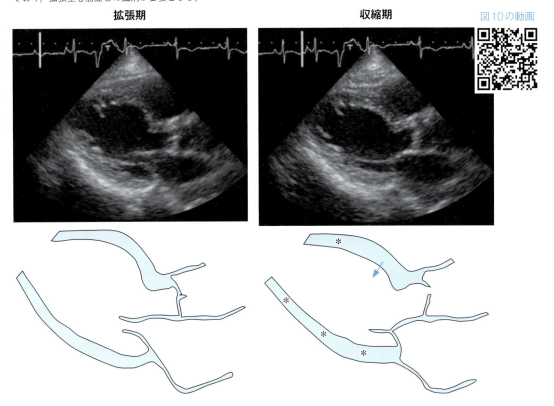

拡張期　　　　　　　　　収縮期　　　　図10の動画

心エコーのポイント

胸壁から遠い下壁や後壁心筋梗塞では，壁運動異常の検出感度が落ちる．①超音波ビームが届きにくい，②前壁中隔梗塞に比べて梗塞範囲が狭くみつけにくい，③発達の悪い右冠動脈は，右室しか栄養せず，左室だけ観察していても梗塞がわからないことがあるなどが理由である．臨床症状や他の検査データから心筋梗塞が除外できない場合，緊急カテーテル検査も考慮すべきである．

胸痛と検査のエッセンス

≫4 急性心膜炎のエコー診断

症例1　60歳代女性

膠原病のためステロイド内服中であったが，前日より吸気や側臥位で増悪する前胸部痛を自覚するようになった．37℃台の微熱もあり，受診．
⇒本例の心エコー所見を図11に示す．心臓周囲に心嚢液貯留あり，また心嚢内に心外膜と心嚢壁を橋渡しするようなフィブリン析出による索状構造を認め，炎症が高度であることがわかる．結核性心膜炎も疑われたものの，穿刺した心嚢液からは結核菌・細菌類は検出されず，ウイルス性急性心膜炎と診断された．

症例2　50歳代男性

5日前から37℃台の微熱あり．また前胸部痛，背部痛，咳嗽が出現．胸痛・背部痛は吸気や咳嗽にて増悪．徐々に労作時息切れ，動悸，息切れも加わり悪化してきたため近医受診．
⇒本例の心エコー所見を図12に示す．心エコーでは心周囲に心嚢液貯留を認め，また右室や右房が心嚢液で圧排され虚脱傾向を示し，心タンポナーデと判断，入院の運びとなった．穿刺した心嚢液は血性であり，細胞診より肺がん（小細胞がん）によるがん性心膜炎と判明した．

図11　急性心膜炎の1例

傍胸骨左室短軸像だが，左室や右室周囲に心嚢液貯留を認める（*印）．左室後方に心外膜と心嚢壁をつなぐフィブリン析出による索状構造（矢印）を認める．

図11の動画

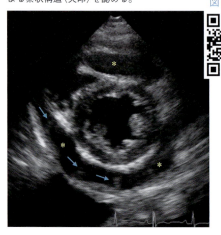

急性心膜炎のエコー所見の特徴

- ウイルス感染に起因する場合が多く，通常は心嚢液貯留を認める．炎症が強い場合には，フィブリン析出による索状構造が観察される．後に癒着をきたし，収縮性心膜炎に移行する場合もある．
- 心嚢液が急激に，あるいは多量に貯まった場合には，心嚢内圧が高まって心臓への血液灌流低下や心内腔虚脱が生じ，有効な心拍出ができずに心タンポナーデを招き，致死的ショック状態を招くことがある．

図12　癌性心膜炎の1例

左に心尖部四腔断面像，右に左室短軸像を示す．心周囲に心嚢液貯留を認める．また右室の虚脱（矢印），右房の虚脱傾向（△印）を認め，心タンポナーデを考慮すべき所見である．

四腔断面像　　　　　　　　　　左室短軸像

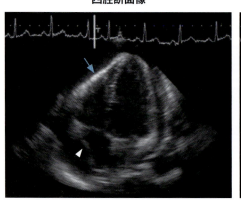 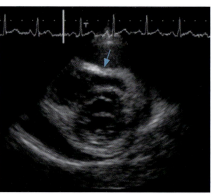

図12の動画（四腔断面像）

図12の動画（左室短軸像）

≫5 急性心筋炎のエコー診断

症例1　40歳代女性

2日前から多発関節痛および39℃台の発熱あり，咽頭痛，悪心，腹痛，下痢も出現。昨夜から前胸部痛，呼吸困難感も加わり受診。

⇒本例の心エコー所見を図13に示す。前方の心室中隔は壁厚も正常で，収縮も良好である。しかし後方の心室中隔～左室後壁にかけて壁が肥厚している（拡張期において厚い）。この部位は収縮が不良で，炎症性の浮腫・心筋障害を起こしている。心周囲には心嚢液貯留を認める。後下壁を中心とした急性心筋炎の所見であり，心膜炎の合併も示唆される。

症例2　60歳代男性

約1週間前からの易疲労感，呼吸苦，食欲低下，腹痛に加え，次第に増悪する胸部圧迫感あり受診。

⇒本例の心エコー所見を図14に示す。拡張期の断層像において，左室は心室中隔を中心に肥厚しており，正常壁厚の1cmを超えている。収縮期には左室後壁基部がわずかに収縮し，内腔側に突出するが，他の部位はほとんど収縮していない。劇症心筋炎の所見である。

急性心筋炎のエコー所見の特徴

- 一般にウイルス感染による心筋の炎症であり，心筋浮腫のため心筋は肥厚する場合が多く，また収縮も低下する。しばしば心膜炎を合併し心嚢液貯留を示す。
- 心筋の炎症はびまん性の場合，あるいは限局性の場合があり，限局性の場合には心筋梗塞との鑑別が必要である。
- 心筋炎は急激に増悪して致死的になることがあり，繰り返しエコーで経過観察すべきである。

図13　急性心筋炎の1例

傍胸骨左室短軸像を示す。心嚢液貯留あり，心膜炎の合併が示唆される。下部心室中隔～左室後壁にかけて左室壁は浮腫のため肥厚している（正常左室心筋厚は1cm程度）（＊印）。また同部の収縮は低下している。前壁側の心室中隔は壁厚も正常で，収縮は保持されている（矢印）。

　　　　拡張期　　　　　　　　収縮期

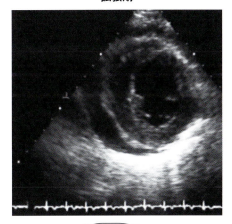
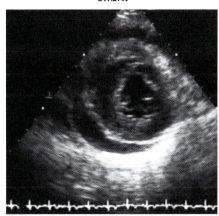

図13の動画

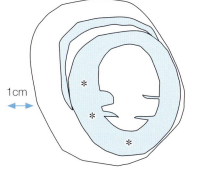

胸痛と検査のエッセンス

図14 劇症型急性心筋炎の1例

左室壁は浮腫のため中隔を中心に肥厚している（正常左室心筋厚は1cm程度）。また心室中隔，後壁ともに収縮が低下している（＊印）。左室基部後壁のみが，軽度ながら収縮している（矢印）。

拡張期　　　　　　　　　　　収縮期　　　　　　　図14の動画

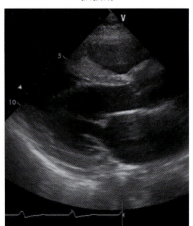
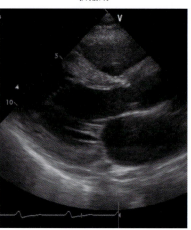

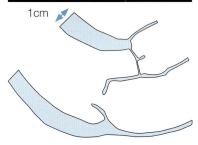
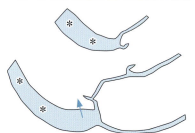

≫6 たこつぼ心筋症のエコー診断

症例1　40歳代女性

特記すべき既往歴なし。夫との口論の後，前胸部痛が出現し，冷汗，呼吸困難感を伴うようになったため受診。
⇒本例の心エコー所見を図15に示す。<mark>心室中隔基部，後壁基部は良好な収縮を示し，むしろ過収縮傾向を示す。しかし心室中隔中部～心尖部～左室後壁中部にかけて広範囲かつ高度収縮低下を示す。</mark>冠動脈造影所見は正常であった。たこつぼ心筋症に合致するエコー所見である。

たこつぼ心筋症のエコー所見の特徴

- <mark>中年以降の女性に多い。</mark>
- <mark>精神的・肉体的ストレスを契機に高度の心筋障害をきたし，胸痛・呼吸困難を生じる病態で，左室基部の中隔や後壁が過収縮を示す一方，左室中部～心尖部にかけて高度機能障害を示す。</mark>
- <mark>心尖部の心筋壁は菲薄化し，形態的に瘤状となり，その左室形態がタコ漁に用いられるタコツボに似ることからこの名がついた。</mark>急性期に血行動態が悪化し，心原性ショック，心不全を合併する場合があるが，2～3週間の経過で劇的に心機能が回復する場合が多い。

心エコーのポイント

前下行枝領域の急性心筋梗塞との鑑別が困難な場合もあり，状態がゆるせば冠動脈造影での確認が考慮される。

図15 たこつぼ心筋症の1例

基部の心室中隔，および後壁の収縮は良好で，むしろ過収縮傾向を示す（矢印）。基部以外の左室収縮は広範に，かつ高度に低下している（＊印）。

拡張期 収縮期 図15の動画

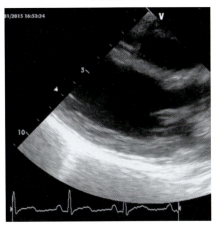
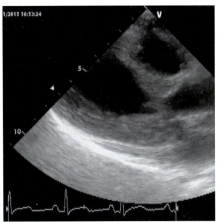

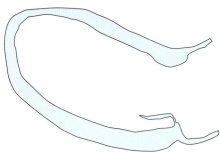
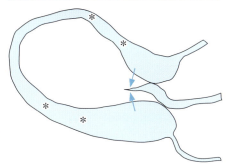

≫7 心臓弁膜症のエコー診断

症例1 80歳代女性

高血圧，脂質異常症のため40歳代から治療を受けている。70歳代で心雑音を指摘されていたが，半年前より坂を上がったり，急ぎ足で歩いたときに2～3分の前胸部痛，息切れを自覚するようになった。かかりつけ医から心エコー検査目的で紹介。

⇒本例の心エコー所見を図16に示す。大動脈弁は輝度が高く石灰化を有し，収縮期においてもほとんど開口しない。心尖部長軸像で記録した大動脈弁通過血流は健常例の1.0m/秒前後に比べ6.0m/秒に達し，簡易ベルヌーイ式（圧較差mmHg = $4 \times V^2$，Vは流速m/秒）から得られる収縮期推定圧較差（左室－大動脈間）は144mmHgに達する。重症大動脈弁狭窄症の所見である。

症例2 30歳代女性

20歳代より心雑音を指摘されていた。20歳代後半より歩行時の動悸，息切れが出現するようになり，また2～3カ月前から夜間就寝中に息苦しさ，前胸部の圧迫感を自覚するようになり受診。

⇒本例の心エコー所見を図17に示す。大動脈弁基部が70mmと著明に拡大しており，また弁輪拡大のため，大動脈弁は拡張期に離開し閉じていない。左室拡張期径80mmと著明な拡大を示す。カラードプラでは離開した大動脈弁口から吹き出す太い大動脈弁逆流ジェットが観察される。大動脈弁輪拡大（Marfan症候群）を原因とした重症大動脈弁閉鎖不全の所見である。

症例3 40歳代男性

3カ月前より寒いなかで重いものを持つなどの労作時に，1～2分持続する前胸部痛を自覚するようになった。本日も作業中に同様の胸痛が出現し受診。

⇒本例の心エコー所見を図18に示す。収縮期に僧帽

胸痛と検査のエッセンス

弁前尖の先端が左房側に突出・逸脱している。カラードプラでは僧帽弁逆流ジェットが左房後方に吹き出して，左房内を旋回している。僧帽弁前尖逸脱による僧帽弁閉鎖不全の所見である。

図16 大動脈弁狭窄症の1例

左に心尖部左室長軸像，右に大動脈弁通過血流の連続波ドプラ波形を示す。大動脈弁は輝度が高く，石灰化も強く，収縮期にもかかわらずほとんど開口しない（矢印）。大動脈弁通過血流の流速は6.0m/秒にも及び，正常例の約1m/秒をはるかに凌駕する。簡易ベルヌーイ式から求めた圧較差（$4 \times V^2$）(mmHg)は144mmHgに達し，左室内と上行大動脈との間に大きな収縮期圧較差を生じている。

収縮期

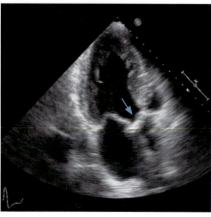
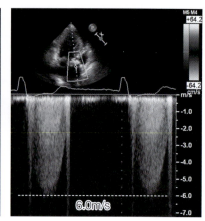

図16の動画

図17 大動脈弁輪拡大に伴う高度大動脈弁閉鎖不全の1例

上段に傍胸骨左室長軸像を示すが，大動脈弁輪は70mmと高度に拡大し，また大動脈弁が拡張期にもかかわらず，閉鎖できずに離開している。左室拡張期径も80mmと著明に拡大している。下段のカラードプラ像では幅の広い大動脈弁逆流シグナル（赤，黄，青色の入り混じったモザイクパターン）が認められる。

拡張期

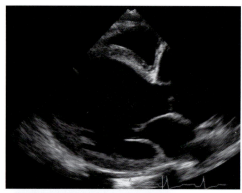
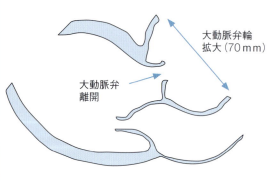

大動脈弁輪拡大（70mm）
大動脈弁離開

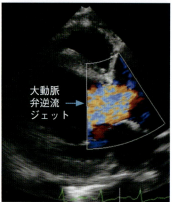

大動脈弁逆流ジェット

図17の動画（傍胸骨左室長軸像）

図17の動画（カラードプラ像）

図18 僧帽弁前尖逸脱による僧帽弁閉鎖不全の1例

左に収縮期における傍胸骨左室長軸像を示す。僧帽弁前尖の先端部が収縮期に左房側へ逸脱している（矢印）。右にカラードプラ像を示すが，僧帽弁逆流シグナルは左房後方に吹き出し，左房後壁にあたって左房内を旋回している。

図18の動画
（傍胸骨左室長軸像）

図18の動画（カラードプラ像）

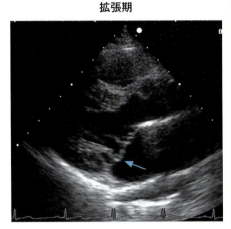
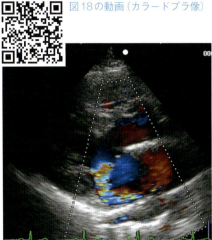

拡張期

弁膜症のエコー所見の特徴

- 左心系の弁膜症が胸痛の原因になりうることが知られている。特に大動脈弁狭窄や閉鎖不全で悪化する胸痛をきたした場合には，本疾患の心不全増悪・心臓死の前兆として重要である。
- エコーによる弁の動きや性状，形態，左室拡大や肥大の有無，カラードプラ所見や連続波ドプラ所見を参考にすると，大動脈弁膜症の診断は比較的容易である。大動脈弁狭窄は加齢による弁の硬化性変化が原因となる場合が多い。
- 大動脈弁閉鎖不全はその原因として，加齢による弁の変性・短縮のみならず，先天性二尖弁による弁変形・逸脱も多く，若年例もみられる（図19）。なおMarfan症候群においては洋梨状の大動脈弁輪拡大

図19 先天性二尖弁に伴う大動脈弁閉鎖不全の1例

上段に拡張期，および収縮期における大動脈弁の短軸像を示す（a, b）。正常大動脈弁は3枚だが，本例は2枚しかない。下段左に傍胸骨長軸像でとらえた大動脈弁の拡大像を示すが，前方の弁尖が左室流出路側に逸脱（矢印）している（c）。カラードプラでは後方の僧帽弁前尖に吹きつける大動脈弁逆流シグナルが認められる（d）。

拡張期　　　　収縮期

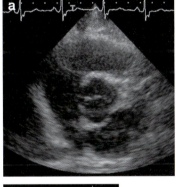
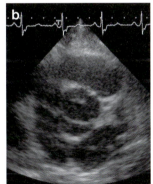

図19 a, bの動画

図19 cの動画

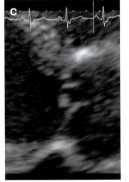

図19 dの動画

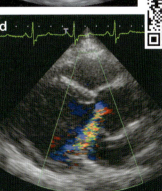

胸痛と検査のエッセンス

をきたし，弁が離開して閉鎖不全の原因となることがある（図17）。
- 僧帽弁逸脱がときに胸痛の原因となる場合があるが，必ずしも弁逆流の重症度と胸痛の有無は一致しない。本症の場合，僧帽弁前尖ないし後尖のいずれか，あるいはその両方が収縮期に左房側へずれ込み，弁の接合不全により軽症〜重症とさまざまなレベルの弁逆流をきたす。

»8 閉塞性肥大型心筋症のエコー診断

症例　60歳代女性

半年前から急いで歩いたときに動悸感，息切れ，前胸部の圧迫感を自覚するようになった。症状は休むと数分で緩和する。健診で心電図異常を指摘されたことから精査のため受診。
⇒本例の心エコー所見を図20に示す。基部の心室中隔が肥厚して左室流出路に張り出している。また「く」の字に折れ曲がった僧帽弁前尖が，左室流出路に張り出して左室流出路を狭小化している（僧帽弁異常前方運動）。閉塞性肥大型心筋症（大動脈弁下狭窄）の所見である。図21に左室心尖部長軸像で記録した左室流出路の連続波ドプラ波形を示すが，流速は4.8m/秒と正常例の約1.0m/秒を大きく凌駕し，同部における収縮期推定圧較差は簡易ベルヌーイ式から92mmHgと推測される。

閉塞性肥大型心筋症のエコー所見の特徴

- 肥大型心筋症は一般に心室中隔の異常な肥厚をきたす場合が多いが，閉塞性肥大型心筋症（大動脈弁下狭窄）においては，肥厚した心室中隔に加え，僧帽弁異常前方運動により，左室流出路が狭小化する。
- 連続波ドプラを用いて左室流出路の狭窄流を記録することが可能で，その流速から前述の簡易ベルヌーイ式（圧較差 mmHg = $4 \times V^2$，Vは流速）を用いて圧較差を知ることができる。

図20　閉塞性肥大型心筋症の1例

収縮期における心尖部左室長軸像を示す。心室中隔基部は肥厚し，左室流出路に突出している。僧帽弁は「く」の字型に屈曲し，左室流出路を後方から狭小化している（僧帽弁の収縮期異常前方運動）。

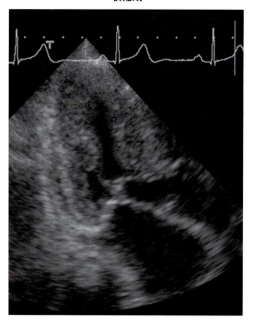

収縮期

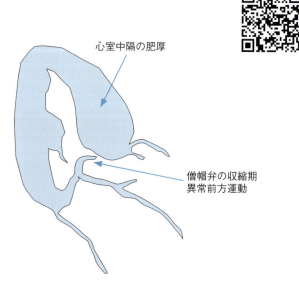

心室中隔の肥厚

僧帽弁の収縮期異常前方運動

図20の動画

図21 心尖部左室長軸像で記録した閉塞性肥大型心筋症の流出路狭窄流

心尖部左室長軸像において，連続波ドプラを用い，流出路狭窄流の記録を行った。流速は4.8m/秒で，正常例の約1m/秒を凌駕する。簡易ベルヌーイ式から求めた圧較差（$4×V^2$，Vは流速）は92mmHgに達する。

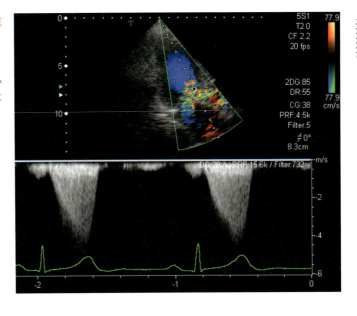

閉塞性肥大型心筋症のポイント

交感神経系の緊張状態（労作時や興奮時），脱水傾向の有無で左室収縮性や左室容積が変化し，流出路狭窄の程度が変動する。運動時にのみ狭窄が顕在化する場合もある。

»9 大動脈疾患のエコー診断

症例　60歳代女性

朝散歩中に突然の激しい前胸部痛，その後背部痛も出現し，冷汗も出現。その場でうずくまっているところを通りがかりの第三者が発見，救急車にて搬送され受診。

⇒本例の心エコー所見を図22に示す。上行大動脈内に収縮期・拡張期で大きく揺れ動く膜様構造（剥離した内膜）を認める。なお大動脈基部が5.5cmと拡大している。心後方の下行大動脈内にも剥離内膜が確認できる。心周囲には液体貯留（血液）をみる。大動脈解離（Stanford A型）および心囊内出血の所見である。

大動脈解離のエコー所見の特徴

- 大動脈壁の内膜に亀裂が入り，大動脈の壁に沿って出血が広がる病態である。はじめに亀裂を生じた部位をentryとよぶ。
- 上行大動脈に解離を有するタイプをStanford A型，下行大動脈にのみ解離を有する例をStanford B型という。
- 通常は高血圧に伴う大動脈へのストレスや動脈壁の変性が基盤になるが，Marfan症候群（図17）では大動脈壁が生来脆弱で，特に洋梨状の大動脈弁輪拡大を有していると，その周囲から大動脈解離を起こす場合がある。
- Stanford A型の大動脈解離においては剥離内膜が上行大動脈内に観察され，また解離により脆弱になった大動脈壁から心囊内に出血を起こすこともある。これがときに心タンポナーデの原因になる場合もある。
- 大動脈弁周囲にまで解離が及ぶと大動脈弁閉鎖不全を招く。また，解離が冠動脈や頸動脈など重要血管にまで波及して，その心臓や脳などの虚血を招く場合がある。Stanford B型やStanford A型で解離が下行大動脈まで波及すると，下行大動脈内に剥離内膜が観察される。

胸痛と検査のエッセンス

図22 大動脈解離（Stanford A 型）の 1 例

傍胸骨左室長軸像を示す。上行大動脈基部が5.5cmと拡大している。上行大動脈内の揺れ動く膜様構造物として，解離した内膜が観察される（△印）。なお，心後方には丸い下行大動脈の短軸像が観察されるが，その内部にも解離した内膜が確認される（△印）。したがって大動脈解離は上行大動脈から下行大動脈まで及んでいる。なお，心前方および後方に心嚢液貯留をみるが，これは血性であり，心嚢内出血を合併している（*印）。

拡張期　　　　　　　　　　　収縮期

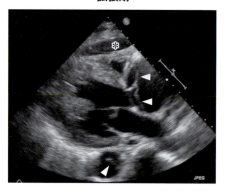
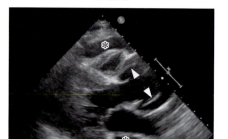

図22の動画

大動脈解離診断のポイント

エコーでは，胸骨が観察の妨げとなるため，上行大動脈の全容は観察することができない。また超音波を透過しない肺が妨げとなることから胸腔内の下行大動脈の観察が困難なケースが多い。エコーで明瞭な剥離内膜が検出されれば確定診断がつくが，本疾患の除外診断にはCTが必要なことを肝に銘じる必要がある。

»10 肺血栓塞栓症のエコー診断

症例　70歳代女性

変形性膝関節症のため，自宅ではほぼ寝たきりに近い状態であったが，1週間前よりトイレ移動時に呼吸困難を自覚するようになった。今朝トイレで排便後に呼吸困難が増悪し前胸部痛も出現，体動困難となり，救急搬送された。
⇒本例の心エコー所見を図23に示す。拡大した右室により左室は圧排されて扁平化し，「D」型を呈している。図24に四腔断面像で記録した三尖弁逆流の連続波ドプラ波形を示すが，流速は4.4m/秒に達し，右房・右室間の収縮期推定圧較差は簡易ベルヌーイ式から79mmHgと推測される。これに推定右房圧10mmHgを加えると推定右室収縮期圧（肺動脈収縮期圧）89mmHgが得られ，正常上限の35mmHgを超えている。これらは肺塞栓による重症肺高血圧の所見に合致する。図25には本例の下肢エコー所見を示す。右浅大腿静脈内に血栓を認め，下肢深部静脈血栓症が肺塞栓を引き起こしたと考えられる。

肺血栓塞栓症のエコー所見の特徴

- 通常，肺動脈内の血栓をエコーで検出できることはまれであり，エコーによる肺塞栓の確定診断はできない。しかし，エコーでは肺塞栓に伴う肺高血圧や右室負荷所見を検出できる場合が多く，その診断の手がかりとなる。その手がかりの1つが右室側からの左室の圧排所見である。
- 三尖弁逆流は，肺高血圧のほとんどの例で記録可能で，連続波ドプラによる三尖弁逆流速度が肺高血圧のよい目安になる。肺高血圧では三尖弁逆流速度が増大し，3m/秒を超えてくることが多い。なお，肺塞栓は下肢からの深部静脈血栓症が原因になることが多く，下肢エコーで血栓が証明できれば肺塞栓の可能性は高まる。
- 軽症例ではこれらの異常を認めないことから，本症における心エコーの感度は十分ではない（所見がないからといって否定できない）。

図23 肺塞栓による重症肺高血圧の1例

傍胸骨左室短軸像を示すが，前方の右室は著明に拡大している。特に収縮末期〜拡張早期にかけて左室を圧排し，左室形態がDシェープを呈している。

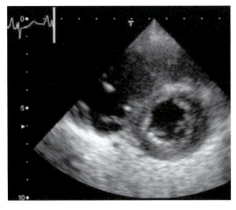

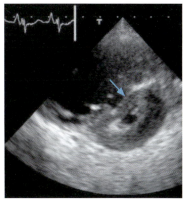

図24 四腔断面像で記録した肺塞栓・重症肺高血圧例の三尖弁逆流シグナル

四腔断面像において連続波ドプラを用い，三尖弁逆流信号の記録を行った。流速は4.435m/秒（443.5cm/秒）で，簡易ベルヌーイ式から求めた右房−右室収縮期圧較差（$4×V^2$，Vは流速m/秒）は78.7mmHgに達する。この圧較差に推定右房圧（10mmHg）をプラスすると，推定右室収縮期圧（推定肺動脈収縮期圧）が得られる。本例では約89mmHgと計測され，正常上限の35mmHgを大きく凌駕する。

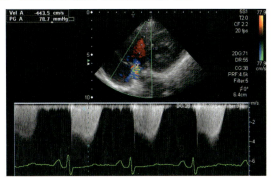

図25 肺塞栓症でみられた浅大腿静脈内血栓

右浅大腿静脈内に血栓が描出されている（矢印）。血栓を末梢まで追うと，下腿から大腿静脈レベルまで進展していることが判明した。下肢深部静脈血栓症の所見である。

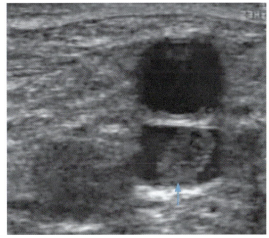

右浅大腿動脈

右浅大腿静脈

肺血栓塞栓症診断のポイント

軽症肺塞栓例や，また脱水傾向があると肺高血圧所見を欠く例もある。病歴，症状から本症が疑われ，胸部X線写真に明らかな異常陰影やうっ血がないにもかかわらず酸素飽和度の低下や，動脈血液ガスデータの$AaDO_2$の開大などがあれば，肺血栓塞栓を疑い造影CTを積極的に考慮すべきである。

胸痛と検査のエッセンス

»11 胸膜炎のエコー診断

症例　70歳代女性

前日より37℃台の微熱あり。夜，着替え中に右胸背部痛が出現，呼吸困難感もあり，寝返りもできないほどだった。呼吸で増悪する右胸背部痛が治まらず受診。
⇒本例のエコー所見を図26aに示す。右肺と肝の間に内部点状エコーに富む胸水貯留を認めた（＊印）。炎症性の胸水と考えられ，胸膜炎の所見に合致する。

胸膜炎のエコー所見の特徴

- エコーは液体成分の検出感度が高く，胸膜炎や膿胸に伴う胸水〜膿の貯留を証明できる。胸膜炎の浸出液は心不全の漏出性胸水とは異なり，細胞成分やフィブリンに富んでいる。
- エコー反射体が目立つ場合，またフィブリン析出による索状，ネット状構造（図26b）をみた場合には胸膜炎を疑うべきである。

図26　胸膜炎の2例

a：右肺と肝の間に内部点状エコーに富む胸水貯留を認める（＊印）。
b：胸水内にフィブリン析出による索状構造を認める（矢印）。

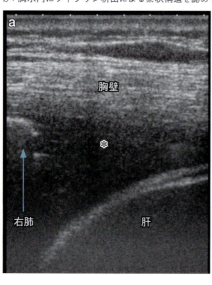
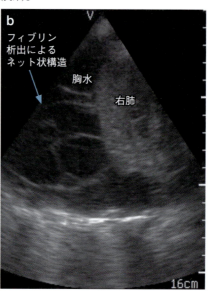

»12 胆道系疾患・膵疾患のエコー診断

症例1　50歳代男性

連日飲み会が続いていたが，昨晩すきやきを食べたところ，その1時間後から心窩部痛が出現し冷汗を伴うようになり受診。
⇒本例のエコー所見を図27bに示す。膵前面に低エコーの液体貯留を認め，また同部に圧痛を認める。急性膵炎の所見に合致する。

症例2　60歳代女性

前夜，知人と焼肉を満腹まで食べたところ，夜中の1時頃から心窩部〜右季肋部痛，嘔気，その後悪寒が生じ翌朝に外来を受診。
⇒本例のエコー所見を図28bに示す。図28aの無痛性胆嚢結石例に比べ，bでは明らかに胆嚢壁が肥厚している（4mm以上）。胆嚢内に結石もあり，また胆嚢内に点状エコー（デブリ）を認める。図28Cに示すカラードプラ像では胆嚢壁に豊富な血流信号が観察され，炎症に伴い血流が増加していることがわかる。急性胆嚢炎の所見である。エコーで胆嚢を描出しながら圧迫すると，強い圧痛を訴える。

図27 正常膵と急性膵炎2例の対比

a：正常膵を示す（＊印）。
b：急性膵炎の一例。＊印の膵前面に液体貯留を認めた（矢印）。
c：膵尾部の急性膵炎例。脾臓を介して描出した膵尾部（＊印）の前面に液体貯留を認めた（矢印）。

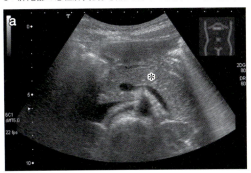
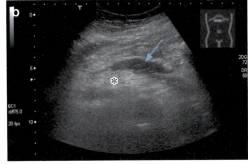
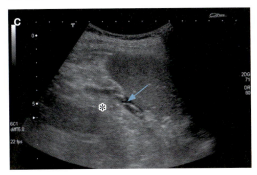

図28 胆嚢炎を合併していない胆嚢結石例と急性胆嚢炎例の対比

a：胆嚢結石をみるものの，胆嚢壁厚は正常で圧痛もない。
b：急性胆嚢炎の一例。胆嚢結石（矢印）を認め，また胆嚢壁が肥厚している（△印）。内部に点状エコー（デブリ）が目立つ。
　　同部に圧痛がある。
c：胆嚢炎合併例では胆嚢壁の血流が増加しており，カラードプラで血流信号増加が観察される。

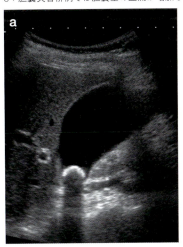
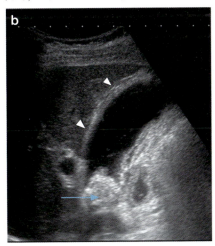
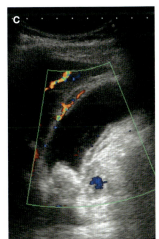

胸痛と検査のエッセンス

症例3　80歳代男性

　3週間前から嘔気を自覚していたが，昼にサバ煮を食べたところ，午後3時から心窩部痛が出現，嘔吐もあり受診。
⇒本例のエコー所見を図29に示す。総胆管は拡大しており，また内部に比較的低エコーの結石を認める。総胆管結石の所見であり，またエコーで同部に圧痛を認める。

胆道系疾患・膵疾患のエコー所見の特徴

- 急性膵炎，胆嚢炎は心窩部痛ないし胸痛を生じ，急性下壁心筋梗塞と似た症状を呈する場合がある。急性膵炎の多くで膵腫大や膵周囲の炎症性液体貯留，膵実質エコー低下などの異常所見を捉えることが可能である。
- 急性膵炎の場合，エコーで膵を描出しながら圧迫し，同部に強い圧痛を訴えるようであれば，膵炎を念頭に検査を進める必要がある。膵尾部の急性膵炎では，脾臓を介して膵尾部を描出し，炎症性液体貯留を確認する必要がある（図27 c）。
- 胆嚢炎もエコーで腫大・肥厚した胆嚢を確認し，同部に強い圧痛を確認できれば診断が可能である。総胆管結石は結石自体を確認できない場合があるが，拡大した総胆管，腫大した胆嚢をエコーで確認し，同部に圧痛があれば診断の手がかりとなる。また肝内胆管の拡大も重要な所見である。ただし，総胆管拡張・肝内胆管拡張は以前の胆道系結石既往の名残である場合もある。
- 総胆管や胆嚢内に結石があっても，それぞれの部位で胆汁の流れが保持されていれば無症候性である。なお高齢者，認知機能低下例では症状が出にくいことを念頭に置く必要がある。

図29　総胆管結石の1例

総胆管（＊印）は拡大し，内部に結石（矢印）を認める。

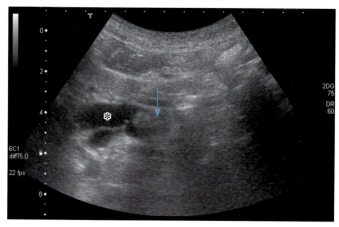

胆道系疾患・膵疾患のポイント

　臨床的に胆道系・膵疾患が疑われるにもかかわらず，腸管ガスで膵の評価が困難な場合や，総胆管結石がエコーで確認できないような場合には，CTが有用である。

> **心エコーのポイント**
>
> - 問診，身体所見，経皮的動脈血酸素飽和度（動脈血ガス分析），胸部X線，心電図，エコーを駆使することで，多くの場合，危険な胸痛疾患の鑑別診断が可能となる。なお，エコーがあまり有用とは思われていない狭心症例においても，一部の症例では明らかな壁運動異常が検出される場合がある。
> - エコーは非侵襲的で，かつほぼすべての医療機関に設置されているといっても過言ではなく，最も汎用されている診断ツールである。一方，その診断能にも限界があることは念頭に置く必要がある。たとえば大動脈解離において，大動脈全体を可視できない限界，肺塞栓の検出能に限界があることも知られており，また梗塞領域が狭い場合には，エコーの見落としがおこりうる。
> - しかし，エコーが重要な診断ツールであることは論を待たない。その診断技術を学ぶための自己研鑽を欠かすべきではないと考える。

胸痛と検査のエッセンス

CT, MRI

≫1 はじめに

- 胸痛の原因診断ツールのなかで，非侵襲的検査としてのCTとMRIは重要な役割を担ってきている。心臓CTは64列CTの登場以来，冠動脈の狭窄性病変の診断が可能となり冠動脈CTが日常診療に広く取り入れられ爆発的に普及するに至った。以後さらに，256列CT，320列CTや，二管球式CTなども登場し心臓CTは新たな局面を迎えている。

- 心臓CT・MRIの最大の利点は，短時間に非侵襲的に結果が得られるため，外来検査が可能なことである。心臓CTは主に冠動脈狭窄の評価に使用され，心臓MRIは1回の検査で多くの（壁運動，冠動脈，心筋障害など）を得ることができ，one stop testともいわれる。

≫2 臨床現場における冠動脈CTの意義

- 冠動脈CTは前述のごとく冠動脈狭窄の評価に主として用いられている。その理由としては，空間解像度が高く0.2〜0.5mmでの評価が可能な点である。また，64〜320列冠動脈CTが主流となっている現在では，被曝量の減少，呼吸停止時間の短縮が得られており，320列CTを用いた検討では，心筋SPECT，冠動脈造影検査よりも低い被曝量であることも報告されている[1]。

- 冠動脈CTの最大の問題点は，高度石灰化病変の評価が困難なことである。冠動脈に高度な石灰化が存在すると，冠動脈CTでは同部位の評価は不可能であったり，診断精度が低下する。近年では，その解決策としてサブトラクション冠動脈CTが開発されており，造影CTから単純CTの画像を差分することで，石灰化を除去する方法により，冠動脈の石灰化病変の診断の精度も改善されるものと考えられる。

- 撮影時の患者側に起因する問題点としては，撮影時の心拍数が速い場合，患者の息止めが困難である症例においては，評価が困難になることが上げられる。その他の注意点としては，造影剤アレルギーや，喘息患者においては，心拍数コントロール目的に使用するβ遮断薬や造影剤による喘息発作の誘発の可能性がある。

- 糖尿病患者においては，経口糖尿病薬であるビグアナイド使用中の際には乳酸アシドーシス発症のリスクがあるため，一般的に造影剤使用前後48時間の投与中止が必要である。

症例　35歳男性
既往歴，生活歴：喫煙10本/日×15年
冠危険因子：喫煙，脂質異常症，糖尿病
現病歴：早朝に階段を上がった際に胸痛を自覚，安静にて数分で改善するも，精査目的に当科受診した。この際の心電図ではST-T変化など異常所見を認めなかった。不安定狭心症が考慮され運動負荷心電図は試行せず，冠動脈CTを施行した。
冠動脈CT：右冠動脈，左冠動脈回旋枝には有意狭窄を認めなかったものの，左前下行枝Seg 6に高度狭窄を認めた（図1a）。また，同部位のCT値は44HUと低値を示した。
冠動脈造影：右冠動脈造影では，冠動脈CTで認めた部位と同部位に90％狭窄を認めた（図1b）。
解説：冠動脈CTにてSeg 6の高度狭窄を認めるとともに，冠動脈造影検査での同様の高度狭窄を認めた。本症例では，若年者であり冠動脈石灰化を認めなかったこと，心拍数が60回/分と安定していたこと，撮影時の息止めがしっかりなされていたため，良好な冠動脈CT画像を得ることができ，高度狭窄の診断が可能であった。さらに，プラークの性状評価については，多くの検討がなされており，Schroederら[2]は，冠動脈CTと血管内超音波（IVUS）での比較検討にて，IVUSにて脂質に富むソフトプラークと判断され

たプラークは冠動脈CTでのCT値が50HU以下であり，線維性プラークは50〜119HUであったと報告している．その後の検討においては，数値のばらつきがある報告もあり線維性プラークとの混在もあることがわかってきているが，いずれCT値が低い傾向にあるものが脂質に富むプラークと考えられる．本症例では，CT値が44HUと低値であったためソフトプラークであることが予想された．また，本症例では相談のうえ，冠動脈形成術でなく薬物治療で経過観察する方針となり，厳重な脂質管理と血糖管理を行い冠動脈CT検査での経過観察を行ったところ，継時的にCT値の変化が認められるとともに，プラークの退縮・血管内腔の拡大が認められ（図2），ソフトプラークから線維性プラークへと安定化し厳重な薬物治療が功を奏した症例と考えられた．本症例のごとく，冠動脈CTは非侵襲的検査であるため，診断のみならず治療の経過観察としても有用と考えられる．

図1 冠動脈CTと冠動脈造影所見

a：左前下行枝Seg 6に高度狭窄病変を，CT値は44 HUと低値を認めた．
b：冠動脈造影所見では，冠動脈CTと同部位に高度狭窄病変を認めた．

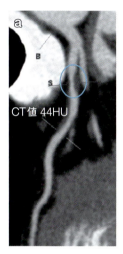
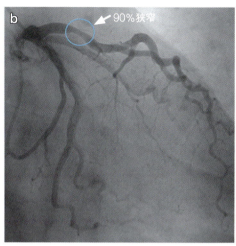

図2 冠動脈CTでの経時的評価

1年ごとの冠動脈CTでは，血管内腔の拡大およびCT値の継時的な高い値への変化を示している．

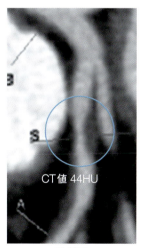
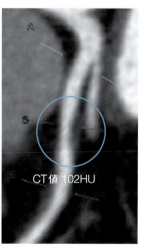
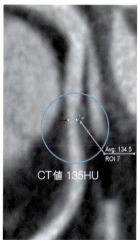

診断時　　　1年後　　　2年後

胸痛と検査のエッセンス

》3 臨床現場における心臓MRIの意義

心臓MRI

- One stop testともいわれ，1回の検査で，壁運動(cine)，虚血評価(stress perfusion)，心筋評価としての心筋浮腫(T2強調画像)，遅延造影像(late gadolinium enhancement: LGE)での心筋障害評価，冠動脈狭窄評価(MRCA)などが評価可能である。また，放射線被曝がないこと，造影剤を使用せずに冠動脈狭窄の除外診断が可能であることも利点である。
- 心臓MRIの問題点は，体内金属や刺青のある患者は禁忌であること，ペースメーカーや植込み型除細動器植込み患者の場合にはMRI対応/非対応が混在していること，撮影時の設定確認が必要なことである。また，CTに比べて空間解像度が低いことや，非造影では40分前後，造影では1時間前後と撮影時間が長いことが挙げられる。さらに，腎機能低下例においては，ガドリニウム系造影剤の使用により腎性全身性線維症(nephrogenic systemic fibrosis: NSF)を発症するリスクがあるため，eGFRが30 mL/分/1.73m²以下は禁忌であり，透析患者も禁忌となる。

心臓MRIの画像の特徴

Cine

MRIは時間解像度が50msec以下と高く，心筋の壁運動評価に有用である。また，任意の断面を構成可能であり，心エコーに準じた断面はもちろんのこと，心エコーでは描出困難である任意の断面を評価可能である。したがって，壁運動異常，肥大，閉塞所見，菲薄化の評価に用いられる。また，心筋の動きをピクセルベースで追跡することでストレイン解析も可能である。

T2強調画像

T2強調画像は主に心筋の浮腫を評価するのに用いられる。急性心筋梗塞や心筋虚血で傷害された心筋領域が高信号を示すため，早期に障害を検出することが可能である。また，高信号は浮腫の改善とともに消失する。LVHやHCMを合併した症例では，淡い高信号を肥大部分に認めることがあり，浮腫を反映するとされる。

遅延造影像 (LGE)

MRIで用いられるガドリニウム造影剤は，細胞外液移行型であり，基本的に細胞内へは分布しない。正常心筋の場合には心筋細胞が密に存在し細胞外液が少ないため造影効果が弱く，梗塞心筋のように細胞外液が多い部分では造影効果が強くなる。心筋梗塞の急性期のように，細胞膜が傷害された場合も，造影剤が細胞内に流入し造影効果がみられる。血液と心筋細胞外液のガドリニウム濃度が平衡状態になるまで待って撮像するために，遅延造影とよばれる。LGEには，心筋障害の評価・予後予測などに用いられるとの報告がある。

Stress perfusion

心筋の血流分布を評価するモジュールであり，冠動脈狭窄による虚血の診断に用いられる。薬剤負荷の前後の心筋perfusion画像を撮影し，画像を比較することで虚血部位を診断する。MRIとSPECTを比較した検討としてCE-MARC studyが報告されており，冠動脈狭窄70%以上，または，左冠動脈主幹部50%以上の狭窄での虚血の検出においては，MRIでの感度86.5%・特異度83.4%，SPECTでの感度66.5%・特異度82.6%とMRIでの虚血診断能が高いことが示された[3]。

MRCA

冠動脈の評価については，MRCAの解像度は冠動脈CTに劣るものの，放射線被曝を伴わず，造影剤の投与も行わない非造影検査が可能な点や，石灰化の影響を受けないため，石灰化プラークのある症例においても冠動脈評価が可能な点などのメリットがある冠動脈の石灰化が強くカルシウムスコアの高い症例では，冠動脈MRAは64列MDCTよりも優れた診断能を示すことも報告されている[4]。

症例 64歳男性

既往歴，生活歴：喫煙20本/日×40年
冠危険因子：高血圧，喫煙，脂質異常症
現病歴：夕食中に嘔気が出現したため安静にしていた。しかし症状の改善はみられず前胸部痛も出現してきたため前医を受診，十二誘導心電図にてⅡⅢ aVFでST上昇，心臓超音波検査にて下壁から側壁の壁運動低下を認めたため急性冠症候群の診断にて当院へ救急搬送となった。当院搬送時には胸痛は消失しており，心電図上のST変化も改善していた。

入院時検査所見：WBC 17100/μL，AST 49 IU/L，LDH 228 IU/L，CK 190 U/L，CK-MB 56U/L，Trop T陽性と心筋逸脱酵素の上昇を認めた。

緊急冠動脈造影：図3に示すように，緊急冠動脈造影では，左冠動脈（図3a），右冠動脈（図3b）ともに有意狭窄を認めなかった。有意狭窄を認めないことより，冠動脈攣縮による急性心筋梗塞が考慮されたが，急性期のためリスクを考慮して冠攣縮誘発のためのAch負荷は施行しなかった。

心臓MRI：心臓MRI（第5病日）を図4に示す。T2強調像で高信号を示す領域は心筋浮腫を表している（矢印）。遅延造影像（LGE）にて造影効果を認める領域は組織学的に梗塞心筋の広がりと一致するとされている。

解説：本症例は，胸痛と心電図でのST上昇，および心筋逸脱酵素の上昇より，急性心筋梗塞と判断された。しかし，冠動脈造影検査では有意狭窄を認めず，冠攣縮による心筋虚血が心筋障害の原因であると判断されたが，緊急冠動脈造影時にはリスクの観点から，同日に冠攣縮の誘発して責任冠動脈病変を同定することは困難である。本症例では，最大CPKは発症後15時間後の891U/Lであった。第5病日には心エコーでの壁運動異常の改善を認めており梗塞範囲は狭いものと考えられた。第5病日に施行した心臓MRIでは，Cine MRIでも，壁運動異常は認められなかったが，T2強調像にて回旋枝の領域に広い範囲の高信号を示す領域を認め心筋浮腫を表しているものと判断された（図4）。また，遅延造影像を同様に回旋枝の領域に認めるもののT2強調像で高信号を示す領域よりも狭いことが認識される。遅延造影像（LGE）にて造影効果を認める領域は組織学的に梗塞心筋部位と一致するとされており，比較的狭い範囲であり，壁運動異常に反映されない程度であることが考慮される。また，この，遅延造影像領域の外側にある心筋浮腫の領域は可逆性の改善しうる心筋障害（reversible injury）と考えられている。

図3 緊急冠動脈造影

左冠動脈（a），右冠動脈（b）ともに有意狭窄を認めなかった。

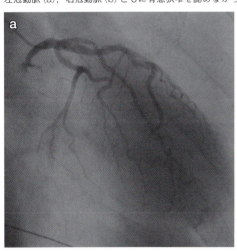
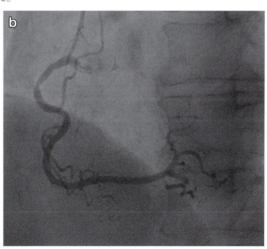

胸痛と検査のエッセンス

図4 心臓MRIによる心筋浮腫と心筋梗塞部位の評価

心臓MRI(第5病日)にて，T2強調像で高信号を示す領域は心筋浮腫を表している(矢印)。
遅延造影像にて造影効果を認める領域は組織学的に梗塞心筋の広がりと一致するとされている。

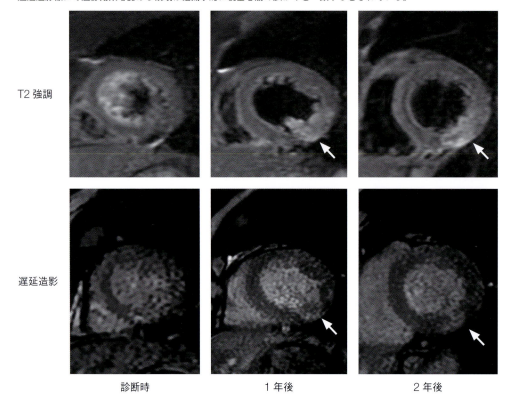

参考文献

1) Rybicki FJ, Mather RT, Kumamaru KK et al: Comprehensive assessment of radiation dose estimates for the CORE320 study. AJR Am J Roentgenol 204:W27-36, 2015.
2) Schroeder S, Kopp AF, Baumbach A et al: Noninvasive detection and evaluation of atherosclerotic coronary plaques with multislice computed tomography. J Am Coll Cardiol 37:1430-1435, 2001.
3) Greenwood JP, Maredia N, Younger JF et al: Cardiovascular magnetic resonance and single-photon emission computed tomography for diagnosis of coronary heart disease (CE-MARC): a prospective trial. Lancet 379:453-460, 2012.
4) Liu X, Zhao X, Huang J et al: Comparison of 3D free-breathing coronary MR angiography and 64-MDCT angiography for detection of coronary stenosis in patients with high calcium scores. AJR Am J Roentgenol 189:1326-1332, 2007.

心臓カテーテル検査

≫1 心臓カテーテル検査とは

- 現在，心臓病の診断や治療に欠かせない手技となっているのは周知の事実である．1929年にフォルスマンが自身の肘静脈から尿道カテーテルを挿入し右心房へ到達させ撮影を行い，はじめて心臓にカテーテルを入れたことに始まり，その功績によりフォルスマンは1956年にノーベル賞を受賞している（**図1**）[1]．
- その後，検査のみであったカテーテルが，1977年にグルンツィヒが経皮的冠動脈形成術を始め，現在の冠動脈形成術（PCI）へと進化していった．

図1 心臓カテーテル法の先駆者
a：フォルスマンが自身の肘静脈から尿道カテーテルを挿入する様子．
b：X線写真に記録が残っており1956年ノーベル賞受賞につながった[1]．

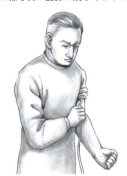
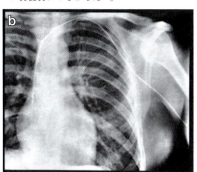

≫2 臨床現場における心臓カテーテル検査の意義

- 胸痛の原因検索，治療のためのカテーテルは循環器病学における侵襲的手技の代表であり，心不全の病態評価，虚血性心疾患の最終診断・治療法である．本項では，虚血性心疾患のカテーテル検査について解説する．
- 冠動脈造影は，冠動脈の解剖を知るためのゴールドスタンダードであり，虚血性心疾患の重症度診断，予後予測，治療適応，効果判定に有用である．本法によって得られる冠動脈病変部位・狭窄度・血管径・病変長・血栓像の有無が，病態の理解や治療方針の決定に有用である（冠動脈造影の適応については**表1**を参照）[2]．

胸痛と検査のエッセンス

表1　冠動脈造影の適応分類

クラスI（有効であるというエビデンスがあるか，見解が広く一致している）
1. 薬物療法に反応不良な発作閾値の低い狭心症
2. 症候の有無や性質に関係なく，非侵襲的検査の結果で，高リスクと考えられる症例
3. 症候の有無に関係なく，左室収縮機能が高度に低下した例（左室駆出率＜35％）
4. 心筋梗塞の既往があり，狭心症を呈するもの
5. 心臓突然死から蘇生された症例，および持続性心室頻拍または非持続性多形性心室頻拍を呈した症例

クラスII（エビデンスや見解から有用である可能性が高い）
1. 薬物治療が効果的な安定狭心症であるが，薬物治療により症状が完全には消失しないもの
2. 非侵襲的検査の結果，経時的に虚血所見の悪化を示す症例
3. 非侵襲的検査施行不能あるいは評価不能な狭心症疑い例
4. パイロットやバスの運転手など，他者の安全に大きく関係する職業に就いており，非侵襲的検査の結果で虚血の存在が疑われるもの

クラスIIb（エビデンスや見解から，有用性・有効性がそれほど確立されていない）
1. クラスII a1，2以外の安定狭心症
2. 非定型的胸痛であるが胸痛による入退院を繰り返す場合，薬物治療を考慮する場合や患者の不安が強い場合で，非侵襲的検査により冠動脈疾患を除外し得ない場合
3. 無症候の陳旧性心筋梗塞を有し，若年性のものあるいは重要な危険因子を有するもの

クラスIII（有効でなく，ときに有害であるとのエビデンスがあるか，あるいはそのような否定的な見解が広く一致している）
1. 冠動脈造影の結果によらず，冠血行再建術の適応外の症例
2. 上記に該当しない無症候例，非典型的胸痛例

症例1　82歳女性

既往歴：高血圧，脂質異常症

現病歴：3ヵ月前より，労作時の胸部不快感を自覚していた。2日前より呼吸苦の出現があり受診。胸部X線写真上，両肺野のうっ血所見を認め，心不全と診断された。心電図では以前認めなかった左脚ブロックを呈していた。胸痛および心不全の原因検索のために心臓カテーテル検査を試行した。

冠動脈造影検査：左冠動脈造影の際に，右前頭側斜位にて前行枝近位側に50％狭窄，末梢側に90％狭窄を認め，前行枝末梢を有意狭窄と判断した（図2a）。しかし，左前頭側斜位にて近位部においても90％狭窄が確認され，同部位の狭窄も有意狭窄と判断した（図2b）。

解説：本症例には重要なポイントが2つある。1つは，新たな左脚ブロックの出現である。通常左脚ブロックの心電図では脚ブロックによるQRS幅の延長があり，虚血性のST変化がマスクされるため心電図による心筋虚血評価が困難である。本症例のように，胸痛の自覚があり，新たに出現した左脚ブロックは心筋虚血を反映する可能性があるため虚血性心疾患の精査が重要である。前述のごとく，心電図では虚血性変化を判断できないため，運動負荷心電図では心筋虚血の判断は困難であり，冠動脈造影検査が有用である。

　2つ目のポイントは，冠動脈造影検査の際の撮影角度についてである。冠動脈造影は，あくまでも冠動脈内に造影剤を満たすことによってその影絵を映し出している検査である点を念頭に置く必要がある。冠動脈狭窄が中心性の場合には，どの角度からも評価可能であるが，偏心性である際には，ある角度では正常に近く，別の角度では高度狭窄と映し出されるため（図3），冠動脈部位別の評価角度や，個々人の冠動脈形態に合わせた造影角度を検討する必要がある。冠動脈造影検査の限界として，前述のように影絵を視覚的に評価していることについて述べた。しかし，近年では冠動脈の狭窄度を機能的に評価可能となっている。

部分血流予備量比（Fractional flow reserve（FFR））：心筋虚血評価としての冠動脈造影検査，心筋シンチグラフィー検査が有用であるが，冠動脈造影は視覚的評価であり，心筋シンチグラフィーは機能的な評価が可能であるが，心筋における灌流の評価であり，冠動脈の狭窄度を示すものではない。FFRは冠動脈に圧センサー付のガイドワイヤーを直接挿入することで，狭窄前後の圧較差を測定し狭窄の程度を機能的に評価する方法である。この方法により，冠動脈病変の機能的虚血評価を個別に判断することが可能となった。従って，複数の病変がある際にはどの病変が最も虚血に関与しているかを評価し得る。また，FFR＜0.75を有意狭窄として，FFR＞0.75は虚血であることはまれとされている[3]。しかし，FFR 0.75～0.80はグレーゾーンと考えられており総合判断を要する。FFR＜0.75で治療介入することにより，従来の冠動脈造影のみに基づく治療介入と比較した結果，FFRでの評価での介入判断の予後がよいことが報告されている[4]。

図2 症例1の左

a：右前頭側斜位にて前行枝近位側に50％狭窄，末梢側に90％狭窄を認めた．
b：左前頭側斜位にて近位部および末梢側の90％狭窄が確認された．

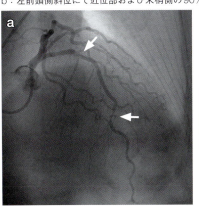
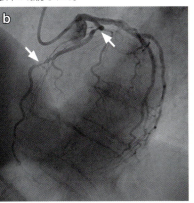

図3 実際の血管の狭窄形態とX線によって映し出される画像の違い

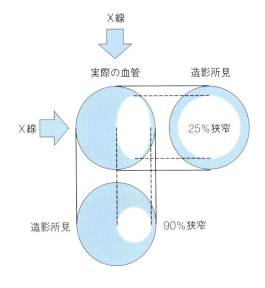

図4 部分血流予備量比 Fractional flow reserve (FFR)[3]

$$\text{FFR} = \frac{\text{狭窄部の遠位部の冠動内血圧（ワイヤーの測定圧）}}{\text{狭窄部の近位部の冠動内血圧（大動脈圧）}}$$

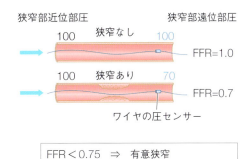

FFR＜0.75 ⇒ 有意狭窄
FFR＞0.75 ⇒ 虚血であることはまれ

症例2 65歳男性

既往歴，嗜好： 高血圧，喫煙

現病歴： 1カ月前より，夜間から早朝の安静時に出現する胸部不快感を自覚するも，日中労作事には特記症状なく放置していた．胸部不快感の程度と頻度が増えてきたため受診．トレッドミル負荷心電図では有意なST-T変化を認めなかった．ホルター心電図にて胸痛に一致するST-T変化を認めたため精査目的に冠動脈造影を施行した．

冠動脈造影検査： 左右冠動脈造影では有意狭窄を認めなかった．運動負荷心電図陰性で，早朝に出現する胸痛およびST-T変化あり冠攣縮性狭心症が考慮され，診断目的にアセチルコリン（Ach）負荷を施行した．

Ach負荷にて有意な冠動脈狭窄（図5a）と，心電図変化および胸痛を認めた．ニトログリセリン冠動脈投与後は冠攣縮が解除され器質的な有意狭窄は認めず（図5b），冠攣縮性狭心症と確定診断した．

解説： 冠攣縮とは，心臓の表面を走行する比較的太い冠動脈が一過性に異常に収縮した状態と定義され，その灌流領域に虚血が生じると，心電図では，ST上昇ないしは低下を伴う狭心症発作が生じる．そのなかでも，狭心症発作時のST上昇を特徴とする狭心症が異型狭心症である．冠攣縮性狭心症の生命予後は比較的よいとされているが，冠動脈の器質的狭窄に冠攣縮を合併する場合や，冠攣縮が不安定化した場合には，急性心筋梗塞や突然死を引き起こすことも知られている[5,6]．

胸痛と検査のエッセンス

したがって，症状と心電図による臨床診断のみでなく，器質的冠動脈狭窄の有無や，多枝攣縮などの評価が重要であり冠動脈造影が必要となる。冠攣縮薬物誘発試験は，アセチルコリンあるいはエルゴノビンの冠動脈内投与により施行される。アセチルコリンは内皮からNOを放出させて血管を拡張する作用を有するが，同時に強力な血管平滑筋収縮作用も示す。本試験は狭心症の病態としての冠攣縮を診断する負荷試験（誘発試験）として確立されている。しかし，冠攣縮活性が高い例や多枝冠攣縮例では，高度かつ広範な冠攣縮が誘発されたり，誘発された冠攣縮が遷延することがあり，血圧低下や心原性ショック，重症不整脈，心停止など，危険な状態が起こりうる。このような場合，硝酸薬（ニトログリセリンまたは硝酸イソソルビド）の冠動脈内注入により攣縮を解除する必要がある。また血圧低下に対しては昇圧薬（ノルアドレナリン）の投与も必要となる。重篤な不整脈にも電気的除細動など，ただちに対応しなければならない。なお，本検査を実施する前に十分な説明と同意を得る必要があり，冠動脈造影の適応については**表2**を参照されたい[7]。

図5 冠動脈攣縮誘発試験
a：アセチルコリン負荷左冠動脈造影にて冠動脈全体の冠攣縮を認めた。
b：ニトログリセリン冠動脈投与後は冠攣縮が解除された。

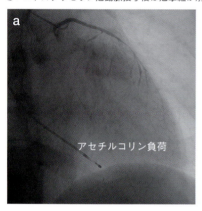
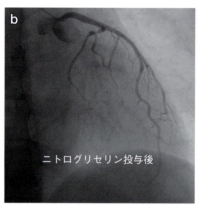

表2 アセチルコリン負荷試験

クラスI
・症候から冠攣縮性狭心症が疑われるが，非侵襲的評価法により病態としての冠攣縮が診断されない例に実施される冠動脈造影検査時のアセチルコリン負荷試験。

クラスIIa
・非侵襲的評価法により，病態としての冠攣縮が診断された患者で，薬剤による治療の効果が確認されていないか，または効果が十分でない例に実施される冠動脈造影検査時のアセチルコリン負荷試験。

クラスIIb
・非侵襲的評価法により病態としての冠攣縮が診断され，かつ薬剤による治療効果が有効であることが判明している例に実施される冠動脈造影検査時のアセチルコリン負荷試験。

クラスIII
・冠攣縮性狭心症を疑わせる症候のない例に実施される冠動脈造影検査時のアセチルコリン負荷試験。
・誘発された冠攣縮により致死的となりうる重症の合併症が強く予測される例（左冠動脈主幹部病変例，閉塞病変を含む多枝冠動脈病変例，高度心機能低下例，未治療のうっ血性心不全例など）に実施される冠動脈造影検査時のアセチルコリン負荷試験（ただし，高度心機能低下例，うっ血性心不全例の原因としての冠攣縮の関与が考慮される場合は**クラスIIb**に準じる）。
・急性冠症候群例の緊急冠動脈造影検査時のアセチルコリン負荷試験。

症例3　48歳男性

既往歴，嗜好： 高血圧，喫煙

現病歴： 本日午前9時より突然の胸部圧迫感を自覚，改善なく，冷汗も出現したため救急車を要請し当院へ搬送された。救急外来での心電図で前胸部誘導にてST上昇を認めた（図6）。経過と心電図より急性心筋梗塞が考慮され，緊急冠動脈造影を施行した。

冠動脈造影検査： 右冠動脈造影では有意狭窄を認めなかった。左冠動脈造影，右前斜位にて左前行枝の病変が考慮されるも，閉塞部位が他の枝に重なり不明（図7a）。右前頭側斜位にて左の前行下枝の完全閉塞部位を確認した（図7b）。以上より，前壁の急性心筋梗塞と確定診断した。

解説： 本症例の重要なポイントは緊急冠動脈造影を考慮するタイミングである。病歴のように，典型的な胸痛と心電図でのST上昇は緊急での冠動脈造影の理由として十分である。この際に，採血で心筋逸脱酵素の結果を待つ必要はなく，発症からすぐや，2時間以内ではCK，CK-MB，心筋トロポニンTなどの心筋逸脱酵素の上昇を認めないことも多い。ST上昇が表しているのは，まさしくいま心筋梗塞による心筋壊死が進行しているということであり，早期の再灌流のみが心筋障害を軽減できるため一刻も早い検査・治療が望まれる病態である。STEMI患者に対する再灌流までの時間目標を図8に示す[8]。また，緊急冠動脈形成術が施行可能な施設におけるSTEMIへの対応アルゴリズムを図9に示す[9]。

図6　胸痛にて受診時の心電図

I，aVL，V₂〜V₆にてST上昇を認める。

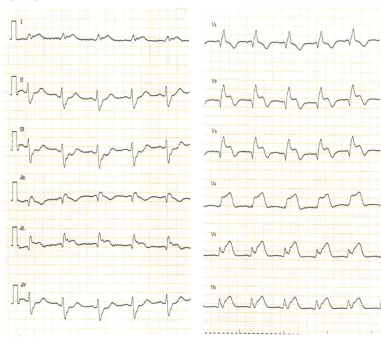

図7 左冠動脈造影

a：右前斜位：左前行枝の病変が考慮されるも，閉塞部位が他の枝に重なり不明（矢印）。
b：右前頭側斜位にて左の前下行枝の完全閉塞部位を確認（矢印）。

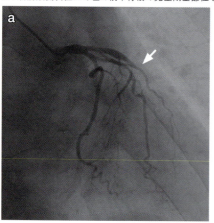
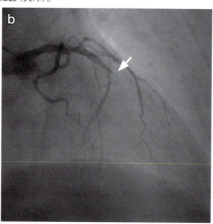

図8 ST上昇型急性心筋梗塞（STEMI）患者に対する再灌流までの時間目標[8]

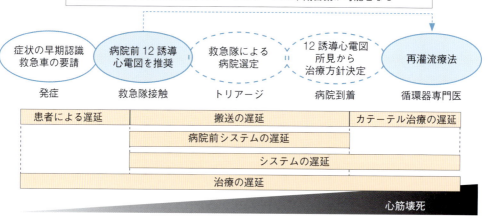

STEMI 患者に対する再灌流までの時間目標

再灌流療法の目標：発症からの再灌流達成＜120分
　　　　　　　　　救急隊接触から血栓溶解薬静脈内投与＜30分
　　　　　　　　　救急隊接触から経皮的冠動脈インターベンション＜90分

図9 経皮的冠動脈インターベンション（PCI）が施行可能な施設における STEMI への対応アルゴリズム[9]

心原性ショック（または進行した左心不全）の場合，発症36時間以内かつショック発現18時間以内はPCI，外科手術を検討する。

FMC：first medical contact

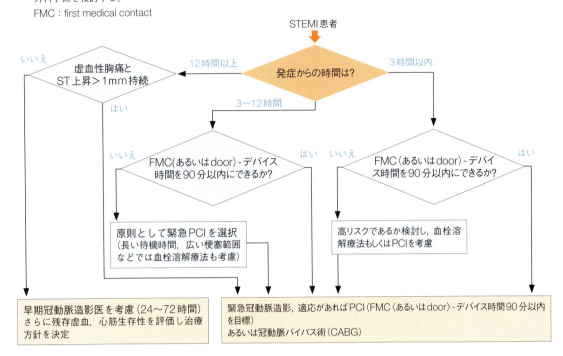

参考文献

1) 医療の挑戦者たち，TERUMOホームページ，http://challengers.terumo.co.jp/challengers/04.html
2) 日本循環器学会ガイドライン，慢性虚血性心疾患の診断と病態把握のための検査法の選択基準に関するガイドライン，日本循環器学会 p48.
3) Pijls NH, De Bruyne B, Peels K, et al. Measurement of Fractional Flow Reserve to assess the Functional Severity of Coronary Artery Stenosis, The New England Journal of Medicine; Vol 334: 1703-1708, 1996.
4) Zimmermann FM, Ferrara A, Johnson NP, et al. Deferral vs. performance of percutaneous coronary intervention of functionally non-significant coronary stenosis: 15-year follow-up of the DEFER trial. Eur Heart J Dec 1; 36 (45): 3182-3188, 2015.
5) Nakamura M, Takeshita A, Nose Y. Clinical characteristics associated with myocardial infarction, arrhythmias, and sudden death in patients with vasospastic angina. Circulation 75: 1110-1116, 1987.
6) Yasue H, Takizawa A, Nagao M, et al. Long-term prognosis for patients with variant angina and influential factors. Circulation 78: 1-9, 1988.
7) 日本循環器学会ガイドライン，冠攣縮性狭心症の診断と治療に対するガイドライン(2013年改訂版) p 20-21.
8) 日本蘇生協議会，日本救急医療財団監修. JRC蘇生ガイドライン2010．へるす出版 2011
9) 日本循環器学会ガイドライン，ST上昇型急性心筋梗塞の診療に関するガイドライン2013　p 26.

胸痛と検査のエッセンス

心臓核医学検査

≫1 心臓核医学検査とは

- 心臓核医学検査（心筋シンチグラフィ）では，心筋血流を反映する放射性医薬品である ^{201}Tl（タリウム）や ^{99m}Tc（テクネチウム）製剤を静脈内投与し，体内から放出される放射線を撮影し，心筋の血流をイメージングする検査である。

- 運動（自転車エルゴメータ）負荷や薬剤（アデノシン）負荷により心筋血流の分布を変えることで，虚血の部位や重症度を非侵襲的に評価することができる。

≫2 臨床現場における心筋シンチグラフィの意義

- 急性冠症候群の急性期では，治療に直結する冠動脈造影が最優先となるため，通常，心筋シンチグラフィが行われることはない。一方，慢性心筋虚血の場合，特に労作性狭心症の可能性が高い症例に対しては，スクリーニング法として広く利用される。病歴から，労作に誘発され持続時間の短い軽度ないし中等度の胸痛であれば，労作性狭心症が強く疑われる。

- 診断のためには虚血を誘発し，胸痛と心電図変化を確認する必要がある。マスター負荷心電図やトレッドミル負荷心電図などの運動負荷心電図は，簡便にできる検査手段として有用であるが，左脚ブロック，WPW症候群，ジギタリス内服例など，心電図による虚血判定が困難な症例もみられ，血流イメージングの追加が必要となる（図1）。

- 心筋シンチグラフィの意義は，虚血の診断のみならず，重症度評価，治療方針の決定，治療効果の判定，予後予測の評価など多岐にわたる。

症例1　70歳女性

既往歴：50歳代より高血圧症，66歳で脳梗塞を発症し近医で治療中。
現病歴：3カ月前より坂道を登った際に前胸部圧迫感を自覚するようになった。休むと3分程度で症状は消失したが，寒くなるとともに頻度が増してきため近医を受診し，狭心症が疑われるため紹介となった。
経過：脳梗塞による麻痺はごく軽度であったが，運動負荷での評価は困難と判断され，アデノシン負荷心筋シンチグラフィを施行した（図2）。後日施行された冠動脈造影にて左前下行枝に狭窄を認め，労作性狭心症と診断された。
解説：虚血の誘発には運動負荷が第一選択であるが，運動で十分な負荷が得られない場合や，運動負荷そのものが困難な場合では，薬剤負荷心筋シンチグラフィが選択される（図1）。画像上の診断精度は運動負荷と同等であるが[1]，アデノシン負荷の場合，多くの例では胸痛や心電図変化はみられない。

図1　労作性狭心症の診断における心臓核医学検査の位置づけ

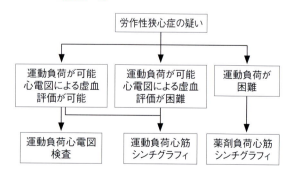

図2 アデノシン負荷心筋シンチグラフィ

負荷時では前壁から心尖部で集積の低下を認め（矢印），安静時には改善している．左前下行枝領域の虚血と診断される．

	短軸像	垂直長軸像	水平長軸像
負荷時	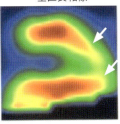	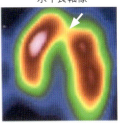	
安静時	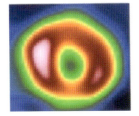	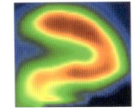	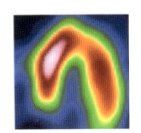

≫3 他のイメージングとの比較

- 冠動脈の狭窄度診断における非侵襲的検査法としては，冠動脈CTが最も有用である．冠動脈CTは形態画像であるのに対し，心筋シンチグラフィは生理学的情報を画像化する機能画像ということができる．
- 冠動脈CTで認められる狭窄が，実際に心筋虚血をもたらすかどうかは画像のみからでは評価することはできない．それぞれの検査法の利点，欠点を十分理解したうえで，目的に応じた検査手段を選択する必要がある（表1）．

表1 心臓核医学検査の特徴

利点
1. 心電図所見では判定困難な場合，画像所見により評価できる
2. 運動負荷ができない場合，薬剤負荷で虚血の評価ができる
3. 侵襲性が低く，腎機能低下例にも安全に施行できる
4. エビデンスが豊富である

欠点
1. 負荷時，安静時双方の撮像が必要であり，時間的負担が大きい
2. 核医学専用の設備・施設が必要である

症例2　72歳男性

既往歴：65歳より狭心症にて近医で治療中．

現病歴：抗狭心症薬の内服で症状なく安定していたが，2カ月前より自転車に乗っている最中に以前感じたような胸痛が出現するようになった．近医で冠動脈CTが施行され，左前下行枝と左回旋枝に狭窄を認めたため，精査目的で紹介となった．

経過：虚血評価のため，自転車エルゴメータ負荷心筋シンチグラフィを施行した（図3）．冠動脈造影では左前下行枝（# 7）に75〜90%，左回旋枝（# 13）に90%の狭窄を認めた．シンチグラフィの所見より，胸痛の責任病変は左回旋枝と判断し同部位にインターベンション（冠動脈内ステント留置術）を行った．

解説：冠動脈CTあるいは冠動脈造影で多枝に狭窄を認めた場合，薬物治療にすべきか，インターベンションにすべきか判断に迷う場合がある．重要なのは狭窄病変の機能的評価（虚血の原因となり得る病変かどうか）であり，有意狭窄がすべて虚血の原因となるわけではない．負荷心筋シンチグラフィで異常所見を認めない領域に対しては，まず薬物治療を考慮すべきである．

胸痛と検査のエッセンス

図3 自転車エルゴメータ負荷心筋シンチグラフィ

負荷時では側壁から後壁で集積の低下を認め（矢印），安静時には改善している。
左回旋枝領域の虚血と診断される。

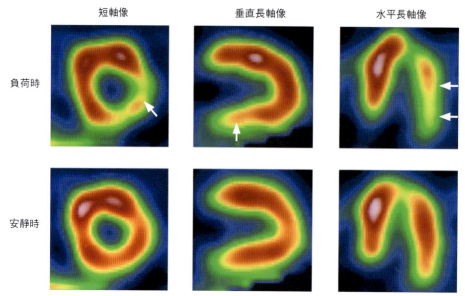

≫4 非心臓手術の術前リスク評価

- 冠動脈疾患以外の治療方針を決めるうえでも，心筋シンチグラフィの有用性は高い。特に非心臓手術の周術期リスク評価において，負荷心筋シンチグラフィが必要とされることは臨床の場では少なくない。

症例3　82歳代男性

既往歴：60歳代より高血圧，脂質異常症，糖尿病で治療中

現病歴：3カ月前より，労作に関係なく1〜2分程度の左前胸部痛が生じるようになった。このたび，健康診断で胃がんが見つかり早期手術が必要となった。冠危険因子が多く，非典型的ではあるが胸痛もみられるため，術前リスク評価のため消化器外科より紹介となった。

経過：安静時の心電図では，高電位差，Ⅱ，Ⅲ，aV_F，V_4〜V_6で0.5mmのST低下を認めた。外来で施行した心エコーでは，左室駆出率58％と心収縮能は正常であったが，左室壁に全周性に軽度の肥大を認めた。自転車エルゴメータ負荷心筋シンチグラフィの所見（図4）より虚血は否定されたため，このまま手術可能である旨を紹介元に返答した。

解説：左室肥大の症例に運動負荷試験を行った場合，心電図上の陽性率は高く，真の陽性と偽陽性の双方が含まれる[2]。これらを判別するためには，心筋シンチグラフィによる画像評価が必要となる。負荷心筋シンチグラフィで異常を認めなかった場合，1年以内に重篤な心事故が発生する確率は1％未満とされ[3]，本症例も虚血によるリスクは否定されたため，冠動脈造影などの形態評価は行わずに手術可能と判断した。このように，予後に関するエビデンスが豊富であることも心臓核医学検査の特長の1つといえる。

図4 アデノシン負荷心筋シンチグラフィ

負荷時, 安静時とも集積の異常を認めない。心筋虚血なしと診断される。

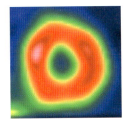
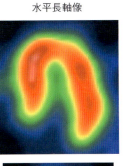
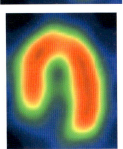

短軸像　　垂直長軸像　　水平長軸像

負荷時

安静時

» 5 胸痛患者に対する心筋シンチグラフィの活用法

- 以上のように, 冠動脈疾患の診断における心筋シンチグラフィの有用性に関しては疑う余地はないが, 大切なことは検査の適応をしっかりと見極めることである。実施可能な検査数は限られており, 負荷を行う際にはマンパワーも必要である。胸痛を訴える患者が目の前に現れたら, 胸痛の性状, 冠危険因子を十分検討したうえで虚血のリスクを評価し, 心筋シンチグラフィが必要と判断された場合は, 患者の運動耐容能, 心電図所見, 内服薬の内容などを総合的に検討し, 負荷の手段を慎重に選択したうえで検査を行うべきである。

参考文献
1) Iskandrian AS : Single-photon emission computed tomographic thallium imaging with adenosine, dipyridamole, and exercise. Am Heart J 122: 279-284, 1991.
2) 山田憲司郎, 斉藤俊弘, 小林智, ほか：左室肥大を有する症例の陽性負荷心電図について. 心臓 30：126-128, 1998.
3) Pavin D, Delonca J, Siegenthaler M, et al : Long-term (10years) prognostic value of a normal thallium-201 myocardial exercise scintigraphy in patients with coronary artery disease documented by angiography. Eur Heart J 18: 69-77, 1997.

II 各論

胸痛をきたす疾患

虚血性心疾患

虚血性心疾患とは

- 虚血性心疾患は，動脈硬化病変，血栓，攣縮により冠動脈に狭窄や閉塞を生じることによって酸素需要に見合った血液を送ることができずに一過性あるいは持続性に心筋虚血を生じる病態をいう。図1にパターンを示す。①安定労作性狭心症（冠動脈の器質的狭窄：安定病変），②安静時狭心症（冠攣縮），③急性冠症候群（不安定狭心症〜急性心筋梗塞：粥腫の崩壊，血栓形成，冠攣縮，冠狭窄の進行など不安定な冠動脈病変）に分類される。
- ③急性冠症候群（ACS）は，STが上昇している場合のST上昇型ACSと，ST上昇を認めない場合の非ST上昇型ACSに分類される。
- 本症は，生命を脅かす重要な病態であり，かつ頻度が高いという特徴がある。したがって胸部症状の鑑別診断は，本症の診断あるいは除外診断を中心に展開する必要がある。必ず本疾患を鑑別診断に挙げて，その確定診断あるいは除外診断を意識した病歴聴取を心掛ける。本症が疑われる場合は，病歴から原因となる冠動脈の病態が①②③のいずれなのか（安定なのか不安定なのか）を見極める意識が重要である。
- また必ずしも胸部症状ではなく，上腹部や背部の症状を訴えたり，高齢者などは，胸部症状なしに肩や咽頭部にかけての放散痛のみを自覚する場合もあることを認識しておく必要性が高い。
- 若年発症の家族歴，高血圧，脂質異常症，耐糖能異常，喫煙，冠危険因子は，診断の補助となるが，必ずしもリスクがない場合にも生じうるので注意を要する。

臨床推論のポイント

本症の診断には，詳細な病歴聴取が重要視され，その判断が優先される。すなわち，病歴から不安定な病態（非ST上昇型急性冠症候群）が疑われるが，心電図（心電図で明らかではない急性心筋梗塞は約3割程度ある）や一般検査ではっきりしない場合は，心エコーを行ったり，不確定のまま帰宅させずに，少なくとも半日〜1日の経過観察や，あるいは専門医の診察を進めるかを考慮すべきである。ここまでの検討やその経過の説明がなく急性冠症候群が見逃されることが訴訟の原因となる。

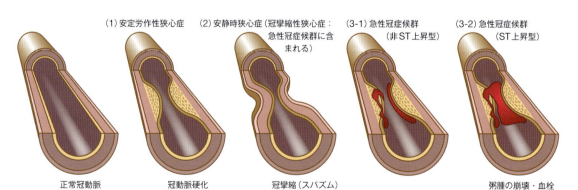

図1 冠循環障害のパターン

(1) 安定労作性狭心症　(2) 安静時狭心症（冠攣縮性狭心症：急性冠症候群に含まれる）　(3-1) 急性冠症候群（非ST上昇型）　(3-2) 急性冠症候群（ST上昇型）

正常冠動脈　冠動脈硬化　冠攣縮（スパズム）　粥腫の崩壊・血栓

| 症例 1 | 68歳男性 |

主訴：前胸部の締めつけ感
現病歴：1年ほど前から，朝の散歩中，階段を上ったとき，坂道を登るときなどに前胸部全体の締めつけられるような圧迫感を自覚し，安静2～3分で改善した。症状は突発的であり始まってからピークまでは数秒程度である。咽頭部から左肩にかけての放散痛を自覚する。安静3分以内に消失するので心配ないと思っていたが，テレビの放送が自分の症状と一致しており心配で来院した。特に症状の悪化はないという。

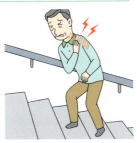

➡ 安定労作性狭心症

| 症例 2 | 72歳女性 |

主訴：みぞおちの苦しさ
現病歴：6カ月前から，みぞおちあたりの重苦しさを自覚し，心配になって近医受診。胃内視鏡を行ったところ軽い胃炎があり，H₂ブロッカーの内服が開始となった。しかし，症状が改善しないため，再度受診した。よく聞くと，症状は犬の散歩で坂道を上ったり，重いものを持ったりすると出現している。症状の出現は突発的であり始まってからピークまでは数秒以内である。安静2分程度ですっかり改善する発作的なもので，それ以上長いということもない。脂肪食やチョコレートなど食事内容で出現することもなく，食事の前後に症状の出現や軽減などの変化はない。食後の仰臥位で生じるわけでもないという。腹部診察上も異常を認めなかった。

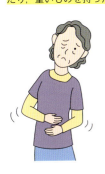

➡ 安定労作性狭心症

| 症例 3 | 38歳男性 |

主訴：前胸部の重苦しさ
現病歴：数カ月ほど前から，月に1回くらいだが明方に前胸部全体の重苦しさを自覚していた。症状は，咽頭部から左肩に拡散し，1分くらいで完全に消失する。冷汗やめまいは伴わない。また，日中は生じず，各種の労作で生じない。胸焼けと思って市販の胃腸薬を内服していたがあまり改善しない。特に日中は症状なく，食事とのタイミングやその内容，食後の仰臥位などとは関係ないようである。今朝は1カ月ぶりに，起床時の喫煙後に1分ほどの発作があったという。喫煙1日30本。

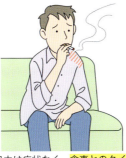

➡ 安静時狭心症，冠攣縮性狭心症

| 症例 4 | 65歳男性 |

主訴：労作時の息切れ
現病歴：1カ月前から，歩行などの労作で息切れを自覚するため受診。40年間20本の喫煙歴がある。肺機能検査で軽度の閉塞性障害を認めたため，慢性閉塞性肺疾患の診断で治療を開始した。しかし，あまり自覚症状の改善がなかった。血圧118/76mmHg，心拍数86，呼吸数18/分。酸素飽和度98%，歩行後も98%と低下しない。よく聞くと，症状の持続は数分間であり安静でよくなるという。症状が出現してきたときの状況としては，数カ月や数週間かけて徐々に出現という感じではなく，ある日を境に，発作的に生じるようになった感じがするという。また，毎回症状が出現してピークになるまでは数秒くらい以内であり，やや突発的であるという。咽頭部や左肩にも少し苦しい感じが放散する。運動負荷心電図で，症状の出現とともに，Ⅱ，Ⅲ，aVFに有意なST低下を認めた。

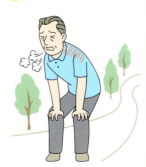

➡ 安定労作性狭心症

| 症例 5 | 56歳男性 |

主訴：前胸部痛
現病歴：午前10時30分，職場の会議中に左前胸部痛を初めて自覚。症状は突然始まり，咽頭部から左肩にかけて拡散した。徐々に冷汗を伴ってくるため救急車で11時に来院。心電図ではV₁～V₅にST上昇を認めた。トロポニンT陰性。心エコー上，前壁中隔に無収縮領域を認めた。

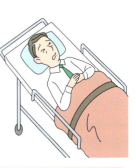

➡ ST上昇型急性冠症候群

| 症例 6 | 68歳男性 |

主訴：前胸部の重苦しさ
現病歴：3カ月ほど前から，庭の作業など無理をしていると前胸部に重苦しい感じを自覚し始めた。症状は1分くらいで，冷汗，めまいは伴わずに安静で改善していたので心配ないと思って様子をみていた。しかし，この1週間は，朝食準備などの軽労作で生じるようになり，持続も5分程度と長くなってきた気がする。今朝は，安静時にも10分程度の同様の症状が生じたため心配になって受診した。来院時は症状はなく，心電図変化も認めなかった。

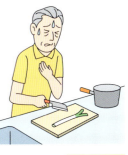

➡ 非ST上昇型急性冠症候群（不安定狭心症）

虚血性心疾患

症例7　55歳男性

主訴：前胸部から咽頭部の重苦しさ
現病歴：午前10時ころ，仕事の会議中に前胸部から咽頭部にかけての重苦しさが出現。30分ほど続き徐々に軽快した。冷汗も伴っていたという。同僚が心配して11時に来院した。現在症状はすっかり消失している。心電図上，V_1〜V_4に陰性T波の出現があるが，そのほかに明らかなST-T変化や異常Q波を認めず，トロポニンTも陰性であった。血圧130/70mmHg，心拍数86，呼吸数16/分，酸素飽和度98％であった。胸部・腹部診察上異常を認めず。以上の病歴から行った心エコー上，前壁から心尖部に軽度の壁運動障害を認めた。

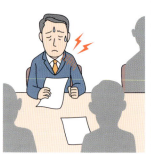

➡ **非ST上昇型急性冠症候群**

症例8　88歳女性

主訴：嘔吐、全身倦怠感
現病歴：認知症のため老人福祉施設入所中，5日前の午前6時の起床時に，胃部痛が初めて出現し数回嘔吐した。特に胸痛の自覚はなかった。約1時間後に徐々に軽快したが，その日は体調不良のため寝込んでいた。翌日にはだいぶ改善したが，全身倦怠感が残り，労作時の呼吸困難感が生じていた。なかなか改善しないため5日目に受診。心電図上，V_1〜V_5にQSパターンを認めた。同日のCKやLDHは正常値であったが，トロポニンTは陽性であった。

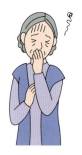

➡ **急性心筋梗塞（5日目）**

症例9　86歳女性

主訴：左肩の痛み
現病歴：2時間前から突然激烈な肩の痛みを自覚したため救急受診。痛みは続いているが上肢の運動による症状の悪化はなく整形外科的な診察は異常を認めない。状況から不自然なので，心電図を行ったところV_1〜V_6にST上昇を認めた。

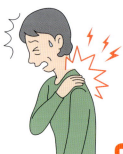

➡ **ST上昇型急性冠症候群**

症例10　72歳男性

主訴：胸背部痛
現病歴：特に誘因なく1時間前から前胸部痛を自覚し，症状が続くため来院。よく聞くと，その直前に痛み始めが最強の突発的な上背部〜胸痛を自覚していた。胸部単純X線写真で異常は指摘できなかったが，心電図上Ⅱ，Ⅲ，aV_FでST上昇を認める。心エコー上，下壁の収縮性低下と大動脈弁閉鎖不全および心嚢液の貯留を認めた。

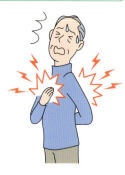

➡ **上行大動脈解離＋それに伴う急性冠症候群**

症例11　62歳男性

主訴：労作性の息切れと前胸部圧迫感
現病歴：腰椎症で，1年前からNSAIDsの内服を続けている。数週間前から空腹時に持続するみぞおちの痛みが気になっていたが，食後に改善するし，痛み止めを内服すると治まるのでそのままにしていた。昨日から，労作性の息切れと前胸部圧迫感が出現する。全身倦怠感もあるという。安静2分ほどで軽快するが，だんだん症状が軽い労作でも生じるようになり来院した。よく聞くと2週間ほど前から黒色便があるという。眼瞼結膜は貧血様である。

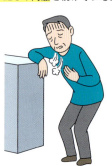

➡ **貧血に伴う労作性狭心症の悪化**

症例12　52歳男性

主訴：前胸部の圧迫感
現病歴：3カ月前に不安定狭心症の診断で入院。左前下行枝seg 6に90％の狭窄を認め，薬剤溶出ステントを留置した。その後，2剤の抗血小板薬も含めた内服治療を受けて発作なく過ごしていたが，お盆休みに実家に帰省中，内服薬持参を忘れてしまった。休日で近くの医療機関は休みだし，2〜3日なので大丈夫と思っていたところ，内服中止3日目に突然前胸部の圧迫感が生じ持続するため救急車で来院した。心電図を施行したところV_1〜V_5にST上昇を認めた。

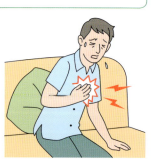

➡ **ステント内血栓閉塞に伴うST上昇型急性冠症候群**

≫1 鑑別診断のポイント

Onset 初発時期と 発症様式	☐ 痛みの始まり方：<mark>症状は突発的</mark>であり，症状（違和感）の始まりからピークまでは数秒である。 ☐ この症状が<mark>初めて生じた時期</mark>をしっかり確認する。 ☐ 初発時の経過は，安定か不安定かの判断に重要である。 ☐ 「数日前から」「今朝から」など，<mark>最近（3週間以内）に始まっていれば不安定</mark>。
Position and Progression 痛みの場所と 経過	☐ 前胸部〜左前胸部：<mark>手掌サイズ以上の広い範囲</mark>であることが特徴。 ☐ みぞおち，心窩部，上腹部付近，背部痛，肩甲骨部付近の痛みこともある。 ☐ 初発からの症状の経過（頻度，程度，持続時間）は重要である。
Quality 痛みの質	**痛みの種類** ☐ <mark>圧迫感</mark>，<mark>重苦しさ</mark>，<mark>締めつけ</mark>，<mark>灼熱感</mark>，<mark>胸焼け感</mark>，違和感，<mark>呼吸困難感</mark>，動悸感の訴えの場合もあり，呼吸器疾患や不整脈と併存している場合に本症を見逃さないよう注意する。 **持続時間** ☐ 狭心症の1回の症状の持続は，<mark>1分前後から数分まで</mark>で，改善するとまったく症状がなくなってしまうのが特徴である。 ☐ <mark>症状が不安定で約15〜20分を超えると心筋の壊死が始まる</mark>。それに伴って心筋逸脱酵素が上昇した場合に心筋梗塞と診断される。 ☐ それ以前に虚血が解除され，その後の経過でも心筋逸脱酵素上昇がなければ不安定狭心症の診断となる。 **典型的な労作性狭心症における誘因** ☐ 心拍数や血圧が上がり心筋の酸素消費量が上がる各種労作。 　【例】早足歩き，坂道，階段，重いものを持つ，寒冷刺激，熱いお風呂，スポーツ観戦などの精神的興奮など **そのほかの特徴** ☐ 冠攣縮や冠動脈内の血栓形成によって生じる場合は，特に誘因なく突然，安静時にも発症する場合も多い。 ☐ 実際，急性心筋梗塞の多くは，50％以下の軽度の狭窄病変の粥腫の崩壊が原因であり，<mark>前兆なく突然発症する初めての胸痛の場合も多い</mark>（図3）。
Radiation 放散痛	☐ <mark>咽頭部〜頸部，顎，歯まで痛むことがある</mark>。 ☐ <mark>左肩</mark>，左腕，右肩，両肩。
Severity 痛みの程度	☐ 通常，<mark>発作中は，痛みのために労作を続けることはできず</mark>，止めて安静にしたり，横になったりする。発作中に死の恐怖を感じたという訴えも本症診断の参考になる。 ☐ 一方，高齢者では胸部症状がはっきりしないこと，放散痛のみの場合も多い。
Tolerance 痛みの軽快因子	☐ 狭心症の場合は，安静（血圧，心拍数の低下），ニトログリセリン（血圧低下，冠拡張）で軽快する。
Unable to tolerate 痛みの増悪因子	**狭心症を悪化させる要因** ☐ 労作 ☐ <mark>貧血</mark>：例えば，ヘモグロビンが半分近くにまで減少すると酸素運搬機能の低下に加え，心拍出量を2倍近くにして代償しようとして頻脈傾向となり心筋酸素消費量は増加する。

II 虚血性心疾患

虚血性心疾患

Various Symptoms 随伴症状	☐ 咽頭部，頸部，歯，顎，左肩（右肩，両肩），左腕への放散痛を伴う場合は本症の確率を高める。 ☐ 冷汗，悪心，嘔気（<mark>発作時にショック症状</mark>であることを示唆する）。 ☐ ショック症状を呈する場合がある。 ☐ 眼前暗黒感，めまい，失神（<mark>血圧低下や，房室ブロックによる高度徐脈</mark>の出現を示唆する）。 ☐ 呼吸困難，起坐呼吸（心不全の合併）。

高齢者や長期糖尿病患者の場合の注意

❶ まったく胸痛を感じないことがある。
❷ 肩の痛みなど放散痛のみを自覚することがある。
❸ 嘔吐や体調不良のみの場合もある。
❹ したがって，胸痛がなくても状態の変化がある場合は，心筋梗塞を疑って心電図等を考慮する。

狭心症疑いの医療面接では，常に安定か，不安定かを見極める

❶ 数カ月以上前から同じ程度の労作で発作が生じ，その頻度・程度も，落ち着いている状態かどうか。
❷ 3週間以内の最近発症した状況ではないか。
❸ 最近，頻度・程度・持続時間が増悪してきていて，軽い労作でも発作が生じ，持続時間が長引いてきていないか。
❹ 安静時にも生じるようになってきていないか。
⇒ ❶以外，❷❸❹はすべて不安定な冠動脈病変が疑われる病態であり，速やかな専門医への紹介が必要である。なお，このほかに発作中に冷汗やめまいが伴っている場合は，血圧低下，徐脈など重篤な状況を示唆する。

✔ ここがポイント!!

虚血性心疾患を除外診断するためのチェックリスト（否定的な誘因の確認）

＊ただし，他の疾患と併存している可能性もあるので確認を要する。

☐ 数秒の一瞬の痛みがある。
　⇒ 不整脈（p.158），肋間神経痛（p.204）
☐ 圧痛がある。
　⇒ 筋骨格系の痛み（p.204），消化器系疾患（p.190）
☐ 呼吸や咳で痛みの増悪（胸膜痛）。
　⇒ 胸膜炎（p.172），心膜炎（p.142）
☐ 腹部診察上，腹部に圧痛がある。
　⇒ 消化器系疾患（p.190）
☐ 打撲，外傷後，転倒，落下，交通事故後に症状出現。
　⇒ 筋骨格系疾患（p.204），外傷性大動脈破裂（p.112），内臓損傷，脾破裂，気胸（p.164）
☐ 食後数時間以内に仰臥位になると生じる。
　⇒ 逆流性食道炎（p.190）
☐ 食後，前かがみになると生じる／しゃがんだり腹圧をかけると増悪する。
　⇒ 逆流性食道炎（p.190），食道穿孔ヘルニア（p.190）

☐ 前屈位，前かがみでよくなる。
　⇒ 膵炎（p.190），心膜炎（p.142）
☐ 体位を変えるときなどに症状が増悪する。
　⇒ 筋骨格系の痛み（p.204）
☐ 発熱を伴う。
　⇒ 胸膜炎（p.172），心膜炎（p.142），心筋炎（p.138），胆嚢炎（p.190），膵炎（p.190）など
☐ 背部の激烈な痛み。
　⇒ 大動脈解離（p.112），大動脈瘤切迫破裂＊
☐ 痛み始めが一番痛い背部痛。
　⇒ 大動脈解離（p.112）
☐ 右方へ放散するみぞおちから右季肋部痛。
　⇒ 胆石発作，胆嚢炎（p.190）
☐ 体表近くのじりじり感，じかじか感。
　⇒ 帯状疱疹（p.204）

＊ただし，胸痛の前にこの症状がなかったか必ず確認する（解離の合併）

»2 虚血性心疾患の分類と病態 (図3)

(1) 安定労作性狭心症
- 安定した器質的狭窄病変であり，数カ月以上前から症状の誘因となる労作，症状の頻度，持続時間など同程度で落ち着いている。
- 冠血流は，安静時に対して運動時など数倍まで増やせる。一方，75～80％以上の狭窄があると，その予備能が大幅に減少し（図2），労作や精神的なストレスによる心拍数や血圧の上昇に伴う心筋酸素消費量の増加に対応できなくなり，心筋虚血を生じる。
- 安静やニトログリセリンは，この心筋酸素消費量を減少するので数分で発作が治まる。
- 典型的な労作性狭心症における誘因＝労作や精神的ストレスなど心拍数や血液が増加し，心筋の酸素消費量が増える状況は下記の通りである。
  【例】速歩き，坂道，階段，重いものを持つ，寒冷刺激，熱いお風呂などの負荷，食事の負荷，スポーツ観戦，討論，喧嘩などの精神的興奮など

(2) 安静時狭心症
- 原因には，一過性の冠攣縮あるいは一過性の血栓形成があり，従来，不安定狭心症に分類されている。
- 慎重な病歴経過上，同じ程度に生じている中等度以下の冠攣縮による場合には，比較的予後が悪くない場合も多いことがわかってきたことから，器質的狭窄病変の労作性狭心症に対して，冠攣縮による安静時の狭心症として，安定労作性狭心症および不安定狭心症と別に分類されるようになった。
- 数カ月以上前から，朝方など，安静時の発作が生じ，その頻度・程度も，落ち着いている状態である。冠動脈の攣縮が原因で，交感神経のαが有意になる朝方の発作が多い。
- 喫煙男性に多く，逆流性食道炎と鑑別が難しいことも多い。逆流性食道炎では，持続時間が長いこと，食事や食べ物，食後の体位などが影響すること，ニトログリセリンは著効はせず，制酸薬が有効なことなどが鑑別ポイントになる。
  ★強い攣縮で貫壁性の虚血が生じる場合など，一過性にSTが上昇する狭心症発作を異型狭心症という。明け方の安静時に多い。

(3) 急性冠症候群（不安定狭心症～心筋梗塞を包括する冠動脈側からの病名）
- 最近の粥腫の崩壊やそれに伴う血栓形成，あるいは強い攣縮を生じるなど，冠狭窄が不安定な（閉塞に近い，閉塞と再灌流を繰り返している，閉塞している等）状況を示す。
- 初発が3週間以内など最近である。症状の程度や持続が増悪したり，安静時も頻回に症状が出現するようになるなどが病歴のポイントである。
- その後も含めた経過で，心筋壊死が生じない（心筋酵素が上がらない）程度で発作が治まった場合は不安定狭心症，15～20分以上の高度虚血のため心筋壊死が生じ，心筋酵素が上昇する場合は急性心筋梗塞と診断されるが，それらを包括した冠動脈側からの病名が急性冠動脈症候群である。
- さらに心電図実施時に，STが上昇している場合はST上昇型，ST上昇が改善している（すでに再灌流しているなど）場合は非ST上昇型に分類される。
- 心筋壊死は心内膜側から外膜側へと進むが，心筋壁厚のおよそ半分以上になると異常Q波が出現するとされる。最終的な異常Q波形成の有無によりQ波心筋梗塞，非Q波心筋梗塞に分類される。

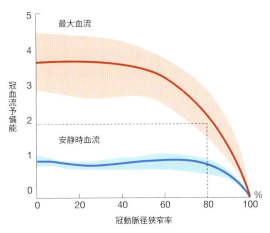

図2

Am J Cardiol 1974. 33: 87 より改変引用

虚血性心疾患

図3 虚血性心疾患の分類 ✔ここがポイント!!

(1) 安定労作性狭心症	● 安定した器質的狭窄病変 ● 数カ月以上前から同じ程度の労作で発作が生じ，その頻度・程度も落ち着いている状態
(2) 安静時狭心症	● 数カ月以上前から朝方など，安静時の発作が生じるが，その頻度・程度も落ち着いている状態 ● 冠攣縮・血栓が原因で生じ，実際は不安定狭心症に含まれる。攣縮の経過が比較的落ち着いている場合もあり，安定労作性狭心症，急性冠動脈症候群とは別に分類されるようになってきた。
(3) 急性冠症候群 (acute coronary syndrome : ACS)	● 冠動脈病変の不安定化(粥腫崩壊・血栓，冠攣縮，狭窄進行)が生じている状態 ● 不安定狭心症～急性心筋梗塞(MI)を包括した冠動脈側からの病名

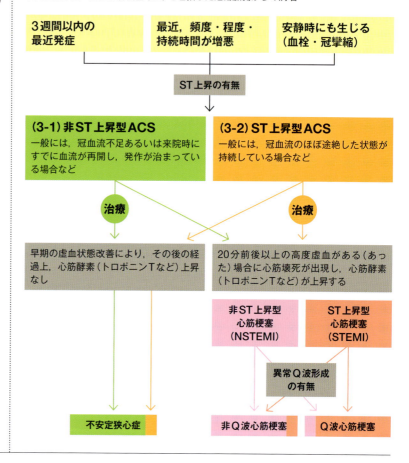

- 1990年代の冠動脈インターベンション時代の到来とともに，不安定狭心症から急性心筋梗塞を包括して**急性冠動脈症候群**(ACS)と，冠動脈の病態を表す病名で呼ばれるようになった。
- ACSは心電図所見から，非ST上昇型ACS(冠血流不足状態)，ST上昇型ACS(冠血流途絶状態)とに分類されている。
- ACSはその後の各種治療により，心筋壊死が阻止されて心筋酵素が上昇しない場合には不安定狭心症，20分以上の高度虚血の持続により心筋壊死が生じて心筋酵素が上昇したものは急性心筋梗塞の最終診断となる。急性心筋梗塞は，最終的には異常Q波形成の有無により，非Q波心筋梗塞，Q波心筋梗塞と分類される。

ST上昇型ACSの病態生理
- 冠血流の途絶
- 血栓や高度の攣縮などにより，冠血流がほぼ途絶し貫壁性の虚血状態が持続していることを示唆している

非ST上昇型ACSの病態生理(心電図変化が明らかではないことから一見重篤感がなく，対応に遅れを生じる危険性がある)
① 冠血流途絶後の再灌流：ST上昇発作を生じていたが血流が自然再開し，診察時にはすでに発作も治まり，心電図上のST-Tも戻っている状態(重症感が理解できずに，再発への対策を怠ることがないように注意する)
② 冠血流の不足：器質的な狭窄病変の進行や血栓などにより冠血流が制限されている状態(冠血流は保たれている)で，心内膜側の心筋虚血状態が持続している状態
③ このほか，高位後壁など，ST上昇などの心電図変化が把握しにくいACSも含まれる

>> 3 診断のポイント（図3）

（1）安定労作性狭心症
- 慎重な病歴聴取で診断できる病態である。
- 発作時の心電図や各種運動負荷心電図で診断する。
- 事前確率が高ければ治療方針の決定のためにも冠動脈造影で確定診断する。
- 事前確率が中等度以下の場合は，確認のために冠動脈CTも考慮される。
- 冠動脈の病変のみならず，貧血や大動脈弁狭窄症，大動脈弁閉鎖不全など他の病態で虚血となっていないか注意する。

（2）安静時狭心症
- 慎重な病歴聴取が重要である（例：逆流性食道炎などとの鑑別を検討する）。
- 最近の発症，頻度，程度，持続時間の悪化など，病態が不安定化していることが疑われる場合は，入院のうえ精査を進める。
- ホルター心電図などで，発作時の心電図変化を捉える。
- カルシウム拮抗薬の発作予防効果や，発作時のニトログリセリンの効果をみる治療的診断が行われる場合もある。
- 確定診断には，必要に応じて冠動脈造影のアセチルコリンテストなど冠攣縮を誘発する検査を考慮する。

（3）急性冠症候群（不安定狭心症～急性心筋梗塞）

（3-1）非ST上昇型急性冠症候群（NSTEACS）／非ST上昇型急性心筋梗塞（NSTEMI：心筋酵素の上昇ありの場合）

- 診察時に冠血流は再開しており，症状やST上昇が改善している病態。
- 生命に直結する病態にもかかわらず，診察時にすでに症状が治まっていたり，心電図変化がわかりにくいことから，早期診断されにくい。しっかりとした病歴から本症を疑って慎重に対応する必要がある。
1）病歴聴取が重要である。
2）病歴で事前確率の判定が難しければ，診察時点でST上昇，ST低下，異常Q波の出現などの心電図変

図3 冠循環障害のパターン

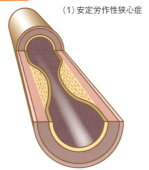

（1）安定労作性狭心症

冠動脈硬化

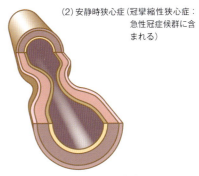

（2）安静時狭心症（冠攣縮性狭心症：急性冠症候群に含まれる）

冠攣縮（スパズム）

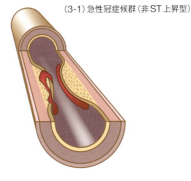

（3-1）急性冠症候群（非ST上昇型）

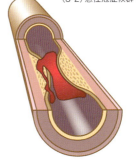

（3-2）急性冠症候群（ST上昇型）

粥腫の崩壊・血栓

虚血性心疾患

化がはっきりしなくても本症を考える。

3) 陰性T波や陰性U波，その他わずかな心電図変化の出現の有無を検討する。

4) 心筋酵素の上昇が本病態診断の補助になるが，発症2〜4時間では心筋トロポニンTの感度が57％程度であり，陰性でも否定できない．継時的な心電図や心筋酵素の経過観察が推奨されるが判断に時間がかかる（最近の高感度心筋トロポニンTでは2時間後の感度も高くなってきた）．

5) このような場合，心エコーによる局所壁運動障害（気絶心筋：stunned myocardium）の確認が有用である．

6) 事前確率が高く薬物治療に抵抗する場合，冠動脈造影を検討する．

7) 事前確率が中等度であるが，否定できない場合は，確認のため冠動脈CTも考慮される．

8) 本症のように不安定な病態への運動負荷は，原則として禁忌である．

(3-2) ST上昇型急性冠症候群（STEACS）／ST上昇型急性心筋梗塞（STEMI：心筋酵素の上昇ありの場合）

- 冠血流は，ほぼ途絶している．
- 生命に直結する病態であり心電図もわかりやすい．
- 大動脈解離への合併症に注意する（事前の背部痛の有無などを確認）．

1) 病歴で事前確率が高ければ心電図のST上昇でほぼ確定できる．

2) ST上昇型ACSの治療方針を進めながら，心エコー，採血などその他の検査で確定診断する．

3) 高齢者の場合，必ずしも胸痛がなく，肩や咽喉の放散痛のみや，体調不良のみの場合がある．常に心電図を考慮する．

4) 大動脈解離の併存に注意：痛み始めが一番痛く突発的な背部痛の前駆の有無に注意する（痛みの移動がはっきりしない場合も多い）．

臨床推論のポイント

心筋梗塞の68％は狭窄度50％以下の病変の粥腫崩壊に伴う突然の血栓形成が原因とされる（図4）．すなわち，**急性冠動脈症候群の多くは，これまでに狭心症等の前駆症状がなく，初めての胸痛で突然発症**する．

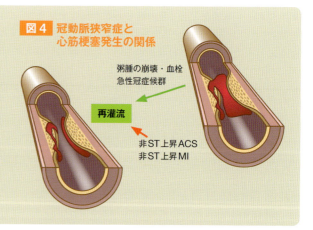

図4 冠動脈狭窄症と心筋梗塞発生の関係

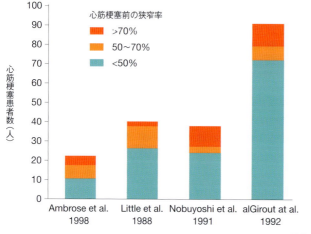

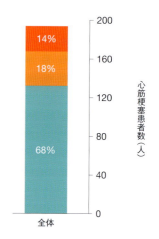

Falk E et al. Circulation 92: 657-671, 1995より改変引用

ACS患者の正確な最終診断名
- ACSは，各種治療により心筋壊死が阻止されてその後の経過中に心筋酵素が上昇しない場合には不安定狭心症，20分以上などの高度虚血の持続により心筋壊死が生じて，心筋酵素が上昇したものは急性心筋梗塞の診断となる。
- 急性心筋梗塞は，最終的には異常Q波形成の有無により，非Q波心筋梗塞，Q波心筋梗塞と分類される。

> **✔ ここがポイント!!**
>
> **心筋梗塞の診断名**
>
> 以前は，Q波心筋梗塞を貫壁性心筋梗塞，非Q波心筋梗塞を心内膜下梗塞というように，心電図所見から病理診断の病名をつけていた。その後，病理解剖や心エコー，心筋シンチグラフィーの発展により，両者が一致しないことが多いことがわかり，近年は心電図からは心電図の病名のみをつけるようになった。そして，壊死を免れた残存心筋の有無の推定については，心エコーや心筋シンチグラフィーなどの検査で判断するようになってきた。この背景には，冠動脈バイパス術や冠動脈インターベンションの普及に伴い，残存心筋の有無がその効果や適応を決める重要な要素となり，正確な病態把握が必要になった経緯がある。

> **✔ ここがポイント!!**
>
> **心電図がわかりにくい非ST上昇型ACSなどの診断に有用な心エコー**
>
> 　非ST上昇型ACSの際など，現在症状がなく，心電図や採血所見もわかりにくいときでも，下記病態からくる冠動脈支配に一致した収縮性の低下をエコーで認めることができれば，診断に結びつけることができる。
>
> ・**気絶心筋 (stunned myocardium)**
> 　短時間の冠動脈閉塞後に再灌流しても心機能障害（すなわち壁運動異常）が持続し，壁運動回復が遷延すること。臨床的には，一過性心筋虚血の程度と関連する。収縮機能低下は数時間から数週間で改善する。
>
> ・**冬眠心筋 (hibernating myocardium)**
> 　慢性的な低灌流部位で収縮の低下が起きている病態では，その領域の心筋収縮性が低下している状態。いわば血流低下に対する心筋の自己防御適応反応 (down regulation) と考えられてきた。冠動脈インターベンションなどの治療により血流が増えると心機能が改善する。最近の検討では，慢性的な適応現象というよりも，むしろ慢性的に繰り返された気絶心筋の状態の見方がされている。広義には，慢性的hibernating myocardiumは「冠動脈血行再建で機能が回復するような心筋領域」と考えることができる。

虚血性心疾患

≫ 4 虚血性心疾患の治療

(1) 安定労作性狭心症

薬物治療
- 発作時：ニトログリセリン錠剤あるいはスプレーの舌下・口腔内噴霧。
- 非発作時
(1) 抗狭心症薬：β遮断薬，カルシウム拮抗薬，硝酸薬
(2) 抗血栓薬：抗血小板薬，抗凝固薬
(3) 抗高脂血症薬：スタチン
(4) ACE阻害薬，ARB

侵襲的治療
- 安定冠動脈疾患に対しては，生活習慣の管理と薬物治療が必須であり，症状や予後改善効果があると考えられる病変に対しては血行再建術を考慮する。
- 前下行枝近位部病変を含まない1枝または2枝病変は経皮的冠動脈形成術（PCI）の適応近位部を含む1枝，2枝病変は，PCI／冠動脈バイパス術（CABG）ともに考慮する。
- 3枝は原則としてCABGの適応となる。ただし，CABGのリスクが高い例やPCIが安全に施行されると判断される場合はPCIも選択可能。
- 非保護左冠動脈主幹部病変は，原則としてCABGの適応となる。ただし，CABGのリスクが高い例やPCIが安全に施行されると判断される場合はPCIも選択可能。その場合も緊急CABGが迅速に行える体制が必須である。

以上は基本原則であり，個々の患者の治療方針は，臨床背景や解剖的条件，各施設の成績や体制などを内科医と外科医が協働して討議して，提案する。

(2) 安静時狭心症（冠攣縮性狭心症）

薬物治療
- 発作時：ニトログリセリン錠剤あるいはスプレーの舌下・口腔内噴霧。
- 非発作時：カルシウム拮抗薬が必須（硝酸薬やニコランジルも考慮される）。

侵襲的治療
高度な器質的狭窄が伴う冠攣縮性狭心症（十分な冠拡張薬を併用して施行）にPCIが考慮される場合がある。

(3) 急性冠症候群
- 急性冠症候群を疑わせる場合は，図5のアルゴリズムで対応する。

(3-1) 非ST上昇型急性冠症候群（NSTEACS）／非ST上昇型急性心筋梗塞（NSTEMI：心筋酵素の上昇ありの場合）

✓ ここがポイント!!
- 冠血流は再開しているので，基本的に下記薬物治療を直ちに始め，病変の安定化を図るが，治療に抵抗して虚血を繰り返す場合など，下記侵襲的治療を考慮する例のような状況では，直ちに冠動脈造影やPCIを考慮する。

薬物治療
(1) アスピリン162〜325mgの口腔内咀嚼後内服。
(2) ヘパリンの持続静脈内投与。
(3) 胸痛の寛解のためにニトログリセリン舌下あるいは口腔内スプレー。胸痛が続く場合は，塩酸モルヒネを使用する。
(4) 抗狭心症薬：硝酸薬静注に加えカルシウム拮抗薬，β遮断薬（冠攣縮性では禁忌）の経口投与を併用する。

侵襲的治療を考慮する例
(1) 緊急の冠動脈造影・PCIを考慮する例
　①薬剤治療に抵抗し心筋虚血を繰り返すハイリスク
　②高度な虚血や左室機能低下が認められる
　③6カ月以内にPCIを施行している
　④CABGの既往がある
　⑤発作時不安定な血行動態や心不全を呈する　など

PCIと抗血栓薬の継続
- PCIに備える場合は，アスピリンに加え，チエノピリジン系薬剤をローディング量（クロピドグレル300mg）の追加投与が推奨される。
- ステント留置後は，アスピリン継続に加え，2剤目としてチエノピリジン系薬剤を，ベアメタルステントでは最低1カ月以上，薬剤溶出性ステント（DES）では少なくとも12カ月以上投与してステント血栓を予防する。

CABGを考慮する例
(1) 左冠動脈主幹部の病変

図5 急性冠症候群の初期診療アルゴリズム

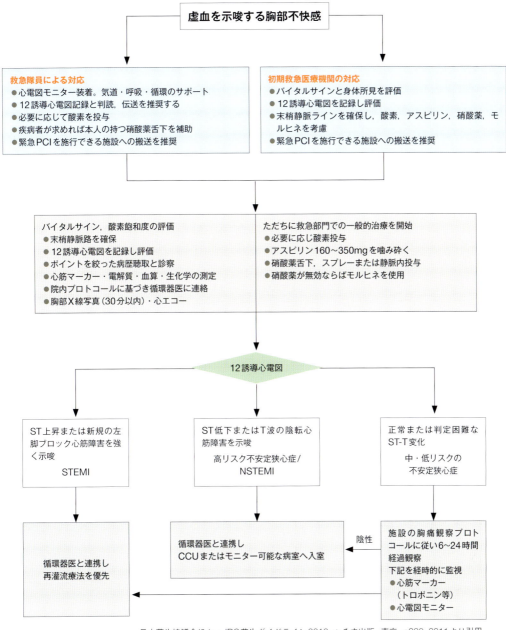

日本蘇生協議会ほか：JRC蘇生ガイドライン2010．へるす出版．東京．p230．2011より引用

(2) 左冠動脈主幹部相当（前下行枝入口部，回旋枝入口部）の病変
(3) 非手術治療が無効で，持続する胸痛，心筋虚血を有する例
(4) PCI不成功例で，虚血が持続して広範な心筋梗塞のリスクがある例，血行動態が不安定な例 など

虚血性心疾患

図6 緊急PCIが施行可能な施設におけるSTEMIへの対応アルゴリズム

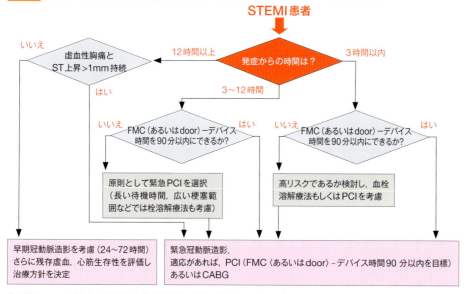

心原性ショック（または進行した左心不全）の場合，発症36時間以内かつショック発現18時間以内はPCI，外科手術を検討する。
FMC：first medical contact

循環器病の診断と治療に関するガイドライン（2012年度合同研究班報告）より引用

図7 緊急PCIが施行できない施設におけるSTEMIへの対応アルゴリズム

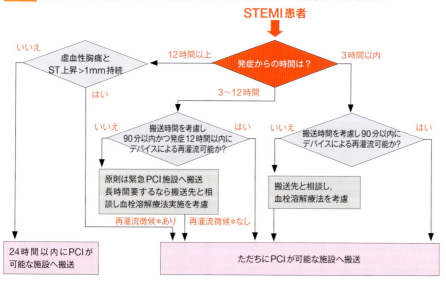

心原性ショック（または進行した左心不全）の場合，発症36時間以内かつショック発現18時間以内はPCI，外科手術施行可能施設へ搬送する。
＊：胸痛の消失，ST上昇の軽減，T波の陰転化など

循環器病の診断と治療に関するガイドライン（2012年度合同研究班報告）より引用

(3-2) ST上昇型急性冠症候群（STEACS）／ST上昇型急性心筋梗塞（STEMI：心筋酵素の上昇ありの場合）

✔ ここがポイント!!
- 冠血流は，ほぼ途絶している。
- PCIが可能な施設は図6，PCIが施行できない施設は図7を参照。

血栓溶解療法の禁忌
（1）絶対堤禁忌
　①頭蓋内出血の既往（時期を問わず），6カ月以内の脳梗塞。
　②既知の頭蓋内新生物，動静脈奇形。
　③活動性出血。
　④大動脈解離およびその疑い。
（2）相対的禁忌
　①コントロール不良の重症高血圧（180/110mmHg以上）。
　②禁忌に属さない脳血管障害の既往。
　③出血性素因，抗凝固療法中。
　④頭部外傷，長時間（10分以上）の心肺蘇生法，または大手術（3週間未満）などの最近の外傷既往（2～4週間以内）。
　⑤圧迫困難な血管穿刺。
　⑥最近（2～4週間以内）の内出血。
　⑦線溶薬に対する過剰反応。
　⑧妊娠。
　⑨活動性消化管出血。
　⑩慢性重症高血圧の既往。

大動脈疾患

大動脈疾患

急性大動脈解離（aortic dissection）とは

大動脈壁が中膜のレベルで2層に剥離し，動脈走行に沿ってある長さを持ち2腔になった状態で，大動脈壁内に血流もしくは血腫が存在する動的な状態である[1]。痛み始めが一番痛い突発的な切り裂かれるような激痛や，バットで殴られたような背部痛，胸痛などの訴えが多いが，たいていの場合，その後，速やかに症状は軽減している場合もあり，発症時の病歴聴取が重要である。強い痛みが持続している場合は切迫破裂を疑う必要がある。

また，大動脈は全身のあらゆる臓器へ動脈を分岐しており，その血流障害により脳梗塞や急性冠症候群，腹痛などの各種全身症状の原因となっている可能性がある。あらゆる診療科領域において症状の原因として killer disease である本症を念頭に置く必要がある。

大動脈瘤とは

大動脈の一部の壁が，全周性，または局在性に（径）拡大または突出した状態である。大動脈壁の一部が局所的に拡張して瘤を形成する場合，または直径が正常径の1.5倍（胸部で45mm，腹部で30mm）を超えて（紡錘状に）拡大した場合に「瘤（aneurysm）」と称している[1]。無症状のうちに拡大が進み，切迫破裂の段階で知覚神経が分布する外膜への急なストレスによって痛み（ときに拍動性に痛みが増強）を生じることが多い。

症例1 73歳女性

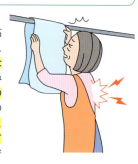

主訴：背部の激烈な痛み
現病歴：洗濯物を干そうと高いところに手を伸ばしたところ，バーンとバットで殴られたような突然の背部痛を自覚した。痛みは，痛み始めが一番痛く，痛みの移動ははっきりしなかった。その後，痛みは速やかに軽減したが，冷汗，気分不良が出現してきて身動きがとれないため救急車で来院。血圧の左右差はない。

→ 急性大動脈解離（Stanford type B）

症例2 48歳男性

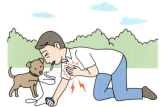

主訴：突然の前胸部痛
現病歴：数年前から高血圧を指摘されていたが，放置していた。喫煙30本/日，30年。初冬の午後9時頃，犬の散歩をしていたところ，突然の前胸部痛を自覚し，その場にうずくまって，一瞬（数秒間）意識消失しそうになったという。痛みの移動ははっきりしなかった。救急車で搬送中，徐々に呼吸困難も伴うようになってきた。

→ 急性大動脈解離（Stanford type A）＋急性冠症候群＋大動脈閉鎖不全合併

症例3 79歳女性

主訴：左片麻痺
現病歴：朝食の後片付け中，突然の左上下肢の痺れ感と脱力感を自覚したため来院した。よく聞くとその直前に上胸部～右頸部にかけての突発的で激烈な痛みを自覚していたという。

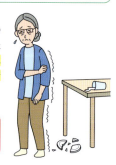

→ 急性大動脈解離（Stanford type A）＋腕頭動脈解離による脳梗塞発症

臨床推論のポイント

- 痛み始めが一番痛い突発的な強い痛みが特徴的である。
- 切り裂かれるような激痛や，バットで殴られたような痛みなどの訴えが多いが，たいていの場合，その後，冷汗や気分不良を伴う。
- 速やかな痛みの移動が典型的とされるが，実際はわからないことも多い。
- 痛みはさまざまな程度に軽減して持続する。痛みが速やかに軽減して，冷汗，気分不良のみが続く場合も多いので，発症様式（onset）をしっかり聴取することが重要である。
- ちくちく感など痛みがはっきりせず，冷汗や気分不快などの全身症状のみの場合もある（無痛性5％）。

| 症例 4 | 76 歳女性 |

主訴：背部痛と腹痛
現病歴：今朝から，なんとなく背部のちくちく感を自覚していた。朝食の片付け中，突然の激烈な背部痛と腹痛を自覚し，嘔吐した。救急搬送されたが，両側大腿動脈の拍動を触知せず，腹部には筋性防御を認めた。

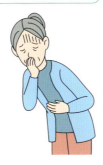

→ 急性大動脈解離（Stanford type B）＋真腔閉塞による腸管虚血＋下肢虚血

| 症例 7 | 80 歳男性 |

主訴：前胸部痛，嗄声
現病歴：生来健康で健康診断を受けたことがない。1年前から嗄声を自覚していたが，年のせいだと思っていた。数日前から前胸部痛があり，血痰も出るようになったため来院した。

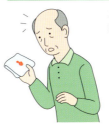

→ 弓部大動脈瘤切迫破裂（胸部大動脈瘤は通常，無症状であるが，瘤の増大に伴って瘤による圧迫症状が発現する。胸痛や血痰は切迫破裂の症状であることがある）

| 症例 5 | 47 歳女性 |

主訴：
現病歴：最近，大動脈弁輪拡張症と大動脈弁閉鎖不全症と診断され，手術検討中であった。就寝中に寝返りをしようと力んだときに，前胸部に引き裂かれるような激しい痛みを自覚し，背部に移動した。症状は，痛み始めが最も強かったが，その後も強い背部から腰部の痛みが続くため，救急外来を受診した。

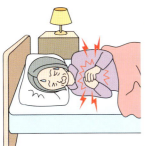

→ Marfan症候群＋急性大動脈解離（Stanford type A）＋切迫破裂

| 症例 8 | 63 歳男性 |

主訴：嚥下障害，胸痛
現病歴：数ヶ月前から嚥下困難を自覚していたが，多忙のため病院に行けなかった。会議中に突然の拍動性の胸痛を訴え，救急搬送された。

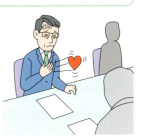

→ 胸部大動脈瘤破裂

| 症例 9 | 59 歳男性 |

主訴：前胸部圧迫感，不明熱
現病歴：2週前から38℃前後の発熱があった。近医を受診し，風邪薬を処方されていったん解熱したが，数日前から再度38℃台の発熱と前胸部圧迫感があり受診した。

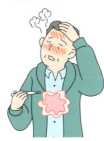

→ 感染性胸部大動脈瘤（大動脈壁に感染が波及して仮性瘤を形成することがあり，破裂率が高い）

| 症例 6 | 68 歳男性 |

主訴：意識障害，左片麻痺
現病歴：検診で高血圧を指摘されたが，治療せずに放置していた。寒い冬の夜にトイレで倒れていたところを発見された。救急搬送時，意識レベルJCS100，血圧80/40mmHg，脈拍120/分。左半身麻痺を認めた。右上腕動脈および右総動脈の拍動を触知できなかった。

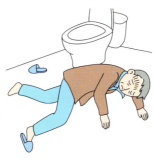

→ 急性大動脈解離（Stanford type A）＋腕頭動脈から右鎖骨下動脈と左総頸動脈の解離による閉塞

| 症例 10 | 45 歳男性 |

主訴：胸背部不快感
現病歴：建築工事中，屋根から落下して救急搬送された。右上腕骨開放骨折があり，緊急手術を受けた。その後，胸背部不快感，重苦しさを訴えるようになった。

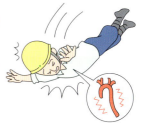

→ 胸部大動脈仮性瘤（交通外傷，転落事故などの多発外傷では大動脈損傷による仮性瘤を生じることがある）

大動脈疾患

≫1 鑑別診断のポイント

Onset 初発時期と発症様式	**急性大動脈解離** ☐ 突発的であることが特徴である。バットで殴られたような訴えが多い。すなわち症状（違和感）の始まりからピークまでは数秒以内である。 ☐ ちくちく感など，症状がはっきりしない場合もある。 **大動脈瘤** ☐ 瘤拡大を伴う症状はないか，徐々に出現する場合がある。 ☐ 切迫破裂についても，突発的な場合もあるが，数分から数時間で増悪する場合もある。
Position and Progression 痛みの場所と経過	**急性大動脈解離** ☐ 胸部〜背部，腰部まで解離する範囲によりさまざまである。 ☐ 真腔閉鎖による虚血部位の症状だけのこともある（下肢痛，腹痛など）。 **大動脈瘤破裂** ☐ 胸背部，破裂部位による。
Quality 痛みの質	**急性大動脈解離** ☐ 典型例では，痛み始めが最も痛いことが特徴。突発的な引き裂かれるような激痛の場合や，バットで殴られたようなドカーン，バーンという痛みと表現される方が多い。 ☐ 最初だけ痛く，その後痛みはすぐに軽快し，冷汗や気分不良のみとなることも多い（疼痛の持続する症例では大動脈破裂の危険性が高い）。 ☐ 痛みの移動は，実際は，はっきりわからない方も多い。 ☐ 激烈な痛みをあまり感じず，冷汗が主症状の場合もある（無痛性5％）。 **大動脈瘤** ☐ 瘤の拡大や周囲組織圧迫による持続性の前胸部痛，胸部不快感のほか，切迫破裂では激烈な痛みとなるが，症例により異なる。 ☐ 無症状で突然破裂ということもある。
Radiation 放散痛	☐ 特記事項なし。
Severity 痛みの程度	☐ 症状は強く，発症直後は動けないことが多い。 ☐ 痛みのために失神する場合もある
Tolerance 痛みの軽快因子	☐ 血圧低下（安静）とともに症状が寛解することがある。
Unable to tolerate 痛みの増悪因子	☐ 血圧上昇（労作，ストレス，寒冷刺激など）により増悪する。
Various Symptoms 随伴症状	**急性大動脈解離** ☐ 解離による分枝の血流障害により，心臓，脳神経から下肢まで，全身のあらゆる症状をきたしうる。 ☐ 脳神経症状，心筋梗塞，心不全，心タンポナーデ，腹痛，上肢痛・下肢痛，意識消失，ショック（冷汗，悪心，嘔気），血圧左右差の出現（片側の上肢への動脈血流が障害されなければ生じない）。 **大動脈瘤** ☐ 瘤の増大に伴って瘤による圧迫症状（嗄声，嚥下障害など），感染性動脈瘤では発熱などの感染症状，破裂に伴うショック。

»2 急性大動脈解離（図1）

- 真腔：本来の動脈腔。
- 偽腔：壁内に新たに生じた腔。
- 矢印は入口部（Entry：ここから偽腔へ血液が入り込んで大動脈壁を2層に剥離する）を示すが，Stanford分類では入口部の部位を問わない。例えば入口部が下行大動脈にあり，解離が上行大動脈まで及べばType Aである。
- 再入口部（Reentry：偽腔から真腔へ血流が流れこむ部位）があると偽腔は開存することが多く，ない場合には偽腔は血栓閉塞することが多い。
- 大動脈解離では偽腔が拡大して真腔を閉塞させることがある（図2）。このため種々の臓器虚血を引き起こす。

図1　大動脈瘤のDeBakey分類とStanford分類

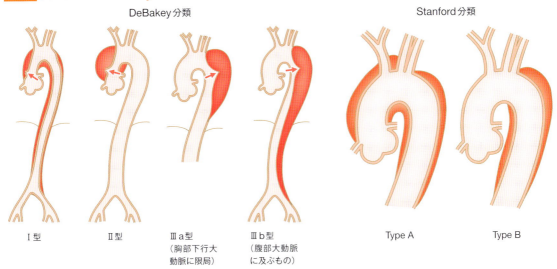

図2　大動脈解離による分枝閉塞の模式図

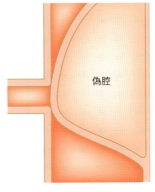

偽腔拡大による真腔，または，分岐入口部の閉塞

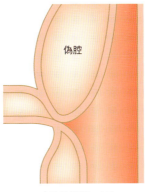

大動脈解離による分岐入口部閉塞

大動脈疾患

》3 大動脈瘤

病理
- 胸部大動脈瘤では動脈硬化性の瘤が多く，瘤壁は粥腫が内膜のみならず中膜内あるいは中膜を超えて存在し，中膜の弾性線維が高度に破壊されている。また，中膜の平滑筋細胞は萎縮し，中膜の菲薄化を伴う。
- 上行大動脈瘤では囊状中膜壊死が原因であることが多い。
- 囊状中膜壊死は弾性線維の減少や断裂と中膜内の酸性ムコ多糖類の沈着，平滑筋細胞の減少を伴った中膜壊死である。この変化は加齢に伴い正常径の血管壁でも認められるが，高血圧によって程度が増強されることが知られている。
- 囊状中膜壊死はMarfan症候群やEhlers-Danlos症候群でみられる典型的な組織所見である。
- 大動脈解離は囊状中膜壊死による中膜の脆弱性が原因であることが多い[3]。

痛みのメカニズム
- 大動脈には交感神経性求心性線維の自由末端が分布している。胸部大動脈では痛みのインパルスは交感神経内を走行して交感神経節を経てC8, T1-5に入る。このため左肩に放散することがある。
- 下行大動脈ではT3-6の知覚神経に感知されることがある[4]。

大動脈瘤の分類
①瘤壁の形態（図3）
- 真性：瘤壁は動脈壁からなるが，瘤が大きい場合，組織学的に中膜を確認できない場合もある。
- 仮性：大動脈の壁構造を有さない瘤で外傷性や感染性に多い。

解離性：前述

②瘤の形（図4）
- 紡錘状
- 囊状

③瘤の存在部位（図5）
- 胸部：胸郭内にある大動脈に生じた瘤。
- 上行大動脈瘤：大動脈弁輪から腕頭動脈を分枝するまで。
- 弓部大動脈瘤：腕頭動脈起始部から第3, 4胸椎の高さまで。
- 下行大動脈瘤：第3, 4胸椎から下方。
- 遠位弓部大動脈瘤：臨床的に第3, 4胸椎を中心とする瘤を遠位弓部大動脈瘤とよぶことがある。
- 胸腹部大動脈瘤：胸郭から腹部に連続した瘤で，分類はCrawford分類を用いてType Ⅳとする（図6）。
- 腹部大動脈瘤：腹部大動脈に生じた瘤。

④原因
- 動脈硬化性
- 外傷性
- 炎症性：外膜の線維性肥厚や炎症細胞浸潤を示す瘤。
- 感染性：感染によって局所的に瘤になったもので，起炎菌はブドウ球菌，サルモネラが多い。
- 先天性：遺伝性症候群。

図3 大動脈瘤の形態上の分類（瘤壁の形態）

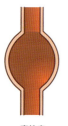
真性瘤

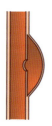
仮性瘤

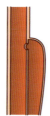
解離性瘤

図4 大動脈瘤の形態上の分類（瘤の形）

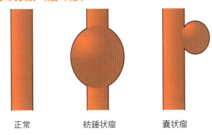

正常　　紡錘状瘤　　囊状瘤

図5 大動脈瘤の部位別分類

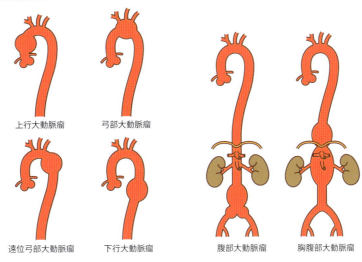

上行大動脈瘤　　弓部大動脈瘤

遠位弓部大動脈瘤　　下行大動脈瘤　　腹部大動脈瘤　　胸腹部大動脈瘤

図6 胸腹部大動脈瘤の Crawford 分類

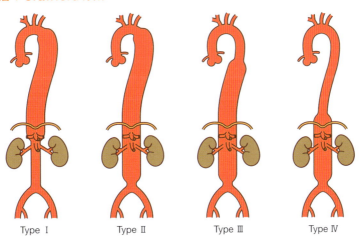

Type Ⅰ　　Type Ⅱ　　Type Ⅲ　　Type Ⅳ

» 4　急性大動脈解離，大動脈瘤の危険因子

- 動脈硬化：高血圧，高脂血症，糖尿病，喫煙は危険因子である。
- 家族歴：家族歴ありは家族歴なしに比べて5～10倍の危険因子である。
- 高齢：60歳以上は危険因子である。
- 遺伝性症候群は危険因子である：Marfan症候群，Loeys-Dietz症候群，Ehlers-Danlos症候群，Turner症候群，多発性囊胞腎，Noonan症候群，Alagille症候群。

大動脈疾患

》5 急性大動脈解離，大動脈瘤の治療

診断と治療のガイドライン[1]

急性大動脈解離
- 急性大動脈解離の診断，治療のフローチャートを示す（図7）。Stanford type Bでは一般的に保存的療法（降圧と安静）が行われるが，真腔狭窄による臓器虚血を呈する症例にはステントグラフト内挿術が行われ，成果を上げている。

胸部大動脈瘤
- 胸部大動脈瘤の診断，治療のフローチャートを示す（図8）。一般的に大動脈瘤径が5.5cm以上では手術を考慮する。
- 胸部下行大動脈瘤ではステントグラフト内挿術（TEVAR）が第1選択となってきた。

③腹部大動脈瘤
- 腹部大動脈瘤の診断，治療のフローチャートを示す（図9）。一般的には大動脈瘤径5cm以上では手術を考慮する。
- 高齢者ではステントグラフト内挿術（EVAR）を第1選択とすることが多い。

図7 急性大動脈解離診断・治療のフローチャート

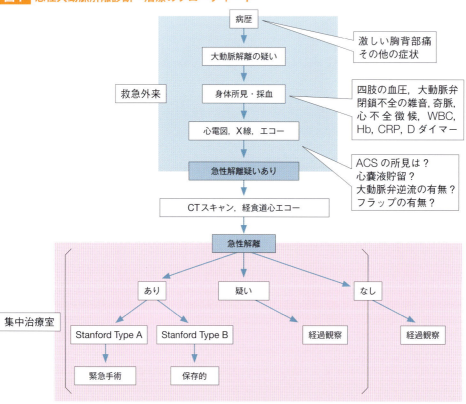

図8 胸部大動脈瘤の診断

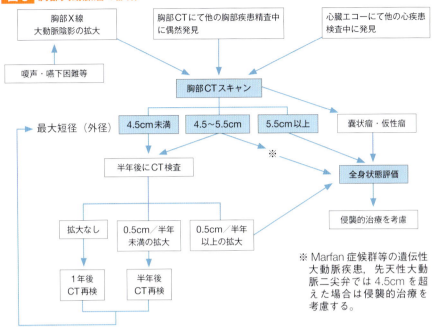

図9 腹部大動脈瘤の診断

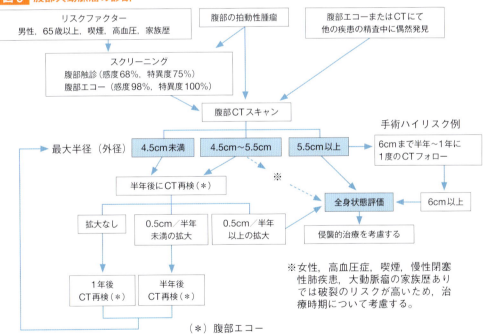

参考文献

1) 循環器病の診断と治療に関するガイドライン（2010年度合同研究班報告）．大動脈瘤．大動脈解離診療ガイドライン．日本循環器学会　2011年改訂版．
2) Januzzi JL, Isselbacher EM, Fattori R, et al: Characterizing the young patient with aortic dissection: Result from the international registry of aortic dissection(IRAD). J Am Coll Cardiol 43:665-669,2004
3) 羽尾裕之：大動脈瘤および大動脈解離の病理．日本血管外科学会雑誌23：957-963, 2014．
4) 新沼廣幸：大動脈疾患-大動脈解離と胸腹部大動脈瘤：診断と治療の進歩．II.診断の進歩．1．問診，症状，身体所見．日本内科学会誌99：251-257, 2010．

肺血栓塞栓症

肺血栓塞栓症とは

大腿静脈をはじめとする深部静脈内に生じた血栓が，肺動脈を塞栓することにより生じる病態である。特異的な検査所見が少ないので，軽症の場合には診断が遅れ，再発，重症化して初めて診断される場合も多い。長時間の飛行機（ロングフライト症候群），狭い車の中での長時間の安静，術後の安静など，本病態を疑う背景因子の確認と臨床推論力が重要である。下腿や骨盤内の深部静脈血栓の場合が多いが，必ずしも下肢の診察に異常がない場合も多い。

突然始まる呼吸困難感を前面とした胸部苦痛が特徴的であるが，軽症の場合は，あまり症状がない場合もある。まれに肺梗塞となって胸膜に炎症が及ぶと，呼吸性に増悪する胸膜痛を伴う場合もある（肺は肺動脈のみならず気管支動脈からも栄養されるため肺梗塞となる頻度は高くない）。

胸部X線写真や心電図，採血検査，心エコーには特異度の高い一般所見がなく，胸部写真に明らかな陰影などの異常がないのに著明な低酸素を急に認めたら本症を念頭に置き，特異度が高い造影CTで診断する。

Dダイマーや低酸素血症（動脈血ガス分析によるAaDO$_2$の開大）の感度は高いため，本症を否定するのに有用である。

臨床推論のポイント

- 初発時期と発症様式：突然的に出現する呼吸困難を前面とする胸部苦痛が主な症状で，それに伴う突然の低酸素血症が診断のきっかけになる。
- 胸部X線写真に明らかな異常な陰影を認めないのに著明な低酸素血症を認める場合には，肺血栓塞栓症や，痰などによる気道閉塞を疑う。

症例1　56 男性

主訴：呼吸困難，左胸部苦痛
現病歴：生来健康であった。ヨーロッパからの帰国便の中はアルコールを飲んで熟睡してきた。帰国後，空港内の入国検査場で，突然の呼吸困難感と左胸部全体の苦痛が出現して立っていられなくなった。血圧88/50mmHg，心拍数112回/分，呼吸数24回/分，SpO$_2$ 90%，胸部X線写真に明らかな異常なく，心電図も洞性頻脈のほかに明らかな異常なかった。

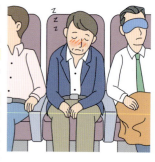

➡ 肺血栓塞栓症（ロングフライト症候群）

症例2　72 歳女性

主訴：呼吸困難と前胸部苦痛
現病歴：大腿骨骨折手術後で入院中。リハビリ中に突然の呼吸困難が出現して倒れ込んでしまった。呼吸数22回/分，SpO$_2$ 88%，胸部X線写真，心電図に明らかな異常はない。

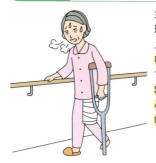

➡ 肺血栓塞栓症

症例3　22 歳男性

主訴：左胸部の重苦しさ
現病歴：自動車旅行中の大学生。ここ数日，狭い車の中で寝ていた。朝，突然の呼吸困難と胸部苦痛が出現。徐々に呼吸性に痛みの増強がある。呼吸数20回/分，SpO$_2$ 92%，胸部X線写真，心電図上，V$_1$〜V$_4$に陰性T波を認める。心エコーでは，右室の拡大による心室中隔の扁平化（D shape）。

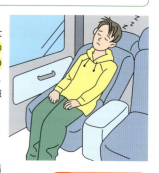

➡ 肺血栓塞栓症

症例 4	20歳女性

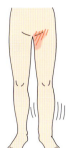

主訴：突然の呼吸困難感
現病歴：全身性エリテマトーデスで通院中，3日前から左大腿に違和感あり，昨日から鼠径部に痛みと左下肢の浮腫が出現してきたため受診。夜中に呼吸困難感を自覚したが様子をみていたら改善したという。呼吸数20回/分，SpO$_2$ 93%，胸部X線写真，心電図に明らかな異常を認めず。

 肺血栓塞栓症
（左下肢の深部静脈血栓症）

症例 5	68歳女性

主訴：易疲労感，労作性の呼吸困難
現病歴：身長155cm，体重68kg。毎年，健診を受けているが特に異常を指摘されていなかった。1年ほど前から，以前に比べて労作時に疲れやすく，呼吸困難感が出現していた。一般採血検査で異常なく，安静でよくなるので年齢のためもあると経過をみていた。その後，徐々にではあるが易疲労感，労作性の呼吸困難が増悪してくるため心配になって受診した。血圧140/70mmHg，心拍数100回/分，呼吸数20回/分，SpO$_2$ 90%，胸部X線写真では肺動脈の拡張，心電図ではV$_1$のR波の増高を認めた。心エコーでは肺高血圧の所見と右室肥大を認めた。全身の造影CTでは，両肺動脈への肺血栓像と右室の拡大を認めた。

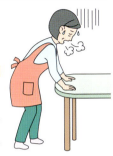

➡ 慢性肺血栓塞栓性肺高血圧症

臨床推論のポイント

易疲労感，労作性の呼吸困難など，特に高齢者などで日常的によく遭遇する症状に際しては，一般採血や胸部X線，心電図で明らかな異常がない場合にも，経皮的動脈酸素飽和度などによる低酸素血症の有無を確認しよう！

≫1 鑑別診断のポイント

Onset 初発時期と発症様式	☐ 痛みの始まり方：突発的な呼吸困難感が前面の胸部苦痛が特徴的である。
Position and Progression 痛みの場所と経過	☐ 胸部全体〜片側の肺全体など広い範囲の症状である。 ☐ 肺梗塞および胸膜炎を合併すれば，比較的に限定される胸膜痛を伴う。
Quality 痛みの質	**痛みの種類** ☐ 片側胸部の呼吸困難感と胸部苦痛。 ☐ まれに，呼吸性に症状が悪化する胸膜痛（比較的胸郭に近い表在性の鋭い痛み，刺すような痛み，切るような痛み，引きつるような違和感）の場合もある（肺梗塞，胸膜炎の合併による）。 **持続時間** ☐ 通常は持続的である。
Radiation 放散痛	☐ 特記事項なし。
Severity 痛みの程度	☐ 病態によって，症状は強くショック状態のこともあるが，軽症であれば症状がなく日常生活を続けている場合もある。血栓閉塞の範囲による。

肺血栓塞栓症

Tolerance 痛みの軽快因子	□ 特記事項なし。
Unable to tolerate 痛みの増悪因子	□ 胸膜痛を生じている場合は，呼吸性に痛みが増悪する。
Various Symptoms 随伴症状	□ 広範型でショック症状（閉塞性ショック）（表1）。

表1 分類

広範型	ショックを伴うもの（閉塞性ショック）
亜広範型	心エコーで右室負荷を認めるもの
非広範型	心エコーで右室負荷を認めないもの
慢性血栓塞栓性肺高血圧症	再発を繰り返して慢性化し，高血圧を伴うもの

山本昌樹, 佐々木昌博. 自然気胸. 医学と薬学 69(3): 375-379, 2013. より引用

»2 病態生理

- 下肢や骨盤内からの塞栓が多くを占める。
- 危険因子として，長時間の同じ姿勢，骨折・外傷・術後状態，長期臥床，心疾患，悪性腫瘍，加齢，麻痺，先天性（アンチトロンビン，プロテインC，プロテインS欠損症）あるいは後天性の血栓性素因（抗リン脂質抗体症候群）があげられる。
- 血栓による閉塞と液性因子による血管収縮により肺動脈圧が上昇する。
- 軽症では，動脈血液ガス上低酸素あるいはAaDO$_2$の開大以外の有意な変化が生じない場合がある。
- 右心軽負荷や肺高血圧が生じる亜広範型以上の重症では，心電図変化を生じることが多くなり，心臓の聴診でもⅡ音の亢進と病的分裂を認めるようになる。
- 広範型の場合は，右室圧の上昇と拡大により，左室を圧迫することにより，閉塞性ショックの原因となる。

臨床推論のポイント

■ 必ずしも重篤な症状を呈さない非広範型など軽症例では診断がつけられずに再発を繰り返している場合がある。したがって，全身倦怠感，呼吸困難感などの日常よくある症状の場合でも，必ず経皮的動脈血酸素飽和度の低下の有無を確認して，胸部写真に明らかな陰影がないのに**低酸素を生じる**本症を見逃さないようにする。

■ **血液ガスの低酸素（AaDO$_2$の20以上の開大）とDダイマーの感度が高く，これらが正常であれば本症は否定的である。**

≫3 検査

胸部X線写真

✔ ここがポイント!!

- 有意な異常陰影を認めないのに突然の低酸素血症をきたす場合は，肺血栓塞栓症や痰などによる気道閉塞を念頭に診察を進める。
- 末梢肺野血管影の減少による透過性の亢進を認めるが，実際の判断は難しい。慢性肺血栓塞栓症で肺高血圧が持続していると第2弓（肺動脈）の拡大を認める。

採血検査

- 低酸素（$AaDO_2$の開大）とDダイマーの感度が高く，これらが正常であれば本症は否定的である。

心電図

- 感度，特異度が高い所見はない。
- 肺高血圧や右室負荷を認める程度以上の肺血栓塞栓症では，V_1〜V_4の陰性T波や右脚ブロックの出現を認める（虚血性心疾患との鑑別は本症で突然の低酸素を認める点が重要である）。
- 以前からいわれているSⅠ，TⅢ，QⅢ（右軸偏位）の所見はまれである。

心エコー

- 軽症では明らかな異常を指摘できない。
- 右室負荷所見がある程度になってくると，右室拡大に伴う心室中隔の扁平化，左室の圧排などの所見を認める。

造影CT

- 肺動脈内の血栓や深部静脈血栓の有無（再発の危険性）の確認に有用である。
- 特異度が高い確定診断に有用な検査である（$AaDO_2$の開大とDダイマーの感度が正常であれば本症は否定的であり実施する意義は少ない）。

下肢静脈エコー

- 塞栓源の検索。

≫4 治療

- 比較的余裕がある場合は，抗凝固療法で血栓の増大予防，再発予防。
- 重症で救命のために急性右心不全や閉塞性ショックに対する治療が急がれる場合は，血栓溶解や血栓除去術も考慮される。経皮的心肺補助法（PCPS）。
- 再発が予想される場合は下大静脈フィルターが考慮される。

心臓弁膜症

心臓弁膜症

心臓弁膜症とは

心臓の4つの弁（大動脈弁，僧帽弁，肺動脈弁，三尖弁）のうち1つまたは複数の弁の機能障害により引き起こされる心疾患である。機能障害には狭窄，閉鎖不全（逆流），狭窄兼閉鎖不全（逆流）があり，弁と障害の組み合わせにより多様な病型をきたす。機能障害の原因には変性，リウマチ性，先天性，感染性などがあり，なかでも変性は平均寿命の延長により増加傾向にある。

ここがポイント！

弁膜症と胸部症状の病態生理には次の5項目がある。

Ⓐ：負荷の増大に伴う狭心痛＝大動脈弁狭窄症＝労作性の胸痛。

Ⓑ：拡張期圧低下＝冠動脈の血流低下に伴う狭心痛＝大動脈弁閉鎖不全＝安静時や夜間に心拍数が下がるほど冠灌流圧が低下するので胸痛（持続性）が出現する，ニトログリセリンで改善しない。

Ⓒ：左心不全症状＝大動脈弁や僧帽弁の狭窄症，閉鎖不全＝労作性の呼吸困難，息切れ，咳嗽，動悸，胸部圧迫感，起座呼吸。

Ⓓ：右心不全症状＝上記Ⓑへの合併のほか，三尖弁や肺動脈弁の狭窄症，閉鎖不全＝全身倦怠感，腹部膨満，食欲不振，うっ血。

Ⓔ：弁の逸脱に伴う痛み＝僧帽弁逸脱＝持続性の胸部圧迫感。

症例1　73歳女性

主訴：歩行時の胸部圧迫感
現病歴：以前から心雑音を指摘されていた。1カ月前から階段を上ったときなどに前胸部圧迫感を自覚していたが，数分の安静で軽快していたため様子をみていた。ここ数日，この症状が長引くようになってきたため受診した。第2肋間胸骨右縁を最強点とする収縮期雑音を聴取する。

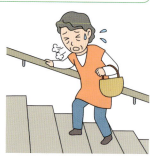

➡ Ⓐ大動脈弁狭窄症（狭心症）

症例2　68歳女性

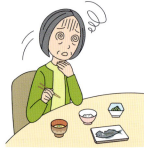

主訴：労作性の胸部圧迫感と眼前暗黒感
現病歴：1カ月前から階段を上るなどの労作で前胸部圧迫感を自覚していたが数分で改善した。その際には咽頭部や左肩への放散痛もあり冷汗もあるという。昨日から胸部症状とともに目の前が真っ暗になるような症状があり，今朝，朝食中に数秒間の意識消失を認めたため来院した。第2肋間胸骨右縁を最強点とする収縮期雑音を聴取する。

➡ Ⓐ大動脈弁狭窄症（狭心症＋失神・眼前暗黒感・めまい）

症例3　72歳男性

主訴：胸部圧迫感，呼吸困難
現病歴：この1週間，引っ越しの準備でいつもより無理が続いていたが，今朝から呼吸困難感が出現して悪化してくるため救急車来院。第2肋間胸骨右縁を最強点とする収縮期雑音，肺野にcoarse cracklesとwheezingを認める。

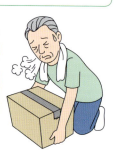

➡ ⒶⒸ大動脈弁狭窄症（急性左心不全）

症例 4　60歳女性

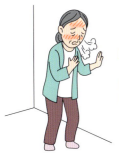

主訴：発熱，全身倦怠感，労作時の呼吸困難感
現病歴：2週間に咽頭痛と38℃台の発熱があったが，消炎鎮痛薬で一過性によくなるが，その後も微熱が続いていた。数日前から，全身倦怠感と労作時の呼吸困難が出現してくるため紹介となった。これまで異常を指摘されていなかったが，今回の心臓の聴診上，胸骨左縁第3肋間（副大動脈領域）を最強とする拡張期雑音を認めた。心エコー上，大動脈弁に疣贅があり，弁破壊による大動脈弁閉鎖不全を生じていた。

 感染性心内膜炎に伴う大動脈弁閉鎖不全・心不全

鑑別診断のポイント

不明熱の原因検索：心雑音が出る前から感染性心内膜炎を疑う。

- 不明熱が続く場合は，感染性心内膜炎を疑って心雑音の出現に注意するのはもちろんだが，原因菌の弁破壊による大動脈弁閉鎖不全や僧帽弁閉鎖不全発症に伴う心雑音の出現まで待つ必要はない。雑音が出現する前から，**心エコーによる疣贅の有無の確認や血液培養の実施を考慮**すべきである。
- もともと大動脈弁狭窄症，大動脈弁閉鎖不全，僧帽弁閉鎖不全，心室中隔欠損症，閉塞性肥大型心筋症がある方は，速い血流ジェットにより弁組織や心内膜の内皮障害を生じており感染性心内膜炎が生じやすいとされるが，これらの疾患がなくても生じ得ることを念頭に置く。

症例 5　56歳女性

主訴：安静時の胸部圧迫感
現病歴：以前から血圧の拡張期圧が低めであることを指摘されていたが，特に症状もなく経過観察となっていた。数ヵ月前からときどき夜間や安静時に前胸部から咽頭部にかけての圧迫感があり，数分以上続いて持続することが多かった。

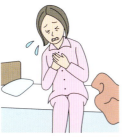

症状の性質から，狭心症疑いで発作時のニトログリセリンスプレーの舌下を試みたが，発作の症状はかえって悪化する印象があった。今回，ホルター心電図を施行したところ，夜間安静による心拍数低下時に自覚症状が出現し，このとき，STが低下していることがわかった。24時間血圧計では，夜間の徐脈時には拡張期圧がさらに低下していた。聴診上，第3肋間胸骨左縁（副大動脈領域）を最強点とする拡張期雑音を認める。

 大動脈弁閉鎖不全（心拍数低下に伴う拡張期圧のさらなる低下＝冠灌流低下による狭心症）

症例 6　45歳男性

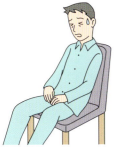

主訴：呼吸困難
現病歴：以前から健診で聴診異常を指摘され，心臓弁膜症の診断で経過観察となっていた。最近，特に誘因なく半日くらいの動悸を自覚していた。ここ数日は治まる気配がなく，寝る前に軽度の下腿浮腫を認めていた。昨夜から呼吸困難感があり，夜中に一度起き上がって少し椅子で休んでから再び睡眠した。今朝も労作性の息切れ，呼吸困難感，胸部圧迫感が続くため来院した。心臓の聴診上，心尖部を最強とする拡張期のランブルおよび肺野にcoarse cracklesを認めた。心電図では心房細動を認める。

 僧帽弁狭窄症＋心房細動＋心不全

症例 7　61歳男性

主訴：息切れ，呼吸困難
現病歴：慢性心房細動とⅠ度の僧帽弁閉鎖不全で10年前から通院していた。10日前の上気道炎をきっかけに，この4～5日で労作性の息切れと呼吸困難が出現してきたため受診となった。この1週間で体重は4kg増加したという。心尖部を最強とする全収縮期雑音を聴取する。

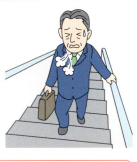

 僧帽弁閉鎖不全，心不全（慢性の心房細動による左房拡大によって弁輪が拡大し，僧帽弁閉鎖不全を悪化する）

症例 8　74歳女性

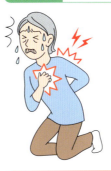

主訴：突然の胸背部痛と呼吸困難
現病歴：高血圧で治療中。今朝，突然の胸背部痛があった。痛みは，痛み始めが一番強くバットで殴られたように突発的だった。その後，痛みは軽減したが冷汗が出現，呼吸困難も生じるために救急車で来院した。

 大動脈解離に伴う大動脈弁閉鎖不全，心不全

心臓弁膜症

≫1 鑑別診断のポイント

Onset 初発時期と発症様式	**痛みの始まり方** ☐ 弁膜症による🅐，🅑（🅒，🅓，🅔）に伴う狭心症の症状は突発的であり，症状（違和感）の始まりからピークまでは数秒である。 ☐ 弁膜症による🅒，🅓に伴う心不全症状は，一般的にはやや時間をかけて徐々に悪化する。 ☐ 🅔については，心因性の要素も多いとされているが，状況によって一貫しない。
Position and Progression 痛みの場所と経過	☐ 前胸部〜左前胸部：手掌サイズ以上の広い範囲であることが特徴である。 ☐ みぞおち，心窩部，上腹部付近，背部痛，肩甲骨部付近の痛みのこともある。
Quality 痛みの質	**痛みの種類** ☐ 狭心症状（圧迫感，重苦しさ，締めつけ，灼熱感，胸焼け感，違和感，呼吸困難感） **持続時間** ☐ 🅐，🅑の狭心症の1回の症状の持続は，1分前後から数分までで，改善するとまったく症状がなくなってしまうのが特徴であるのに対し，🅒，🅓，🅔は比較的持続する。 **典型的な労作性狭心症における誘因** ☐ 心拍数や血圧が上がり心筋の酸素消費量が上がる各種労作が引き金となるが，冠拡張圧の低下による狭心症を生じる大動脈弁閉鎖不全に伴う狭心症は，このほか安静時や夜間の心拍数低下に伴って拡張期圧はより低下するためこれが誘因となる場合もある。
Radiation 放散痛	☐ 🅐，🅑の狭心痛は，咽頭部〜頸部，顎，歯，左肩，左腕，右肩，両肩まで痛むことがある
Severity 痛みの程度	☐ 通常，🅐，🅑の狭心症発作中は苦しみのために労作を続けることはできず，止めて安静にしたり，横になったりする。 ☐ 心不全に伴う症状の場合は，軽度の場合は作業などを継続している場合もある。
Tolerance 痛みの軽快因子	☐ 🅐の狭心症の場合は，安静やニトログリセリンで軽快する。 ☐ 🅑の大動脈弁閉鎖不全による狭心症の場合はかえって冠灌流圧が低下するので軽快しない場合もある。
Unable to tolerate 痛みの増悪因子	☐ 狭心痛は，基本的に労作により増悪する。 ☐ 大動脈弁閉鎖不全による狭心症の場合は，安静で冠灌流圧がより低下するので，安静が誘因となる場合がある。
Various Symptoms 随伴症状	☐ 冷汗，悪心，嘔気（発作時にショック症状であることを示唆する）。 ☐ ショック症状を呈する。 ☐ 眼前暗黒感，めまい，失神（大動脈弁狭窄症にこれらの症状や狭心痛を合併する場合は予後不良にて，緊急的に対応が必要）。

≫2 大動脈弁狭窄症

- 動脈硬化，リウマチ熱，先天性（二尖弁）などの原因により，大動脈弁に狭窄が生じ，左室から大動脈への駆出障害をきたすことにより突然死の原因となる重要な病態である。
- 通常，大動脈弁口面積は3cm^{2}だが，1.5cm^{2}以下になると負荷が始まり，1cm^{2}以下で中等症，0.5cm^{2}以下が重症となり，左室と大動脈の収縮期圧格差が100mmHgを超えることもある（この際，血圧の収縮期圧が130/80mmHgのとき，心内圧は，130 + 100 = 230mmHgまで上昇していることを意味する）（図1）。
- 常に左室への圧負荷があることにより求心性の左室肥大を生じる。
- 狭心症状や失神，心不全などが生じてくると予後不良である。

図1 大動脈弁狭窄症の病態

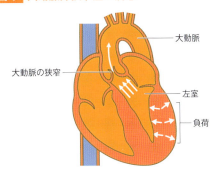

診察所見
- 遅脈：脈の立ち上がりが遅く，徐々に下降する脈の状態をいう。
- 小脈：脈圧が小さい。

聴診所見
- 第2肋間胸骨右縁を最強点とする収縮期駆出性雑音を聴取する。胸部の広い範囲から頸部にまで放散する荒々しい音である。
- Ⅱ音の奇異性分裂がある（大動脈弁が閉鎖するのが遅れるため，ⅡAとⅡPの順番が逆になり，通常とは反対に呼気時にⅡ音が分裂する現象）。

胸部X線写真
- 心陰影の拡大・左第4弓の突出（求心性の左室肥大なので，当初，心胸比はあまり増大しない），上行大動脈拡大（狭窄後拡張がある場合），大動脈弁の石灰化が見えることがある。

心電図
- 左室肥大の所見，ストレイン型のST低下がみられる。

心エコー
- 左室肥大がみられる。
- 大動脈弁の肥厚，石灰化，可動性低下，開放制限（弁口面積の減少）がある。
- 大動脈弁口を通過する流速が増加する。
- ドプラで大動脈弁での血流速度の増大がみられる（図2）。

図2 心エコー大動脈弁血流速度

この図では 4 × (4.29 m/sec)^2 = 74mmHgの圧較差が予想される。

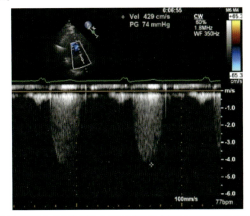

ベルヌーイの簡易式：弁前後の圧較差(mmHg) = 4 × (弁を通過する最大血流速度(m/sec))^2

心臓カテーテル
- 圧較差を測定する。

臨床症状
- しばらくは無症状で経過するが，その後，労作時の前胸部圧迫感（狭心症状），失神，心不全症状が出現してくると予後不良であり，突然死のリスクが高まる。

予後と治療
予後
- 長期間無症状で経過する反面，症状出現後の予後は不良である。狭心痛出現後の平均余命は5年，失神は3年，左心不全は1.5～2年とされている。

治療
①内科的治療
- 根本的治療なし，心不全予防。

②外科的治療
- 大動脈弁置換術（AVR）：人工弁（生体弁，機械弁）に取り換える。
- 最近ではわが国においても経カテーテル的大動脈弁留置術（TAVI），または経カテーテル大動脈弁置換術（TAVR）が施行されるようになってきている（図3）。

図3 経大腿動脈アプローチ（transfemoral approach）と経心尖アプローチ（transapical approach）

a：経大腿動脈アプローチ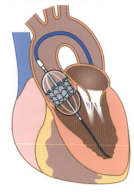
b：経心尖アプローチ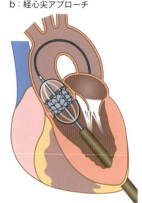

》3 大動脈弁閉鎖不全症

- 動脈硬化性，感染性心内膜炎，リウマチ性，先天性（二尖弁）による弁尖の器質的変化や，大動脈弁輪の拡張（大動脈瘤，大動脈解離，Marfan症候群など）により生じる。
- 拡張期に左室への逆流が生じ容量負荷がかかるため左室は肥大しつつ，拡大も生じる。当初は，Frank-Starlingの法則により心収縮力が高まり，代償的に心拍出量は維持されるが，いずれ破綻して心不全症状をきたす。
- 大動脈弁閉鎖不全症では冠灌流の主な時相である拡張期圧が低下するため，狭心症が生じることがある。

大動脈弁閉鎖不全における狭心症状の特徴

■ 大動脈弁閉鎖不全では，拡張期圧が低下しているが，安静時や夜間には心拍数が減少することにより，さらに拡張期圧が低下し，冠灌流圧が低下するため虚血状態となり持続性の狭心症状が出現する。したがって，この狭心症発作はニトログリセリンで改善しない。

診察所見
- 速脈：脈の立ち上がりと下降が急速になる。
- 大脈：脈圧が増大する。
- Quincke拍動（爪を軽く圧迫した際に爪床の皮膚の赤みが収縮期に強くなり，拡張期に消退する拍動）を認める。
- de Musset徴候：脈圧増大に伴って，頸動脈の拍動が強くなり，心収縮に合わせて頭部が揺れる。

聴診所見
- 第3肋間胸骨右左縁（副大動脈領域，Erb領域）を最強点とする拡張期灌水様雑音を聴取する。
- 相対的大動脈弁狭窄症の収縮期雑音がある。
- Austin Flint雑音（ARの逆流により僧帽弁を押し戻すことにより生じる僧帽弁狭窄の拡張期ランブル）を認める。

胸部X線写真
- 心陰影拡大，左第4弓の左下方への突出がある。

心電図
- 左室肥大を認める。

心エコー
- 大動脈弁逆流，左室拡大を認める。

心臓カテーテル
- 大動脈造影で左室が造影される（表1）。

臨床症状（表2）
1) 慢性に経過する大動脈弁閉鎖不全：しばらく無症状で経過することが多い。その後，左心不全をきたすと易疲労感，息切れ，呼吸困難など症状をきたす。また，拡張期圧の低下による狭心痛を生じることがある。
2) 急性に経過する大動脈弁閉鎖不全：大動脈解離や感染性心内膜炎による場合など急激に本症が生じた場合は，代償機能が働かないためすぐに左心不全をきたす。

予後
- 長期間無症状であるが，左心不全症状が出現する段階になると平均余命は2年とされている。

治療

① 内科的治療
- 根本的治療なし。心不全予防。

② 外科的治療（表3）
- 弁尖の器質的変化に対しては，大動脈弁置換術（AVR）が多い。大動脈弁形成術（AVP）や大動脈弁再建術（aortic valve reconstruction）が行われることもある。
- 大動脈複合体の変化に対しては，大動脈基部置換術（aortic root replacement）である。弁尖が正常な場合には自己弁温存大動脈基部置換術を行うこともある。

表1 Sellers 分類

Ⅰ度	逆流ジェットを認めるが，左室は造影されない。
Ⅱ度	逆流ジェットとそれに伴って左室が淡く造影される。
Ⅲ度	左室全体が濃く造影される（大動脈と左室が同程度に造影）。
Ⅳ度	左室が大動脈よりも濃く造影される。

表2 大動脈弁閉鎖不全症の重症度判定（AR ジェットの幅／左室流出路径）

＜25%	軽症（mild）
25～65%	中等症（moderate）
＜65%	重症（severe）

表3 大動脈弁閉鎖不全症（重症 AR）の手術適応

有症状（左心不全，狭心痛）	
無症状であっても左室機能低下例	左室収縮率（left ventricle ejection fraction: LVEF）＜50%
無症状であっても左室高度拡大例	左室収縮末期径（end-systolic dimension: LVDs）＞55mm または
左室拡張末期径（end-diastolic dimension: LVDd）＞75mm	左室が大動脈よりも濃く造影される。
無症状であっても運動耐容能の低下のある左室中等度拡大例	左室収縮末期径（end-systolic dimension: LVDs）＞50mm または 左室拡張末期径（end-diastolic dimension: LVDd）＞70mm

＊この他に各種指標を体表面積で除したものを用いたり，逆流量や有効逆流口面積などの定量指標を用いたものもある。

»4 僧帽弁狭窄症

- 僧帽弁の狭窄により左房から左室への血流が障害された状態である。
- 正常の弁口面積は4～6cm²であるが，2cm²以下になると労作時の呼吸困難などの症状が生じる。
- ほとんどがリウマチ熱を原因とするが，その減少により本症の発症数は低下している。
- 左房圧，肺静脈圧の上昇をきたし，肺うっ血による左心不全症状をきたす。労作時呼吸困難，動悸，胸痛，息切れ，咳嗽を初発症状とするところが多い。
- 肺高血圧から右心不全となると頸静脈怒張，肝腫大，浮腫，腹水を生じる。

聴診所見
- 心尖部（僧帽弁領域）を最強とする拡張期ランブル，前収縮期雑音，僧帽弁開放音（ベル型，左側臥位で聴取しやすい）。

胸部X線写真
- 左第2弓，右第2弓の突出を認める。

心電図
- 左房負荷が著明なときは僧帽Pや右軸，右室肥大を認める。

心臓弁膜症

- 心房細動を呈する場合も多い。

治療
- 軽症：不要である。
- 中等症以上：内科的には心不全，心房細動による血栓塞栓予防，経皮的経静脈的僧帽弁交連切開術（PTMC）。外科的には直視下僧帽弁交連切開術，僧帽弁置換術である。

» 5　僧帽弁閉鎖不全症

- 弁の異常（リウマチ，僧帽弁逸脱，感染性心内膜炎，外傷）のほか，弁輪拡大（拡張型心筋症，心筋梗塞），腱索・乳頭筋の異常（急性心筋梗塞〔下壁，側壁〕時の乳頭断裂など）により生じる。
- 収縮期に左室から左房への逆流がみられる病態である。
- 軽症では症状がないが，左心不全による呼吸困難，労作時息切れ，易疲労感を生じることがある。
- 肺高血圧を合併すると浮腫などの右心不全症状をきたす。
- 心房細動を合併して血栓症の原因となることがある。

聴診所見
- 心尖部を最強とする全収縮期雑音を認める。

胸部X線写真
- 左室，左房の拡大を認める。

心電図
- 正常〜左室・左房負荷所見を認める。

心エコー
- カラードプラ上の逆流ジェットの到達距離による評価を行う。

治療
- 内科的治療：心不全に対する治療。
- 外科的治療：僧帽弁形成術，人工弁置換術，弁輪縫縮術。

» 6　僧帽弁逸脱症

- 弁の逸脱（収縮期に僧帽弁の一部が左房側に落ち込む）に伴い動悸，胸痛，めまい，倦怠感など諸症状を伴う病態である。
- 大部分は無症状だが，労作とは無関係に生じる持続の長い胸痛を訴えることがある。
- 硝酸薬は無効である。
- 本症候群には自律神経障害が合併することが多い。

聴診所見
- 収縮中期クリック音。僧帽弁閉鎖不全を合併するとその後の収縮期雑音を伴う。

胸部X線写真
- 正常のことが多い。
- 僧帽弁閉鎖不全の合併でその所見を生じる。

心電図
- 正常であることが多い。

» 7　肺動脈弁狭窄症

- 先天性のことが多く，心雑音で発見される場合が多い。
- 通常，ほとんど症状はないが，中等症以上では，胸痛，呼吸困難，右心不全などを認めることがある。重症が見逃されていれば突然死することもある。
- 弁の狭窄のみならず，ほかの心疾患に合併することが多い弁下狭窄や弁上狭窄（肺動脈狭窄）が同じような病態を呈する。

聴診所見
- 胸骨左縁第2肋間を最強とする収縮期雑音で，Ⅱ音は減弱し，Ⅱ音の病的分裂を認める（右心系の雑音なので，左心系に比べて音の強さは弱く，比較的限

定した領域に聞こえ，吸気時に音が増大する）。

胸部X線写真
- 左第2弓の突出を認める。

心電図
- 右室肥大を認める。

治療
- 軽症では経過観察である。
- 圧較差40～50mmHg以上の場合は，経皮的バルーン肺動脈弁形成術（PTPV），直視下肺動脈弁交連切開術を検討する場合がある。

»8 肺動脈弁閉鎖不全症

- 弁自体の異常や肺高血圧などに伴う弁輪拡大により生じることが多い。
- 胸骨左縁第2～4肋間を中心に高調性の拡張期雑音を生じる。
- 右心不全症状が生じることがあるが，肺高血圧を伴わない限り多くは代償されて症状をきたさないことが多い。

»9 三尖弁狭窄症

- 多くはリウマチ性で頻度は低い。
- 僧帽弁の異常と合併することが多い。
- 聴診にて，胸骨左縁下端を最強点とする拡張期ランブルを聴取する（右心系の雑音なので音の強さは弱く，吸気時に音が増大する）。
- 右房圧は上昇し，全身倦怠感，食欲不振，下腿浮腫などの右心不全症状が出現することがある。

»10 三尖弁閉鎖不全症

- 感染性心内膜炎，リウマチのほか，二次性のものとしては，僧帽弁閉鎖不全などの弁の異常や肺高血圧，右室梗塞などが原因となる。
- 胸骨左縁の第5肋間最強の全収縮期雑音（右心系の雑音なので音の強さは弱く，吸気時に音が増大する）。
- 右心不全症状（心窩部不快，全身倦怠感）が生じることがある。
- 他の弁膜症の手術とともに形成術が考慮されることがあるが単独ではまれである。弁置換術を要する場合もある。

心不全

心不全

心不全とは

　心臓に器質的および（あるいは）機能的異常が生じて，末梢主要臓器の酸素需要量に見合うだけの血液量を絶対的にまた相対的に拍出できない状態であり，肺・体静脈系または両系にうっ血をきたし日常生活に障害を生じた病態である。

　肺静脈系にうっ血をきたした病態を左心不全，体静脈系にうっ血をきたした病態を右心不全，それらが合併した病態を両心不全とよぶ。心不全に基づく症状や徴候が急性に出現，あるいは悪化した病態を急性心不全，長期間にわたって起こり次第に進行していく病態を慢性心不全という。

症例1　67歳男性

主訴：呼吸困難感，前胸部圧迫感
現病歴：5年前から高血圧症で内服治療中。1年ほど前から1〜2時間持続する動悸を自覚していた。前日から動悸が持続し，今朝から呼吸困難感，前胸部圧迫感も伴ったため救急外来を受診した。来院時，起座呼吸で，低酸素血症を認めた。心電図は心拍数120〜160/分の頻脈性心房細動で，胸部X線写真上，心拡大と両側肺うっ血を認めた。

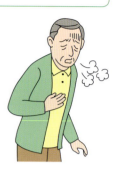

➡ 発作性心房細動による急性左心不全

症例2　72歳女性

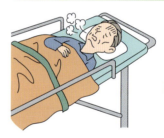

主訴：前胸部の重苦しさ，呼吸困難感
現病歴：50歳代から糖尿病で内服治療中。1時間前から持続する前胸部の重苦しさと呼吸困難感を主訴に救急搬送された。来院時，低酸素血症を認め，血圧68/40mmHgとショックを呈していた。心電図では，V_1〜V_5でST上昇を認め，心エコー検査では，左室前壁中隔は低収縮〜無収縮であった。胸部X線写真では，両側肺うっ血を認めた。

➡ 急性前壁心筋梗塞に合併した急性左心不全

症例3　58歳女性

主訴：労作時易疲労感，動悸
現病歴：2年前に検診で心雑音を指摘された。半年ほど前からの労作時易疲労感と動悸を主訴に外来を受診した。初診時，胸部聴診にて，収縮中期クリック音と心尖部に最強点をもつ全収縮期雑音を聴取した。胸部X線写真上，心拡大はなく，肺野に異常陰影を認めなかった。心エコー検査で，僧帽弁前尖の逸脱と高度僧帽弁閉鎖不全症を認めた。

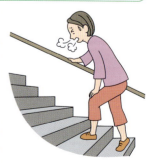

➡ 高度僧帽弁閉鎖不全症による慢性心不全

症例 4　82歳女性

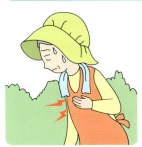

主訴：前胸部痛，呼吸困難感
現病歴：5年前に心雑音を指摘された。2カ月前から，時に農作業中に2～3分の<mark>前胸部痛</mark>を自覚していた。前日から，<mark>呼吸困難感が持続</mark>し，今朝から症状が増悪してくるため来院した。初診時，胸部聴診上，<mark>胸骨右縁第2肋間に最強点をもつ収縮期駆出性雑音</mark>を聴取し，頸部に放散した。心エコー上，左室駆出率は60％と正常範囲内であったが，大動脈弁に石灰化と可動性の制限を認め，高度大動脈弁狭窄症の診断であった。

➡ 高度大動脈弁狭窄症による狭心症，心不全

症例 6　38歳男性

主訴：発熱，息切れ
現病歴：3週間前から原因不明の<mark>38～39℃台の発熱と全身倦怠感</mark>が出現した。さらに<mark>軽労作での息切れ</mark>も伴ったため近医より紹介され，外来を受診した。4週間前に抜歯した既往がある。
心エコーで，大動脈弁に付着する15mm大の疣贅と高度大動脈弁閉鎖不全症を認めた。血液培養は陽性であった。

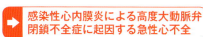

➡ 感染性心内膜炎による高度大動脈弁閉鎖不全症に起因する急性心不全

症例 5　32歳女性

主訴：前胸部違和感，呼吸困難
現病歴：本日，自然分娩にて女児を出産した。児娩出後より<mark>前胸部違和感</mark>が出現し，徐々に<mark>呼吸困難感</mark>，<mark>起座呼吸</mark>を呈した。診察時，低酸素血症を認め，心電図は心拍数120/分の洞性頻脈で，非特異的ST-T異常を認めた。胸部X線写真で，両側肺うっ血を認めた。心エコー上，左室の収縮はびまん性に低下しており，左室駆出率32％であった。

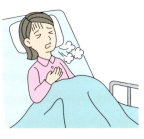

➡ 産褥心筋症による急性左心不全

症例 7　45歳女性

主訴：労作性の動悸，呼吸困難
現病歴：1カ月ほど前から<mark>立ちくらみ</mark>を自覚するようになった。1週間ほど前から，<mark>軽労作でも動悸，呼吸困難感が出現</mark>するようになり，外来を受診した。<mark>眼瞼結膜は貧血様</mark>であり，胸部聴診で心基部に収縮早期雑音（Levine Ⅱ/Ⅵ）を聴取した。血液検査にて，ヘモグロビン値5.6g/dLと高度貧血を認めた。心エコー検査では，左室駆出率83％と計測された。

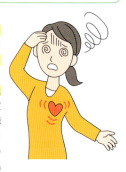

➡ 重症貧血による高拍出性心不全

心不全

≫1 鑑別診断のポイント

Onset 初発時期と発症様式	☐ <mark>心不全に伴う呼吸困難</mark>は，通常，<mark>数分から数時間かかり出現，増悪</mark>してくることが多い。
Position and Progression 痛みの場所と経過	☐ 前胸部（広い範囲）：左心不全による呼吸困難・起座呼吸。 ☐ 病初期は，労作時に症状が持続するが，安静時には無症状である。 ☐ 病態が進行すると，安静時にも症状が生じて持続し，治療介入するまで改善しない。
Quality 痛みの質	☐ 呼吸困難感，息切れ，全胸部の重苦しさ（嘔気：右心不全による腹部膨満感）。
Radiation 放散痛	☐ 咽頭部～頸部に放散することがある。
Severity 痛みの程度	☐ 病状によって，労作が続けられる状況から，起座呼吸までさまざまである。
Tolerance 痛みの軽快因子	☐ 軽症～中等症までは，安静，座位，ニトログリセリンによる減負荷で改善する場合がある。
Unable to tolerate 痛みの増悪因子	☐ 労作により増悪する。
Various Symptoms 随伴症状	☐ 血液の肺あるいは体静脈へのうっ滞による症状と，心拍出量低下による症状がみられる。 ☐ 左心不全に続発して右心不全をきたし両心不全に至ると，肺・体静脈系へのうっ血による多彩な症状が出現する。 **左心不全による症状** ☐ 肺うっ血による症状：呼吸困難（初期には労作時に軽度の息切れを自覚するのみ。進行すると夜間の発作性呼吸困難，起座呼吸がみられる），咳嗽・喀痰。 ☐ 心拍出量低下による症状：易疲労感，倦怠感，めまい，頭痛，尿量減少，四肢冷感。 **右心不全による症状** ☐ 浮腫，腹部膨満感，嘔気，食欲不振，便秘・下痢。

»2 心不全の症状 （図1）

- 心不全のなかでも左心不全による代表的病態の1つが肺うっ血である。肺うっ血の典型的な症状は呼吸困難であるが，個々の症例によって訴えはさまざまであり，胸痛を主訴とする可能性がある。
- 心不全を発症する原因となった基礎疾患として，虚血性心疾患や大動脈弁狭窄症などの胸痛を自覚する疾患を合併している場合がある。左心不全のみならず右心不全も合併した両心不全に至っている場合には，呼吸困難のみならず下腿浮腫などの体静脈系のうっ血による症状を伴う。
- 心不全は症例によって病態や重症度が異なり，その症状は多様である。胸痛を主訴とする他の病態との鑑別を進めるとともに，かつ心不全の原因疾患・増悪因子を見据えた病歴聴取，身体診察が重要である。

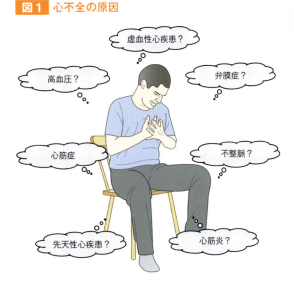

図1　心不全の原因

»3 左心不全の病態生理 （図2）

- 左室機能を血液循環ポンプになぞらえて考えた場合，ポンプ機能に影響を与える因子として，心拍数，前負荷，後負荷，収縮機能，拡張機能がある。これらのうち，いずれか1つでも破綻すると左心ポンプ失調に陥り，心拍出量低下と左房圧の上昇をきたす。
- 肺うっ血による呼吸困難の出現は，左房圧の上昇を疑う最初の一歩となる。病歴や身体所見から，左房圧上昇や心拍出量の低下に伴う徴候を見つけ出し，左心不全を速やかに診断することが必要である。

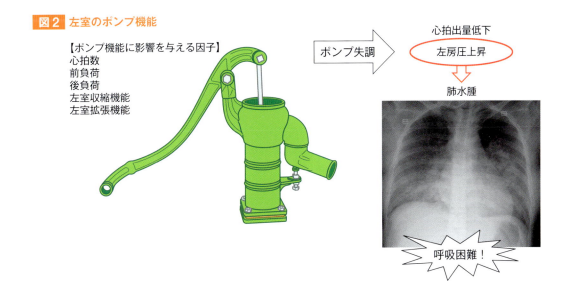

図2　左室のポンプ機能

心不全

≫4 心不全の原因疾患と増悪因子（表1, 2）

- 心不全が疑われる患者の病歴聴取，身体診察の際には，鑑別診断に加えて，血行動態の評価，重症度判定，原因疾患・増悪因子は何かを考える必要がある[1,2]。病態を的確に把握し，場合によっては治療を並行して進めていく。特に呼吸困難，胸痛を主訴とする症例の場合，病態によっては急激に血行動態が増悪する可能性がある。
- 救命，患者の呼吸困難など自覚症状の改善，臓器うっ血の改善のため，適切なタイミングで治療介入していくことが重要である。個々の病態に応じた心不全治療，原因疾患への治療，増悪因子の是正により，血行動態の改善を図るとともに心不全再増悪を予防することが求められる。

表1 心不全の原因疾患

虚血性心疾患
高血圧
心筋症（遺伝性，後天性を含む）
　肥大型心筋症（HCM），拡張型心筋症（DCM），拘束型心筋症（RCM），不整脈原性右室心筋症（ARVC），緻密化障害など分類不能群（心筋炎，産褥心筋症，たこつぼ心筋症なども含む）
全身疾患や外的因子との関係が強い心筋症
　浸潤性疾患：サルコイドーシス，アミロイドーシス，ヘモクロマトーシス，免疫・結合組織疾患
　内分泌・代謝疾患：糖尿病，甲状腺機能異常，Cushing症候群，副腎不全，成長ホルモン過剰分泌（下垂体性巨人症，先端肥大症），褐色細胞腫，Fabry病，ヘモクロマトーシス，Pompe病，Hurler症候群，Hunter症候群
　栄養障害：ビタミンB_1（脚気心），カルチニン，セレニウムなどの欠乏症
　薬剤：β遮断薬，カルシウム拮抗薬，抗不整脈薬，心毒性のある薬剤（ドキソルビシン，トラスツズマブなど）
　化学物質：アルコール，コカイン，水銀，コバルト，ヒ素など
　その他：シャーガス病，HIV感染症
弁膜症
先天性心疾患：心房中隔欠損，心室中隔欠損など
不整脈：心房細動，心房頻拍，心室頻拍など頻拍誘発性，完全房室ブロックなど徐脈誘発性
心膜疾患：収縮性心膜炎，心タンポナーデなど
肺動脈性肺高血圧症

循環器病の診断と治療に関するガイドライン（2009年度合同研究班報告）慢性心不全治療ガイドライン（2010年改訂版）より改変引用

表2 急性心不全の原因疾患・増悪因子

1. 慢性心不全の急性増悪：心筋症，特定心筋症，陳旧性心筋梗塞など
2. 急性冠症候群
　a）心筋梗塞，不安定狭心症：広範囲の虚血による機能不全
　b）急性心筋梗塞による合併症（僧帽弁閉鎖不全症，心室中隔穿孔など）
　c）右室梗塞
3. 高血圧症
4. 不整脈の急性発症：心室頻拍，心室細動，心房細動・心房粗動，その他の上室性頻拍
5. 弁逆流症：心内膜炎，腱索断裂，既存の弁逆流症の増悪，大動脈解離
6. 重症大動脈弁狭窄症
7. 重症の急性心筋炎（劇症型心筋炎）
8. たこつぼ心筋症
9. 心タンポナーデ
10. 先天性心疾患：心房中隔欠損症，心室中隔欠損症など
11. 大動脈解離
12. 肺（血栓）塞栓症
13. 肺高血圧症
14. 産褥性心筋症
15. 心不全の増悪因子
　a）服薬アドヒアランスの欠如，b）水分・塩分の摂取過多，c）感染症（特に肺炎や敗血症），d）重症な脳障害，e）手術後，f）腎機能低下，g）喘息，慢性閉塞性肺疾患，h）薬物濫用，心機能抑制作用のある薬物の投与，i）アルコール多飲，j）褐色細胞腫，k）過労，不眠，情動的・身体的ストレス
16. 高心拍出量症候群
　a）敗血症，b）甲状腺中毒症，c）貧血，d）短絡疾患，e）脚気心，f）Paget病

循環器病の診断と治療に関するガイドライン（2010年度合同研究班報告）急性心不全治療ガイドライン（2011年改訂版）より改変引用

5 心不全の重症度分類 (表3)

- 心不全の重症度を示す分類には，自覚症状による分類（New York Heart Association〔NYHA〕分類），血行動態による分類（Forrester分類）がある。Forrester分類は，心不全の程度を心係数，肺動脈楔入圧により分類するものでSwan-Ganzカテーテルによる侵襲的評価が必要である。そこで近年，非侵襲的なNohria-Stevenson分類[3]が提唱され，治療方針決定に用いられている。

表3 心不全の分類法

New York Heart Association (NYHA) 分類

NYHA Ⅰ度	心疾患があるが症状はなく通常の日常生活は制限されないもの。
NYHA Ⅱ度	軽度の身体活動の制限がある。安静時には無症状だが，日常的な身体活動で疲労・動悸・呼吸困難・狭心痛を生じる。
NYHA Ⅲ度	心疾患患者で日常生活が高度に制限されるもの。安静時は無症状だが，平地の歩行や日常生活以下の労作によっても症状が生じる。
NYHA Ⅳ度	心疾患患者で非常に軽度の活動でも何らかの症状を生じる。安静時においても心不全・狭心症症状を生じる。

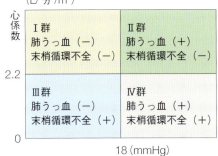

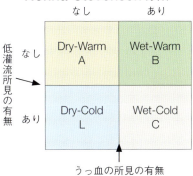

循環器病の診断と治療に関するガイドライン（2010年度合同研究班報告）急性心不全治療ガイドライン（2011年改訂版）より改変引用

参考文献
1) 循環器病の診断と治療に関するガイドライン（2009年度合同研究班報告）慢性心不全治療ガイドライン（2010年改訂版）
2) 循環器病の診断と治療に関するガイドライン（2010年度合同研究班報告）急性心不全治療ガイドライン（2011年改訂版）
3) Nohria A, Tsang SW, Fang JC, et al: Clinical assessment identifies hemodynamic profiles that predict outcomes in patients admitted with heart failure. J Am Coll Cardiol 41: 1797-1804, 2003.

心筋炎

心筋炎とは

　心臓に炎症が及ぶことによって，さまざまな心機能障害に伴う病態を呈する疾患であり，軽症から心原性ショックを呈して若年者でも生命を脅かすものまで臨床像は多彩である．多くはウイルスなどの感染によって発症する．数日前からの感染徴候（発熱，咽頭痛＋腹痛，嘔気，食欲低下，下痢などの腹部症状）の先行後，胸部不快，圧迫感，胸痛などの胸部症状を呈するが，胸部症状がはっきりしない場合も多く，常に医療側の念頭にないと診断が遅れる．

　ウイルス以外の細菌，真菌，リケッチア，マイコプラズマなどの各種感染症の他，化学的・物理的刺激（薬物，放射線など），代謝異常，免疫異常なども原因となる場合があるので，背景となる原因や病態と本症の関連に注意する．

ここがポイント！

　心筋炎は，発熱や咽頭痛など感冒様症状，腹痛，嘔気，食欲低下，下痢などの胃腸炎様症状の訴えが先行していることが多く，その後の経過でも，胸部不快・胸痛などの胸部症状がはっきりしない場合も少なくない．若年者でも重症化すると生命を脅かす重篤な疾患であり，早期診断が重要である．そのためには，感冒様症状＋胸部症状ではもちろんのこと，日々の診療で多く経験する感冒様症状＋腹部症状の患者に対する診察のなかでも，重篤感，血圧低下などのバイタル確認や心臓の聴診（Ⅲ音，Ⅵ音），症状の遷延，わずかな胸部症状などに注意して本症を疑い，心電図などを実施する意識が重要である．

症例1　28歳女性

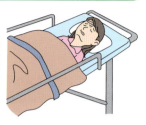

主訴：発熱，嘔気・食欲不振，全身倦怠感
現病歴：1週間前から微熱，腹痛・嘔気・食欲不振，全身倦怠感などの感冒様症状を自覚し，会社を休んでいた．5日前に受診し，胃腸炎の診断で，総合感冒薬と胃腸薬が処方されていた．その後も状態改善せずほとんど寝込んでいたが，今朝になって起座呼吸となり，ショック状態で救急搬送された．

 劇症型心筋炎

症例2　26歳男性

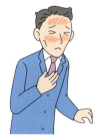

主訴：発熱，腹痛・食欲低下，軽度の胸部圧迫感
現病歴：5日前から発熱，腹痛・下痢があり，市販の感冒薬と整腸薬で様子をみていたが，症状は改善せずほとんど寝込んでいた．今朝，起床時に軽度の胸部圧迫感があることに気づいた．胸部症状は弱かったが，数日間以上，これまでにないような体調不良が続いているため心配になって受診した．血圧80/56mmHg，心拍数90/分，心臓聴診上，Ⅲ音，Ⅳ音を聴取した．心電図にてⅠ，Ⅱ，Ⅲ，aVL，aVF，V$_1$～V$_5$でST上昇を認めた（特にV$_4$～V$_6$で上昇が極端に大きいなど，通常の冠動脈分布とは違うパターンであった）．血液検査上，トロポニンT陽性．心エコー上，びまん性の壁肥厚と全周性の壁運動低下を認め，左室駆出率30％であった．

 劇症型心筋炎

症例3　52歳男性

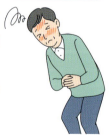

主訴：微熱，心窩部不快，眼前暗黒感
現病歴：生来健康であったが，4日前からの微熱，心窩部不快感があり，近医受診した．胃炎の診断で内服処方されたが症状は軽快せず，ほとんど寝込んでいた．今朝になり立ちくらみを自覚するようになったため，救急車で来院した．心電図で広範な誘導にST上昇と完全房室ブロックを認め，心拍数30/分の徐脈であった．心エコー上，びまん性の壁肥厚と全周性の壁運動低下を認めた．この時点のトロポニンTは陰性であった．

 急性心筋炎

| 症例 4 | 25 歳男性 |

主訴：胸部違和感，全身倦怠感
現病歴：生来健康，1人暮らし．数日前からの悪心，食欲不振，下痢などの体調不良で寝込んでいた．今朝，出勤して来ないことを不審に思い，友人が自宅を訪問すると，玄関にて心肺停止状態で倒れていた．そのまま病院へ救急搬送されたが，心肺蘇生に反応なく，永眠された．病理解剖の結果，多数の炎症細胞が心筋へ浸潤していることが確認された．

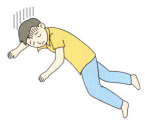

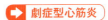 劇症型心筋炎

»1 鑑別診断のポイント

Onset 初発時期と 発症様式	☐ 数時間から半日以上かけて徐々に症状が出現してくる． ☐ 感冒症状（発熱，咽頭痛など）＋腹部症状（悪心，食欲低下，腹痛，下痢など）が先行することが多い．
Position and Progression 痛みの場所と 経過	☐ 虚血性心疾患に類似した前胸部の圧迫感，絞扼感を自覚する． ☐ 痛みは持続的である．
Quality 痛みの質	☐ 先行する感染症状，腹部症状に伴う虚血性心疾患に類似した前胸部の圧迫感，絞扼感． ☐ 胸部症状がはっきりしない場合もある． ☐ 心膜炎合併では心膜炎様の比較的鋭い痛みを自覚することもある．
Radiation 放散痛	☐ 虚血性心疾患と同様に，咽頭部，顎，肩や腕に放散痛を生じることがある． ☐ 胸部症状がなく放散痛のみの場合もある．
Severity 痛みの程度	☐ 胸部症状に先行して，感冒様症状＋腹部症状（腹痛，嘔気，食欲低下など）で発症する場合が多いが，数日以上ほとんど寝込んでいるなど，本人がこれまでに経験ないような重症感がある場合が多い．本症を念頭に詳細に病歴聴取し，血圧低下などのバイタルや重症感を見逃さないようにする． ☐ 胸痛や胸部圧迫感などの胸部症状は必ずしも強くなく，症状が出てくるころには病態が進行している可能性がある．
Tolerance 痛みの軽快因子	☐ 特記事項なし．
Unable to tolerate 痛みの増悪因子	☐ 心膜まで波及して心膜炎を合併したものでは，呼吸性に痛みが増悪することもある．
Various Symptoms 随伴症状	☐ 心機能低下に伴うショック症状． ☐ 腹部症状（食欲低下，嘔気，腹痛，下痢など）が先行している場合が多い． ☐ 房室ブロックなどの徐脈に伴う症状． ☐ 心室内に血栓が形成されることによる各種塞栓症状．

心筋炎

≫2 疾患サマリー

- 急性心筋炎の多くは先行感染を伴い，続いて心筋に炎症が波及することによって多様な心臓機能障害を呈する。
- 心筋の炎症が高度になれば，ポンプ失調となり急性左心不全となる。刺激伝導系が障害されれば，房室ブロックや洞不全症候群となり，心室頻拍や心室細動といった致死性不整脈を発症することもある。劇症型心筋炎を発症すれば，若年性突然死の原因となりうる。
- 虚血性心疾患と異なり，若年でも発症する。実臨床において「若年の感冒症状」からは重症疾患が想起されにくいため，いかに本疾患を念頭に置いて検査をオーダーできるかが重要となる。
- 長引く風邪症状，発熱，腹部症状，息切れ，咳嗽，呼吸困難とX線写真における浸潤影から肺炎と誤診される場合もある。
- 心不全は高齢者の病気と思い込まない姿勢が，心筋炎診断の第一歩といえる。

≫3 検査所見

- 血液検査：白血球，CRP上昇，赤沈亢進，心筋逸脱酵素（CK-MB，AST，LDHの上昇）。
- 胸部X線：急性のポンプ失調では心陰影の拡大は必ずしもみられない。肺うっ血があればbutterfly shadowとなる（図1）。
- 心電図：非特異的ST変化や，ST上昇の場合もある。低電位。房室ブロック，心室頻拍，心室細動，QRS幅の拡大。特異的な変化に乏しいため，心電図変化は常に虚血性心疾患との鑑別を要する（図2）。
- 心エコー：びまん性の左室収縮能の低下。それに伴って左室内血栓を認めることもある。心膜炎を合併すれば心膜液貯留となる（図3）。
- 心筋生検：炎症細胞の浸潤。
- 心臓カテーテル検査：冠動脈には有意狭窄を認めない。

図1 胸部X線写真

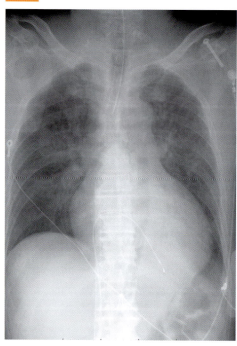
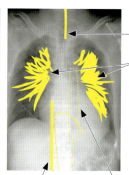

気管挿管チューブ
両側肺門部うっ血像
PCPSの脱血管一時ペーシングリード（右大腿静脈から挿入）
IABP（左大腿動脈から挿入）

劇症型心筋炎の症例胸部単純X線写真である。IABP，PCPSの補助循環装置が挿入されている。両側肺野にbutterfly shadowを認め，うっ血性心不全の所見を示している。

図2 心電図

a：劇症型心筋炎症例の心電図

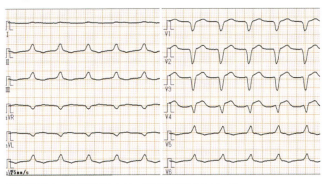

P波は消失し，心室調律となり，QRS波が拡大している。

b：劇症型心筋炎症例の心電図

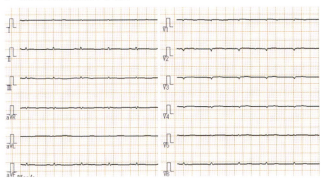

洞調律だが，全誘導で低電位を認める。

図3 心エコー

a：劇症型心筋炎の心エコー図（傍胸骨長軸像）

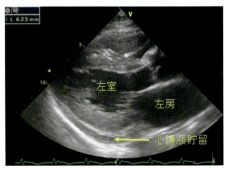

左室心筋が炎症性浮腫によって肥大し，左室後方に心膜液貯留を認める。

b：aと同一症例のMモード左室短軸像

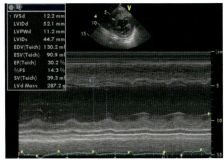

びまん性に左室収縮能は低下し，駆出率30.2％と算出されている。左室壁は肥厚している。

» 4　治療

　循環動態の維持を最優先し，劇症型心筋炎では大動脈内バルーンパンピング（IABP）や経皮的心肺補助装置（PCPS）といった補助循環装置の導入を躊躇しないことが重要である。房室ブロックには一時ペーシングを行う。

» 5　予後

　多くの場合予後は良好だが，劇症化すると予後はきわめて不良。救命可能であった症例でも，慢性期に心室リモデリングをきたして拡張型心筋症様病態を呈する症例もある。

心膜炎

心膜炎とは

心膜の炎症性疾患であり，心膜液貯留を伴うことが多い。発熱などの感染症状が先行して，その後の胸痛，心電図変化を特徴とする。症状は，徐々に悪化する鋭く刺すような持続的な痛みで，深呼吸や咳，仰臥位で増強するなどの特徴的なものであり，心膜摩擦音，心電図変化が診断の鍵となる。徐々に心膜液が貯留するが，これが増加すると痛みや心膜摩擦音が軽減する。結核やがんによるものは，無症状で進行し，心タンポナーデ様の症状（血圧低下など）で気づかれることもある。

症例1　34歳男性

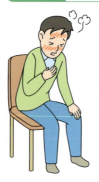

主訴：発熱，前胸部の痛み
現病歴：生来健康である。3日前から感冒症状と38℃台の発熱があった。昨夜から違和感があったが本日になって前胸部の鋭い痛みを自覚するようになり，徐々に増悪してきた。痛みは深呼吸によって増悪し，前屈位になると軽減する。聴診では胸骨左縁下部に心膜摩擦音を聴取し，心電図はほぼすべての誘導でST上昇を呈していた。

➡ **急性ウイルス性心膜炎**

症例2　80歳男性

主訴：労作時の呼吸困難
現病歴：肺結核の既往がある。3カ月前から労作時の呼吸苦が出現，徐々に増悪してきたため受診。胸部X線写真では心胸郭比64%と著明な心陰影の拡大があり，聴診上，Ⅰ音，Ⅱ音の減弱，心電図は，以前に比べ全誘導で低電位を示した。心エコー検査では大量の心膜液貯留を認めた。

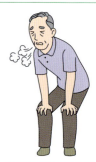

➡ **結核性心膜炎**

症例3　40歳女性

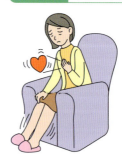

主訴：胸部不快感，血圧低下
現病歴：一昨日から動悸，胸部不快感，下腿浮腫を自覚し受診。既往歴は特にない。受診時の血圧92/60mmHg，脈拍110/分，奇脈がみられる。頸静脈の怒張あり。心電図では洞性頻脈，低電位を呈し胸部X線写真では心陰影が軽度拡大し，肺門部に腫瘍性病変を認めた。補液や昇圧薬への反応が悪く，血圧低下の改善が得られない。

➡ **がん性心膜炎，心タンポナーデ**

症例 4	30歳男性

主訴：労作性の呼吸困難
現病歴：3年前に大動脈解離にてBentall手術が施行された。その後，経過良好であったが，1週間前から労作時の呼吸困難と胸部苦痛，易疲労感があり，3日前から下腿浮腫も出現したため受診となった。頸静脈は吸気時に著明に怒張し，聴診では<mark>心膜ノック音</mark>を聴取する。胸部X線写真では心膜の石灰化像を認め，心エコー検査で心膜液貯留がみられる。

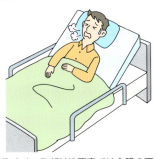

➡ 収縮性心膜炎（開心術後）

症例 5	60歳男性

主訴：発熱，胸痛
現病歴：3週間前に急性心筋梗塞を発症，経皮的冠動脈形成術を施行後，発症10日目に退院し外来通院となっていた。経過良好であったが3日前から発熱があり，<mark>深呼吸と左側臥位で増強する鋭い胸痛</mark>を自覚。聴診では胸骨左縁下部に心膜摩擦音を聴取し，心電図でほぼすべての誘導でST上昇を認めた。心エコー検査ではecho free spaceを認めた。

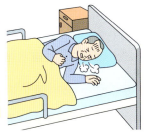

➡ Dressler症候群

» 1 鑑別診断のポイント

Onset 初発時期と発症様式	**痛みの始まり方** ☐ 感染症が原因では，亜急性に発症・経過（数時間～数日）する。 ☐ 悪性腫瘍，膠原病，結核が原因では慢性に発症・経過（数日～数週間）となる。 ☐ 心膜炎の原因は炎症が基本であり，<mark>通常，痛みの発症様式は，（突発的ではなく）違和感が生じてから痛みのピークまで数時間から数日かけて徐々に進行する。</mark>
Position and Progression 痛みの場所と経過	☐ 前胸部～左前胸部，胸骨背側の比較的広い範囲である。
Quality 痛みの質	**痛みの質** ☐ 鋭く刺すような激しい痛み。結核性やがん性では，無症状のことがある。 **持続時間** ☐ 通常は持続的である。
Radiation 放散痛	☐ 虚血性心疾患と同様に，頸部や左肩に放散痛を生じることがある。
Severity 痛みの程度	☐ 病態によって症状は強いこともあるが，日常生活は続けている場合が多い。
Tolerance 痛みの軽快因子	☐ 前屈位，立位で軽快する。
Unable to tolerate 痛みの増悪因子	☐ 深呼吸や仰臥位で痛みが増悪する。
Various Symptoms 随伴症状	☐ 発熱，悪寒，呼吸困難，血圧低下（心嚢液による）。

心膜炎

≫2 病態生理

- 急性心膜炎は心膜の炎症性疾患であり，男性が2/3を占める。原因は多岐にわたり，発生頻度からみると特発性が最も多く，次いで尿毒症性，化膿性，心筋梗塞性，リウマチ性，腫瘍性，結核性などが挙げられる。特発性の中にはウイルス性心膜炎が多く含まれている可能性がある。
- 診断には，典型的な胸痛，心膜摩擦音，典型的な心電図変化，心膜液貯留のうち，少なくとも2つの存在が必要である。
- およそ1/3の症例で高調性の擦れるような心膜摩擦音が聴取される。胸骨左縁下部，前傾座位で最も聴取される。また，しばしば心膜腔（臓側心膜と壁側心膜の間）に心膜液貯留が認められ，心膜液が多くなると心膜が擦れなくなるため，心膜摩擦音は聴取できなくなる。
- 典型的な心電図変化は60％以上にみられる。ほぼすべての誘導でST上昇を認め，本疾患に特徴的な所見である（図1）。
- 心膜液貯留は心エコー検査で心膜腔にecho free spaceがあることを確認する（図2）。

図1 急性心膜炎の典型的な心電図

V_1, aVLを除くほぼすべての誘導でST上昇がみられる。

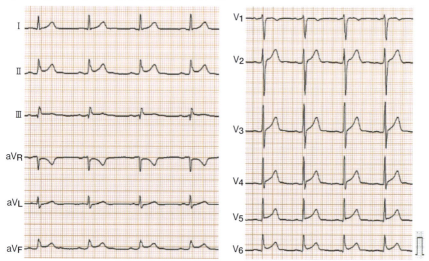

図2 心膜液貯留を示す心エコー図

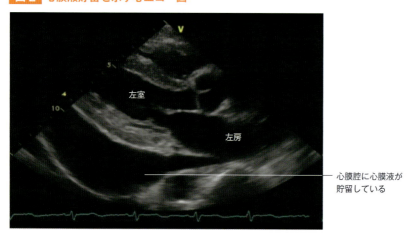

心膜腔に心膜液が貯留している

≫3 心膜炎の経過における重要な病態

収縮性心膜炎
- 心膜の癒着,石灰化により両心室の拡張が障害され,拘束型流入障害をきたす疾患である。
- 右心不全による胸腹水貯留,浮腫,吸気時に増強する著明な頸静脈の怒張(Kussmaul徴候),拡張早期過剰心音(心膜ノック音),心拍出量低下による労作時呼吸困難や易疲労感などの特徴がある。
- 胸部X線写真で心膜の石灰化を認め,心臓カテーテル検査を行うと右室内圧曲線でdip and plateau patternを示す。心膜切除術が唯一の根治治療である。

心タンポナーデ
- 心膜液が貯留すると,心膜腔内圧が上昇し,心臓を圧迫する症状が出現する。心膜腔内圧の決定因子は,①心膜液の量,②心膜液貯留のスピード,③心外膜の硬さの3つである。
- 結核性心膜炎などの場合,ゆっくり心膜液が貯留するため,心膜が徐々に引き伸ばされ,1L以上心膜液が貯留しても心膜腔内圧が上昇しないことがしばしばある。しかし,がん性心膜炎などの場合,急速に心膜液が貯留するため,150~200mL程度と少量でも心膜腔内圧が上昇する。この場合,右室の拡張不全,心拍出量の著明な減少,ショックをきたす。この状態を心タンポナーデという。
- 心タンポナーデの特徴的な所見としてBeck三徴(血圧低下,静脈圧の上昇,心音の微弱化)があり,奇脈も認める。治療は心膜液の排除(心膜腔穿刺もしくは外科的心膜切開術)が基本である。

肥大型心筋症

肥大型心筋症

非閉塞性肥大型心筋症，閉塞性肥大型心筋症，心尖部肥大型心筋症，心室中部閉塞性心筋症

肥大型心筋症とは

肥大型心筋症（HCM）は，高血圧など心肥大をきたす明らかな原因がないにもかかわらず左室／右室肥大をきたす疾患であり，非対称性中隔肥大を特徴とする。

左心室流出路に狭窄をきたした場合を閉塞性肥大型心筋症（HOCM）という。そのほか，心尖部が肥大する心尖部肥大型心筋症，心室の中部が閉塞する左室中部閉塞性心筋症などの種類がある。

診断には心エコーが非常に有用である。左室収縮能は保たれていても，拡張能は低下しており心不全の原因となる。また，閉塞をきたす場合は心尖部にかけて左室瘤状になり血栓塞症をきたす場合がある。

肥大が高度である場合や，強い左室流出路狭窄がある場合は，冠動脈に異常がなくても労作性などに伴い相対的な心筋虚血を生じるため狭心症状を呈する。また，各種不整脈も生じやすい。病態によっては突然死の予防のために激しい運動の禁止も含め慎重な対応が必要である。

症例1　45歳男性

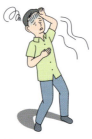

主訴：労作時の胸部圧迫感，眼前暗黒感
現病歴：健診で近医を受診した際に，第3肋間胸骨左縁を最強とする収縮期雑音を指摘され受診した。心エコーで心室中隔/左室後壁厚 21/13mmと非対称性中隔肥大（ASH），僧帽弁の前方運動が確認され，肥大型心筋症と診断された。左室流出路狭窄は認めず，ACE阻害薬による薬物療法が開始となった。半年目から労作時の数分間の胸部圧迫感，眼前暗黒感を自覚するようになってきたという。心エコーにて安静時の左室流出路圧較差は14mmHgであったが，労作後の左室流出路圧較差44mmHgと増悪していた。閉塞性肥大型心筋症と診断され，β遮断薬が導入された。

➡ 閉塞性肥大型心筋症

症例2　52歳男性

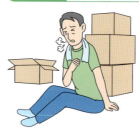

主訴：動悸
現病歴：特に高血圧や症状がなく，経過観察となっていた。昨日，自宅の引っ越しで無理したころより前胸部の違和感，動悸を生じたため受診した。心電図上，心房細動を認めた。

➡ 非閉塞性肥大型心筋症，発作性心房細動

症例3　70歳男性

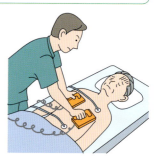

主訴：動悸，脱力感
現病歴：以前から心電図異常は指摘されていたが，精査歴はなかった。
山菜採り後に脱力感，動悸が出現したため救急外来を受診。収縮期血圧70mmHg，心電図にて心拍数170～190/分の心室頻拍を認め，その後心室細動となった。電気的除細動にて洞調律へ復帰。心エコーにて，左室中部肥厚と心尖部瘤を認めた。心尖部瘤内には血栓も指摘された。心尖部血栓に対しては抗凝固療法，心室細動に対しては除細動器植込み術が施行された。β遮断薬，アミオダロン，ACE阻害薬，ワルファリンによる薬物療法が継続され，胸部症状はみられていない。

➡ 心室瘤を伴う左室中部肥大型心筋症

症例4　14歳女性

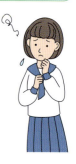

主訴：労作時の胸部違和感
現病歴：10歳時に学校検診で心電図異常を指摘され，当科紹介。心電図では下壁誘導，胸部誘導 V_{5-6} でST低下，心エコーで心室中隔の肥厚（20mm）を認めた。症状なく経過観察されていたが，経時的に僧帽弁の収縮期前方運動（SAM）と左室流出路狭窄（最大血流速3.5m/sec，圧較差50mmHg）を認めるようになった。労作時に胸部違和感が出現する。β遮断薬導入され，労作時胸部症状は軽減した。

➡ 閉塞性肥大型心筋症

≫1 鑑別診断のポイント

基本的には相対的な心筋虚血の症状か不整脈に伴う症状である。

Onset 初発時期と発症様式	☐ 痛みの始まり方：症状は発作的であり，症状（違和感）の始まりからピークまでは数秒である。
Position and Progression 痛みの場所と経過	☐ 前胸部〜左前胸部：手掌サイズ以上の広い範囲であることが特徴。 ☐ みぞおち，心窩部，上腹部付近，背部痛，肩甲骨部付近の痛みのこともある。 ☐ 初発からの症状の経過（頻度，程度，持続時間）は重要である。
Quality 痛みの質	**痛みの種類** ☐ 圧迫感，重苦しさ，締めつけ，灼熱感，胸焼け感，違和感。 ☐ 呼吸困難感，動悸感の訴えの場合もあり，呼吸器疾患や不整脈と併存している場合に本症を見逃さないよう注意する。 **持続時間** ☐ 1回の症状の持続は，1分前後から数分までで，改善するとまったく症状がなくなってしまうのが特徴である（期外収縮に伴う胸痛は一時的である）。 ☐ 心拍数や血圧が上がり心筋の酸素消費量が増える各種労作で生じる。 【例】速足歩き，坂道，階段，重いものを持つ，寒冷刺激，熱いお風呂，スポーツ観戦などの精神的興奮など
Radiation 放散痛	☐ 咽頭部〜頸部，顎，歯まで痛むことがある。 ☐ 左肩，左腕，右肩，両肩。
Severity 痛みの程度	**行動がどの程度制限されるか** ☐ 通常，発作中は，痛みのために労作を続けることはできず，止めて安静にしたり，横になったりする。 ☐ 発作中に死の恐怖を感じたという訴えも本症診断の参考になる。
Tolerance 痛みの軽快因子	☐ 安静（血圧，心拍数の低下）で軽快する。
Unable to tolerate 痛みの増悪因子	☐ 労作，貧血。 ☐ ==ニトログリセリンや脱水で流出路狭窄が増悪するため症状が悪化する場合がある。==
Various Symptoms 随伴症状	☐ 咽頭部，頸部，歯，顎，左肩（右肩，両肩），左腕への放散痛。 ☐ 冷汗，悪心，嘔気（発作時にショック症状であることを示唆する）。 ☐ ショック症状を呈する場合がある。 ☐ 眼前暗黒感，めまい，失神，動悸（血圧低下や各種不整脈出現を示唆する）。 ☐ 呼吸困難，起座呼吸（心不全の合併）。

肥大型心筋症

≫2 疾患サマリー

- 肥大型心筋症（HCM）は，心肥大をきたす明らかな原因がないにもかかわらず左室／右室肥大をきたす疾患であり，通常は心内腔の拡大を伴わず，非対称性肥大を特徴とする。
- 左室収縮能は一般に保持されるが，拡張能は低下する。
- HCMの20～30％に心室中隔の肥大と僧帽弁収縮期の前方運動（SAM）による左室流出路狭窄が存在し，その場合は特に閉塞性肥大型心筋症（HOCM）とよばれる。心室中部閉塞性心筋症，心尖部肥大型心筋症もある（図1）。
- 経過中に心室壁の菲薄化，心室内腔の拡張から左室収縮不全に移行して拡張型心筋症の病態と似る場合もある。これは拡張相肥大型心筋症とよばれ，予後不良である。
- HCMは一般人口の500～1000人に1人の割合で認められる。心筋収縮関連蛋白の遺伝子異常が主な要因であり，家族性の半数以上はこれらの遺伝子異常に起因するが，孤発例や原因不明の症例も多い。
- 予後は，5年生存率91.5％，10年生存率81.8％と報告されている。死因は突然死＞心不全＞塞栓症の順に多い。
- 診断には心エコーなどの画像検査が有用である。それに家族性発生の有無，遺伝子診断，高血圧などほかの原因の有無から，HCMと診断する。
- <mark>そのほか，収縮期に左室の中間部が閉塞する左室中間部閉塞（MVO）がある。</mark>

図1 肥大型心筋症の分類

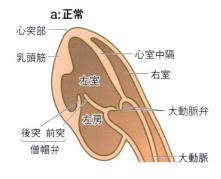

a: 正常

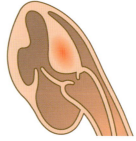

b: 閉塞性肥大型心筋症
・非対称性中隔肥大で左室流出路の狭窄がある

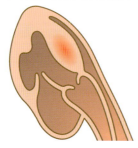

c: 非閉塞性肥大型心筋症
・非対称性中隔肥大がある
・左室流出路の狭窄はない

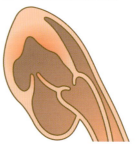

d: 心尖部肥大型心筋症
・内腔がスペードのような形
・日本で多い
・非対称性中隔肥大はみられない

≫3 検査所見

理学所見
- 拡張障害があるためⅢ音およびⅣ音を聴取する。
- さらにHOCMでは第3肋間胸骨左縁を最強とする収縮期雑音を聴取する。この収縮期雑音は，立位になると心内腔が減少（＝流出路狭窄の増強）するため は大きくなる。
- 頸動脈拍動は二峰性となる。

血液検査
- 特異的なものはない。
- BNPが持続的に上昇することがある。

心電図（図2）
- ST異常，T波異常，左室側高電位，異常Q波，脚ブロックなど。
- 心房細動，心室頻拍などの不整脈が記録されることもある。

図2 HOCMの心電図（p.146 症例1のもの）

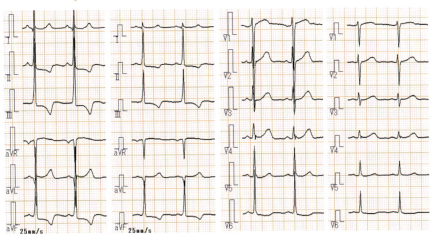

心エコー（図3）
① 肥大様式の形態評価：非対称性中隔肥厚（asymmetric septal hypertrophy; ASH, 心室中隔肥厚/左室後壁厚比が1.3以上）が有名だが，ASHを呈さない形態も多数存在する。心尖部を中心とした肥大や，前後の圧較差を伴う左室中央部の肥大もある。左室中部肥大では，心室瘤を合併することもあるので注意して検索する。
② 左室（右室）流出路狭窄，閉塞の評価：一般的に左室流出路にて30mmHg以上の圧較差がみられる場合，HOCMに分類される。
③ 左室拡張能の評価
④ 僧帽弁逆流の評価

心臓カテーテル検査
- 心内圧の直接測定により左室内の収縮期圧較差を証明する。
- 冠動脈造影は冠動脈疾患の除外目的に行われる。

心筋生検
- 特にアミロイドーシスなどの二次性心筋症を鑑別する際に行う。
- 心筋変性や肥大した心筋細胞が観察される。
- 錯綜配列，間質の線維化は二次性心筋症でも認められる。

核医学検査
- 心筋血流や心筋代謝，心臓交感神経機能の評価が可能。
- 予後推定に役立つ。

MRI
- ASHや心筋肥厚の部位，心室瘤の有無などの形態を評価できる。
- HOCMではSAMやSAMに伴う僧帽弁逆流を観察できる。
- HCMの60～80％には遅延造影が認められる。

肥大型心筋症

遺伝子診断
- 家族性で表現型から遺伝子型が推測される場合は適応となる。
- 施行にあたっては自己決定権やプライバシー保護に留意し，十分なインフォームド・コンセントと遺伝カウンセリングを行う。

図3 心エコー（p.146 症例1のもの）

a：胸骨左縁長軸像，拡張期：ASH（+）

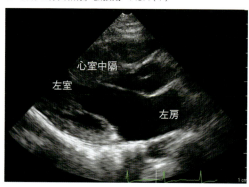

b：収縮期

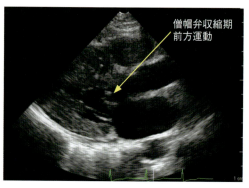

僧帽弁収縮期前方運動

c：僧帽弁逆流

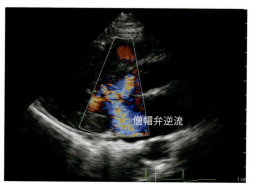

僧帽弁逆流

≫4 治療

薬物療法
- β遮断薬，ACE阻害薬，アンジオテンシン受容体拮抗薬，カルシウム拮抗薬等を用いる。
- 主に陰性変力作用，陰性変時作用を期待して使用される。
- 抗不整脈薬のジソピラミド，シベンゾリンは，左室流出路狭窄に対しても用いられる。

非薬物療法
- 外科治療（SAMによるMRの場合に考慮），ペースメーカー植込み（左室流出路狭窄に対して），植込み型除細動器（心室頻拍や心室細動等の不整脈に対して，突然死の予防），経皮的中隔心筋焼灼術（HOCMに対して）などがある。
- 重症の心不全例の場合，心臓移植の適応となることもある。

≫5 その他

- 心肥大をきたしうるアミロイドーシス，Fabry病などの二次性心筋症との鑑別が必要である。
- 拡張相へ移行したHCMは拡張型心筋症の病態と似るため，しばしば鑑別困難である。
- HCMでは，しばしば冠攣縮を合併する。

MEMO

たこつぼ心筋症

たこつぼ心筋症

たこつぼ型心筋症とは

　精神的または身体的ストレスなどが誘因となり，左室心尖部を中心に冠動脈領域に一致しないバルーン状の無収縮を一過性に呈する疾患で，高齢女性に多い。発熱の持続や手技後のストレス持続に伴う心拍数の増加等に注意を要する。胸痛や胸部の重苦しさ，不快感を主訴とすることも多く，心電図変化（ST上昇もしくは陰性T波）を伴うため，急性冠症候群との鑑別を要する。発生機序として内因性カテコラミンによる心筋障害，微小循環不全等があげられているが，特定されていない。

　海外でもtakotsubo cardiomyopathyの名称でよばれているが，そのほか臨床像や組織所見から，transient left ventricular ballooning syndrome, stress cardiomyopathy, broken heart syndromeなどといわれることもある。

症例1　88歳女性

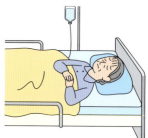

主訴：胸部圧迫感
現病歴：肺炎で入院中。第2病日であるが，入院時から高熱が続き，十分な食事も摂れずに，点滴管理となっていた。入院時から，血圧150/88mmHg前後，心拍数が120/分前後が続いていた。今朝6時ころから，なんとなく前胸部の重苦しさが続いているという訴えが9時の回診時にあった。ただちに，心電図施行したところ広範囲誘導で巨大陰性T波を認めた。異常Q波の形成は認めなかった。心エコー上，心尖部の心基部の過収縮と心尖部にかけての無収縮を認めた。トロポニンT陰性。

➡ たこつぼ心筋症（身体的ストレスに伴う）

症例2　70歳女性

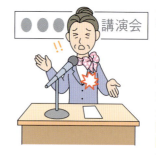

主訴：胸部圧迫感，動悸
現病歴：生来健康で，管理職に就き多忙な日々を送っていた。午前中に動悸を自覚も安静で軽快。午後から講演の仕事が入っていたため出勤。講演中に胸部圧迫感を自覚し救急搬送された。心電図では広範囲誘導でST上昇と陰性T波を認めた。経胸壁心エコーでは，心尖部に壁運動異常あり，血液検査ではトロポニンT陽性であり，急性冠症候群を疑われ緊急冠動脈造影検査へ。冠動脈造影では有意狭窄なく，左室造影検査で心尖部無収縮，基部過収縮を認めた。

➡ たこつぼ心筋症

症例 3　60歳男性

主訴：左上肢の腫脹，疼痛
現病歴：食用にマムシを捕獲しようとした際に，左第2指に咬傷を負った。受傷13時間後に左手指から上腕にかけての腫脹が出現し，救急外来受診。横紋筋融解症，急性腎不全と診断された。はっきりした胸部症状はなかったが，心電図検査でST上昇，陰性T波，QT時間延長を認めた。心エコーでは，冠動脈支配領域に一致しない左室心尖部の広範な無収縮が確認された。

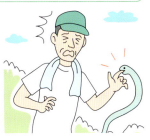

➡ たこつぼ心筋症

症例 5　62歳女性

主訴：前胸部痛
現病歴：勤務先の行事で演劇発表を行い，終了直後に急激な前胸部痛を自覚。かかりつけ医から処方されていたニトログリセリン舌下したが改善なく，救急搬送された。経胸壁心エコーでは心尖部無収縮，基部過収縮を認めた。さらに僧帽弁の収縮期前方運動（SAM）と左室流出路狭窄がみられた。緊急冠動脈造影検査では，冠動脈に有意狭窄なし。収縮期血圧60mmHgと低値であったため当初ドパミン持続静注を併用していたが血圧上昇なく，SAMの増強，左室流出路狭窄増悪がみられた。ドパミン中止し，β遮断薬持続静注を開始してからはSAMが軽減し血圧の上昇が得られた。

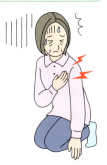

➡ 僧帽弁の収縮期前方運動による左室流出路狭窄を伴うたこつぼ心筋症

症例 4　77歳女性

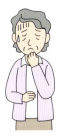

主訴：前胸部痛
現病歴：高血圧症にて加療中。家族の病気のことが心配でストレスを感じていた。午後より前胸部痛を自覚，改善ないため近医受診。心電図にて前胸部誘導で陰性T波，血液検査でトロポニンT陽性であり，急性冠症候群が疑われドクターヘリで高次医療機関へ搬送された。緊急冠動脈造影検査では冠動脈に有意狭窄を認めず，左室造影にて心尖部の全周性無収縮が確認された。

➡ たこつぼ心筋症

症例 6　76歳女性

主訴：心肺停止
現病歴：高血圧症，不安神経症にて加療中。かかりつけの精神科での定期診察時，離婚した夫の話題が出た際に気分不快を訴えた後，心肺停止となった。直ちに蘇生処置がなされ，蘇生後の経胸壁心エコーにて前壁中隔～心尖部にかけての無収縮を認めた。急性冠症候群が疑われ，緊急冠動脈造影検査が施行されたが，冠動脈に有意狭窄なし。蘇生後も意識障害が遷延するため，スクリーニングで行われた頭部CTにてくも膜下出血が確認された。

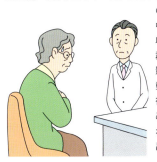

➡ くも膜下出血に伴うたこつぼ心筋障害

たこつぼ心筋症

≫1 鑑別診断のポイント

Onset 初発時期と発症様式	☐ 胸部の違和感が生じてから症状がピークになるまでの時間経過は比較的早い（数十秒から数分以上かかる）が，冠閉塞に伴う急性冠症候群のように突発的な変化ではないことが多い。
Position and Progression 痛みの場所と経過	☐ 急性冠症候群に類似しており鑑別は難しい。 ☐ 前胸部〜左前胸部，心窩部，背部：手掌サイズ以上の広い範囲。
Quality 痛みの質	☐ 突然の広範囲の押されるような重苦しさで急性冠症候群と類似するが，後者に比べて，一般に胸部症状は軽度であり，わからない場合も多い。 ☐ 不整脈，心不全，左室流出路狭窄を合併した際には，動悸，息切れなどの症状も加わる。 ☐ 糖尿病合併例や高齢者ではときに無症状である。 ☐ 痛みは長時間持続する。
Radiation 放散痛	☐ 虚血性心疾患と同様に咽頭部，頸部，背部などへ放散する場合もある
Severity 痛みの程度	☐ 胸部症状がはっきりしないものから，ショックを呈する場合まで多様である。
Tolerance 痛みの軽快因子	☐ 安静にする。
Unable to tolerate 痛みの増悪因子	☐ ==精神的ストレス，発熱，入院，治療，手術などの精神的・肉体的ストレス，カテコラミンなどの薬剤によるストレス==などをきっかけとして発症する場合が多い。
Various Symptoms 随伴症状	☐ 呼吸困難などの心不全症状。 ☐ 心原性ショックで発症する場合もある。 ☐ 冷汗，悪心，嘔気（ショック症状であることを示唆する）。 ☐ 眼前暗黒感，めまい，失神（血圧低下や，房室ブロックなどによる高度徐脈，心室頻拍などの頻脈性不整脈の出現を示唆する）。 ☐ 左室流出路狭窄に伴う。 ☐ 心内血栓による全身の各種塞栓症。

≫2 疾患サマリー

- たこつぼ心筋症は1990年に日本人によって初めて報告された疾患で、新しい心電図変化（ST上昇や陰性T波）を伴う一過性の左室心尖部のバルーン状拡張を特徴とする。
- 胸痛を主訴とすることが多く、急性冠症候群を疑われた患者の0.7〜2.5％が本症であったとする報告もある。
- 中高齢男性に多い急性冠症候群とは異なり、==高齢女性に多い==。
- 本症の約70％は、発症前に肉親の死、夫婦げんかや多忙などのストレスを経験しており、精神的・身体的ストレスが本症を引き起こす大きな要因と考えられている。
- 2007年に日本でもたこつぼ心筋症の診断ガイドラインが発表され、冠動脈病変を認めない左室心尖部を中心とした一過性心筋障害であること、ST上昇や陰性T波等の心電図変化を伴うこと、冠動脈病変や急性心筋炎を除外すること、頭部外傷やくも膜下出血、褐色細胞腫に続発するものは「たこつぼ心筋障害」として区別することが盛り込まれた（表1）。

表1 たこつぼ心筋症診断基準

日本循環器学会によるたこつぼ心筋症診断基準

疾患定義
心尖部無収縮（バルーニング）を呈する原因不明の疾患。
通常、1カ月以内に壁運動異常は改善する。
主に左室が障害されるが、右室に病変が及ぶこともある。
右室流出路狭窄を伴うことがある。
脳血管疾患に伴うものはたこつぼ型心筋障害として区別する。

除外基準
冠動脈の器質的狭窄や攣縮によるもの（冠動脈造影が必要）
脳血管疾患
ウイルス性または特発性心筋炎
褐色細胞腫

Kawai s et al. Guidelines for diagnosis of takotsubo (ampulla) cardiomyopathy. Circ J 2007. より改編引用

≫3 検査所見（図1〜3はp.152症例1のもの）

心電図所見（図1）
- 発症時には==90％以上にST上昇==を認める。
- ==発症後48時間以内にT波陰転化、QT延長を認める。陰性T波は発症3日後、2〜3週後にピークを迎え、改善とともにQT時間も短縮する。==
- ときに心室細動、心室頻拍、torsade de pointesなどの不整脈を伴う。
- 特徴として、==急性冠症候群に比べて、異常Q波の形成や鏡面像としてのST低下を認めない==ことが特徴としてあげられる。

経胸壁心エコー所見（図2）
- ==左室心尖部バルーン状無収縮と基部の過収縮が特徴的。==左室流出路狭窄の有無の確認も必要。右室収縮能低下を伴う例もある。
- 左室機能は速やかに改善することが多く、非観血的に心筋収縮能を評価できる経胸壁心エコーは非常に有用である。

バイオマーカー
- 急性冠症候群と異なり、==心筋逸脱酵素の上昇が少なく、BNP値が高値である傾向がある。==

冠動脈造影・左室造影検査（図3）
- 冠動脈に有意狭窄を認めない。心エコーと同様、心尖部壁運動低下、基部の過収縮を認める。

たこつぼ心筋症

図1 心電図所見

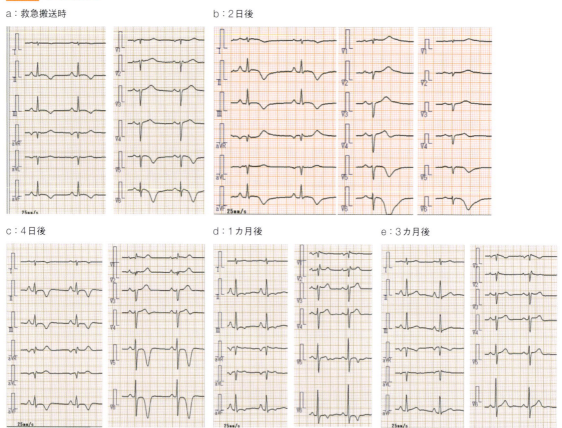

a：救急搬送時
b：2日後
c：4日後
d：1カ月後
e：3カ月後

図2 経胸壁心エコー検査

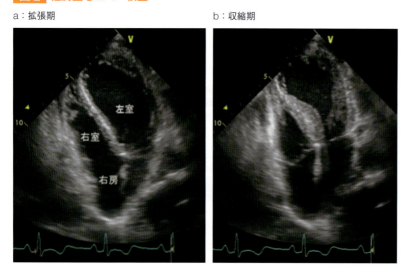

a：拡張期
b：収縮期

図3 左室造影検査

a：拡張期　　　　　　　　　　　b：収縮期

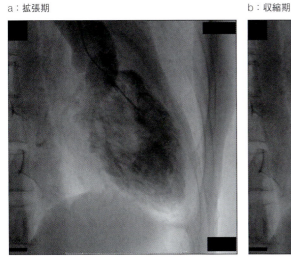
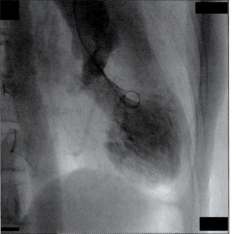

»4 治療

- 本症に特異的な治療法はなく，急性期は対症療法が主となる。
- ショック，心不全例に対しては，その原因が収縮不全によるものか，左室流出路狭窄によるものかを鑑別する。
- 強心薬は収縮不全の場合に用いることがあるが，左室流出路狭窄を増悪させるので注意が必要である。
- 左室流出路狭窄に対してβ遮断薬が有効な場合があるが，その際はQT延長の増悪に注意する。
- 脱水があれば補正する。
- 治療抵抗性心不全へは補助循環も考慮する。心腔内血栓から全身塞栓症を引き起こすこともあり，ヘパリン，ワルファリンによる抗凝固療法が望ましい。
- 一般的には1〜2週間以内に心筋収縮能が改善する例がほとんどを占める。
- 一部に心破裂，致死性不整脈による死亡を認め，急性期の管理が重要となる。
- 3.5〜11％に再発を認め，再発までの期間も3カ月〜13年と幅広い。
- 慢性期にACE阻害薬やβ遮断薬が投与されている例もあるが，アスピリン，スタチンと比べても再発率に差がなかったとする報告もある。

»5 その他

- 急性期には，心筋シンチグラフィーで^{201}Tlと比べ^{123}I-BMIPPでの心尖部集積低下が目立つ。F-18 fluorodeoxyglucose positron emission tomography (FDG-PET) でも同様である。
- 心臓MRIでは，T2強調画像での高信号やガドリニウムでの遅延造影を認めないことが急性冠症候群との鑑別となる。
- 左室心尖部が過収縮，基部から中部が無収縮という壁運動異常を呈することもあり，再発例に多いとされる。

不整脈

不整脈

不整脈とは

　心臓のリズムの乱れ，脈拍数の乱れの総称で，時間的・空間的に脈拍が乱れることをいう。若年発症の場合は特殊心筋の位置異常や先天性心疾患に伴って引き起こされることが多い。それ以外の不整脈は年齢の増加に伴って生じ，特殊心筋のみならず，心筋や血管の変性が原因となる。一過性あるいは持続性の胸部苦痛や不快を訴えるが，自覚がない場合も多い。

症例1　46歳男性

主訴：一瞬の胸部苦痛，呼吸困難感
現病歴：数カ月前より一瞬の胸部苦痛を自覚していた。この症状は特に誘因なく，1回で終わることもあれば，数十分繰り返して消失することもあるという。動いているときはあまり気にならないが，安静時に自覚するようである。

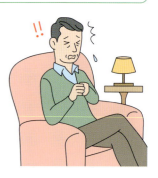

➡ 心室性期外収縮（単発～2段脈で頻発する時間帯あり）

症例2　52歳男性

主訴：労作性の動悸感
現病歴：ここ数カ月，歩くと動悸を自覚するようになってきた。動悸は，徐々に始まる頻脈性のもので，安静で徐々に改善するという。眼瞼結膜は貧血様であり，よく聞くと最近の便が黒いことが気になっていたという。

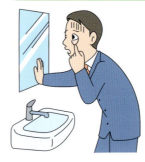

➡ 貧血に伴う洞性頻脈

症例3　20歳女性

主訴：動悸，胸部違和感
現病歴：以前から，年に数回，突然始まり突然終わる動悸と胸部違和感を自覚していた。動悸は規則的に速く打つもので数分～数時間続くこともある。息をこらえる動作を行うと動悸は停止することが多いという。最近，動悸を自覚する回数が増えてきたため来院した。発作中にめまいや眼前暗黒感はないという。

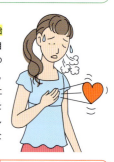

➡ 発作性上室性頻拍症

症例 4	76歳男性

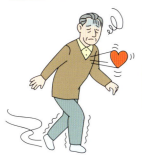

主訴：胸部違和感
現病歴：心筋梗塞に伴う心不全の診断で外来通院中である。最近，特に前駆症状なく，突然始まり数分続く胸部違和感を自覚するようになった。眼前暗黒感も伴うことが多い。動悸を自覚する際に脈を触知すると脈の触れが弱くなっていることに気づいた。

➡ 心筋梗塞後の心室頻拍

症例 5	72歳女性

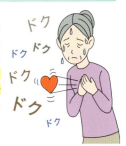

主訴：胸部不快と眼前暗黒感
現病歴：1カ月前から，特に誘因なく突然始まる前胸部の違和感を自覚するようになった。症状は，このとき脈をとってみるとバラバラに乱れており，数分続いた後，一瞬の眼前暗黒感を伴って改善するという。

➡ 発作性心房細動＋洞調律に戻る際に5秒の洞停止（洞不全症候群Ⅲ型（徐脈頻脈症候群））

≫1 鑑別診断のポイント

Onset 初発時期と発症様式	☐ 原因により多様である。 ☐ 突然始まる動悸，胸部不快。 ☐ 数十秒かけて徐々に始まる動悸，胸部不快。
Position and Progression 痛みの場所と経過	☐ 前胸部〜左前胸部：手掌サイズ以上の広い範囲からこぶし大の広さ。 **典型的な部位** ☐ 前胸部，心窩部，背部。 **持続する不整脈の場合** ☐ 頸部の拍動感を主訴とするケースもある。
Quality 痛みの質	☐ 一瞬あるいは持続性の圧迫感，重苦しさ，締めつけ，違和感，動悸感，呼吸困難感の訴えの場合もあり，呼吸器疾患や不整脈と併存している場合に本症を見逃さないよう注意する。 ☐ 持続時間：一瞬から数時間以上まで原因による。
Radiation 放散痛	☐ 咽頭部，頸部，背部などへ放散する場合もある。
Severity 痛みの程度	☐ 原因によって，生活に支障ないものから，ショックを呈するものまで多様である。
Tolerance 痛みの軽快因子	☐ 発作性上室性頻拍など，息こらえ，冷水を飲むことで改善するものもある。
Unable to tolerate 痛みの増悪因子	☐ 労作により増悪するもの，改善する動悸がある。 ☐ 精神的興奮，交感神経活性が上昇するような激しい労作により増悪することが多い。 ☐ 甲状腺障害を合併した際には，不整脈発作は停止しにくい。 ☐ 基礎心疾患のコントロールが不良となると不整脈が発生しやすく，また停止しにくい。
Various Symptoms 随伴症状	☐ 冷汗，悪心，嘔気（発作時にショック症状であることを示唆する）。 ☐ 眼前暗黒感，めまい，失神（血圧低下や房室ブロックによる高度徐脈の出現を示唆する）。

不整脈

≫2 病態生理（図1）

- 不整脈は，その心拍数によって動悸を主に感じる場合と，脈の乱れを主に自覚するケースの，大きく分けて2つの症状に分けられる。
- 心拍数が極度に多い場合は動悸を感じるのみならず，心臓が十分に拡張・収縮できないことによって生じるポンプ失調によって眼前暗黒感や失神をきたすこととなる。不整脈によって脈の強さの変化が生じるため，動悸ではなく痛みとして自覚するケースも見受けられる。

図1 不整脈の病態生理

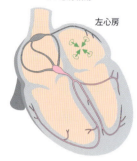

a：心房細動

肺静脈内から異常な興奮が発火することによって始まる

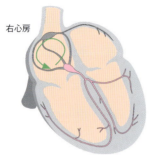

b：心房粗動

右心房内を興奮が旋回することによって生じる

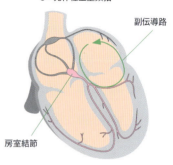

c：発作性上室頻拍

副伝導路と房室結節の間で興奮が旋回することによって生じる

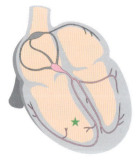

d：心室期外収縮

心室もしくは流出路の限られた一部から刺激が持続的に出現する

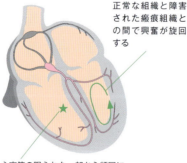

e：心室頻拍

心室筋の限られた一部から頻回に異常な興奮が出現する

正常な組織と障害された瘢痕組織との間で興奮が旋回する

≫3 不整脈疾患の分類（表1）

不整脈疾患は発症形式や持続形式によって次のように分類される。

- 心房細動，心房粗動（図2a，b）：脈が飛ぶ感覚から，その感覚が頻回になり数時間から数日持続するようになる。
- 発作性上室頻拍（図2c）：突然始まり，突然終わる不整脈であり規則正しい脈が特徴的である。心拍数が多い場合は失神することもある。
- 上室期外収縮，心室期外収縮（図2d）：脈が飛ぶ感覚がほとんどである。脈の強弱が特徴的であり，強く脈が打つときは胸痛として自覚することもある。
- 心室頻拍（図2e，f）：特発性と基礎疾患を有する2次性のものとに分けられる。特発性は比較的根治しやすいが，二次性の心室頻拍は植込み型除細動器の適応となるケースが多い。

表1 不整脈疾患の分類

	心室期外収縮	発作性上室頻拍	心房粗動，心房細動	心室頻拍
症状	脈の強弱	動悸	乱れ	脳虚血症状
機序	異常興奮	副伝導路を用いたリエントリー	心房内での伝導異常	心室内での異常な興奮旋回
発作	労作に伴って生じる	突然始まり，突然終わる	徐々に脈の乱れが生じ，心拍数が上昇する	突然始まり，血行動態が破綻しやすい
薬剤による効果	弱い	比較的停止する	比較的停止する	弱い
持続時間	1日中続く	数分〜数時間	数分〜数日	数時間
緊急度	低	中	低	高

図2 各不整脈疾患の心電図

a：心房細動

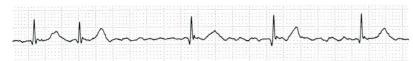

b：心房粗動

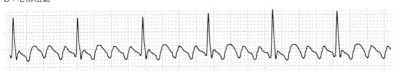

c：発作性上室頻拍

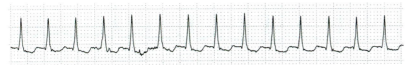

d：心室期外収縮

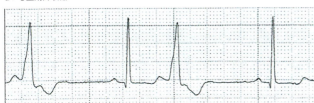

e：心室頻拍

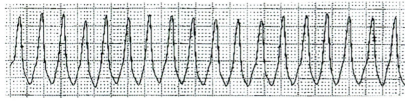

f：心室細動

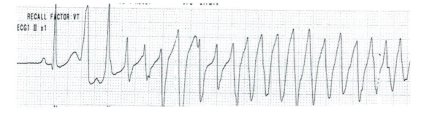

不整脈

»4 心臓の解剖と不整脈発症のメカニズム

不整脈の発症形態は大きく分けて，特殊心筋の分布異常と心筋の異常発火の2つがある。特殊心筋の分布異常によってリエントリー性不整脈が生じ，心筋の異常発火によって上記の不整脈が誘発されるケースもある。

»5 症状，検査，治療

心房細動
- 症状：動悸や脈の乱れが症状の中心である。症状の始まりは脈の乱れが主体であるが，心拍数の増加とともに動悸症状が主体となる。
- 検査：24時間心電図（ホルター心電図）。携帯型の心電図と考えてよい。24時間装着することによって心房細動の始まりや停止時期が記録可能である。また心拍数の評価にも役立つ。心電図は今まさに起きている心房細動を記録するのに役立つ。また薬効評価，副作用の有無を検討できる。
- 治療：薬物治療，カテーテル治療。心房細動に対する薬物治療はIa群，Ic群抗不整脈薬が中心となる。薬物治療で心房細動が再発する場合は肺静脈隔離術による加療を追加する。

発作性上室頻拍
- 症状：突然始まり突然終わる動悸症状を特徴とする。心拍数が極度に増加する場合は失神や眼前暗黒感を自覚するケースもある。頸部拍動感を随伴症状として自覚する場合もある。
- 検査：24時間心電図（ホルター心電図）。携帯型の心電図と考えてよい。24時間装着することによって発作性上室頻拍の始まりや停止時期が記録可能である。
- 治療：薬物治療，カテーテル治療。発作の予防にベラパミルが使われることが多いが，抗不整脈薬が使用されるケースもある。

心室期外収縮，上室期外収縮
- 症状：「突然脈が強く打つ感じ」「胸が突き上げられる感じ」といった症状が主体である。
- 検査：24時間心電図（ホルター心電図）：24時間装着することによって期外収縮の頻度や特徴が分析可能である。1日数万発出現する場合には薬物療法を検討する。薬物療法はβ遮断薬，I群抗不整脈薬，ベラパミルが使用されることが多い。
- 治療：薬剤抵抗性である場合にはカテーテル治療が考慮される。

MEMO

気胸

気胸とは

胸腔内（壁側胸膜と臓側胸膜に囲まれた腔）に空気が流入することにより肺の虚脱がみられる病態を示す。その原因により自然気胸（特発性，続発性），外傷性気胸，医原性気胸，人工気胸に分類される（図1）[1]。やや突発的に始まる片側胸部の違和感・虚脱感と，その後の呼吸困難度，呼吸性に増悪する持続性の痛みが特徴である。

緊張性気胸

肺と胸腔内との交通孔がチェックバルブとなって，進行性に患側からの胸腔内圧の上昇に伴い静脈還流の低下，心臓の圧迫などにより閉塞性ショックを呈した気胸の状態を緊張性気胸という。進行する強い呼吸困難，頻呼吸，頻脈，頸動脈の怒張を伴う血圧低下，気管の偏位，呼吸に伴う患側の胸郭の運動の低下，肺胞呼吸音の低下（消失）は，緊張性気胸を考える。迅速に胸腔穿刺して脱気しないと致命的状態となるkiller diseaseの1つである。

症例1　19歳男性

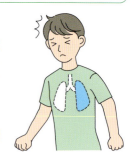

主訴：左前胸部から背部にかけての痛み，呼吸困難感
現病歴：3時間前に突然，左肺がカクンと軽く虚脱した感じ（違和感）を自覚後，徐々に左前胸部から背部にかけての痛みが出現し，軽い呼吸困難感も伴うようになった。胸を打撲してはいない。痛みは呼吸性に増強するので浅い呼吸で対応している。圧痛はない。発熱はない。身長179.4cm，体重58.0kg。

➡ 特発性自然気胸

症例2　68歳男性

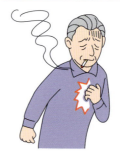

主訴：突然の呼吸困難感，左胸痛
現病歴：2年前よりCOPDとして吸入抗コリン薬による治療を受けている。喫煙歴は18歳から1日20本，50年。今朝から突然の左肺の呼吸困難感，左胸痛を自覚した。痛みは呼吸性に増悪する。徐々に呼吸困難が進行している感じがあるという。視診で左胸郭の呼吸性運動低下聴診で左側肺胞呼吸音がやや減弱している。

➡ 続発性自然気胸（COPD患者の突然の左胸痛）

図1 続発性気胸の主な原因疾患

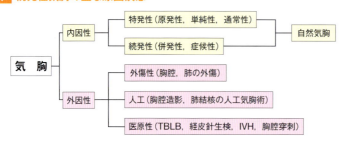

中村廣繁：気胸．『ダイナミックメディシン』（下条文武，齋藤康，監）西村書店，新潟，2003，p16-201-16-206．より引用

症例 3　41歳女性

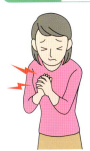

主訴：右胸痛
現病歴：4カ月前に月経初日に突然の右胸痛が出現し持続するため受診。軽度の右気胸を認めたが安静で消失した。その後<mark>月経周期に一致</mark>して，初日か2日目に右胸痛が出現し，安静で消失していた。生来健康で初潮12歳，月経周期は28日型で規則的である。

➡ 月経随伴性気胸（女性の繰り返す胸痛）

症例 5　50歳男性

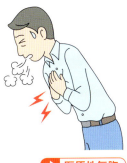

主訴：右胸痛，呼吸困難
現病歴：びまん性肺疾患の精密検査として経気管支肺生検（TBLB）が右肺末梢より施行された。試行後の胸部X線撮影には異常はみられなかったが，徐々に右胸痛と呼吸困難がみられるようになった。

➡ 医原性気胸

症例 4　30歳男性

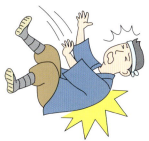

主訴：右胸痛，進行性の呼吸困難，血圧低下
現病歴：木に登っての作業中に約9mの高さから誤って墜落し，救急搬送された。右胸部痛と呼吸困難がみられているが<mark>急速に呼吸困難感は進行し，血圧が低下，頸動脈怒張を認める</mark>。右胸郭は左側に比べてやや膨隆しており呼吸性の胸郭運動を認めない。

➡ 緊張性気胸（外傷性）

症例 6　23歳女性

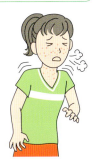

主訴：右胸痛
現病歴：1年前から左側に2回，右側に1回の気胸の既往がある。また，頭頸部に数mmの丘疹が多発していた。4時間前より右胸痛のため受診した。非喫煙者。従兄弟2人に気胸の既往がある。胸部CTでは多発性肺嚢胞を認める。再発した右気胸に対して胸腔鏡下ブラ切除術を施行したところ，病理所見からリンパ脈管筋腫症（lymphangiomyomatosis: LAM）は否定され，遺伝子検査からBirt-Hogg-Dubé（BHD）症候群と診断された。

➡ Birt-Hogg-Dubé（BHD）症候群（家族歴のある繰り返す気胸）

気胸

» 1 鑑別診断のポイント

Onset 初発時期と発症様式	□ 突発的な片肺の違和感・虚脱感を自覚後，呼吸困難感，痛みが徐々に出現してくる場合が多い。 □ 程度により，症状が徐々に進行する場合と，急激に進行する場合がある。
Position and Progression 痛みの場所と経過	□ 気胸の程度により，一側肺全体の広範囲の痛みの場合や，片側の上胸部，側胸部，背部，肩の範囲の痛みを訴える場合がある。 □ 通常は持続的な痛みである。
Quality 痛みの質	□ 鋭い痛み，刺すような痛み，引きつるような違和感など。
Radiation 放散痛	□ 肩や背部に放散することがある。
Severity 痛みの程度	□ 程度により，症状は強いこともあるが，通常は歩行して受診する場合が多い。
Tolerance 痛みの軽快因子	□ 安静，浅い呼吸，息止めで軽減する。
Unable to tolerate 痛みの増悪因子	□ 呼吸，咳嗽，体位変換・体動で増悪する。
Various Symptoms 随伴症状	□ 進行する強い呼吸困難，頻呼吸，頻脈，頸動脈の怒張を伴う血圧低下，呼吸に伴う患側の胸郭の運動の低下，気管の偏位，肺胞呼吸音の低下（消失）は，緊張性気胸を考え，迅速に対応する。

» 2 病態生理

- 胸壁や臓側胸膜が破綻し，胸腔との間に交通孔ができると，陰圧の胸腔に空気が一気に流入し，肺が虚脱する。肺胞隔壁の破壊により肺内で肺胞が融合したものをブラ，臓側胸膜の肺限界弾性板が破れ胸膜直下にできた異常気腔をブレブという（図2）[2]。
- 胸膜弾性板が破壊されると気胸を起こす。ブラやブレブの破裂原因は不明であることが多い。
- ブレブ，ブラの成因には喫煙が関与しており重要な危険因子である。ほかに年齢20〜30歳代，長身やせ型の男性に多い（女性の4〜5倍）。

図2 ブラとブレブの模式図

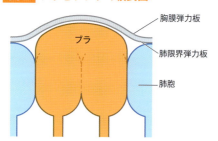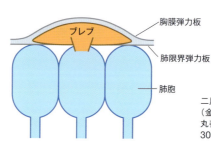

二反田博之：気胸．『呼吸器病学』（金澤實，永田真，前野敏孝，編）丸善出版，東京，2012，p 300-303．より引用

» 3 疾患の分類

- 内因性気胸と外因性気胸に分類される（図1）[1]。自然気胸（spontaneous pneumothorax）とは内因性気胸の総称で，ブラ（bulla：直径1cm以上の明瞭な気腫性病変）やブレブ（bleb：完全に胸膜内の空気を含んだ病変）（図2）[2]の破裂による特発性（原発性）自然気胸と，基礎疾患に併発する続発性自然気胸がある。
- 特発性自然気胸は，肺尖部の気腫性囊胞（ブラ，ブレブ）の破裂が原因であるが，ほとんどはブラであると思われる。
- 続発性自然気胸の基礎疾患は，COPD，肺結核，肺線維症，肺がん，じん肺，肺吸虫症，肺化膿症，Pneumocystis肺炎などがあり，脆弱になった臓側胸膜が破綻し発生する。まれな疾患ではあるが気胸の合併が特徴的な疾患として，女性に特有なリンパ脈管筋腫症（LAM）が知られている。ほかに女性特有の気胸として月経随伴性気胸（子宮内膜症性気胸）がある（表1）[3]。
- 外因性気胸には，外傷性気胸，肺生検や中心静脈穿刺などによる医原性気胸，肺結核の人工気胸術などの人工気胸がある。

表1 続発性気胸の主な原因疾患

気道病変	COPD（肺気腫），重症喘息
感染性疾患	Pneumocystis jirovecii 肺炎，肺結核，細菌性肺炎
びまん性肺疾患	特発性間質性肺炎，サルコイドーシス，リンパ脈管筋腫症，ランゲルハンス細胞組織球症，Burt-Hogg-Dubé 症候群
自己免疫疾患	関節リウマチ，強皮症
結合織疾患	Marfan 症候群，Ehlers-Danlos 症候群
悪性腫瘍	肺がん，転移性肺腫瘍
月経随伴性	子宮内膜症性気胸

山本昌樹，佐々木昌博．自然気胸．医学と薬学 69(3): 375-379, 2013. より引用

» 4 臨床症状，診断

- 気胸の症状は突然みられる患側の胸痛が最も一般的である。鋭い痛みで，側胸部に認められ，深呼吸などで痛みが変化する胸膜痛である。肩の痛みとして自覚されることも多い。
- 特発性自然気胸では呼吸困難や呼吸不全がみられないことも珍しくなく，肺の虚脱の程度が症状の強さとは必ずしも一致しない。
- 続発性自然気胸においては，肺の虚脱の程度が軽いにもかかわらず比較的強い症状を呈することがしばしば認められる。
- 緊張性気胸（図3）では著明な呼吸困難と頻脈，不整脈，血圧低下，ショック状態がみられ，早急な対応が必要である。

図3 緊張性気胸の胸部X線像
右肺の虚脱と，縦隔の対側への偏位を認める。

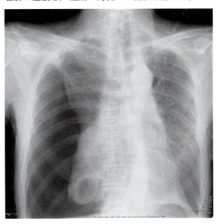

気胸

» 5 身体所見

- 患側の呼吸音の減弱，打診上の鼓音，声音振盪の減弱を認める。左側の気胸は心拍と一致した雑音を聴取することがある（Hamman徴候）。縦隔気腫や皮下気腫を合併した際には触診上，握雪感がみられる。

» 6 胸部画像診断

胸部X線写真（図4）

- 吸気位での立位（ないしは座位）胸部単純X線写真正面像が，気胸の画像診断の最も一般的な手法である。画像所見上の特徴は，虚脱肺の外縁にあたる臓側胸膜を反映した線状影（図4 ←）が胸腔内壁より変位して確認される。肺紋理の消失が虚脱の目安となる。しばしば患側の肋骨横隔膜角（costophrenic angle: CPA）に液面形成が確認される（図4 ←）。

胸部CT（図5）

- 胸部CTは微小な肺虚脱が確認可能であり，正確に虚脱の程度の確認が可能であることから有用な画像診断法といえる。
- 原因となる囊胞性病変の局在や基礎疾患の把握，他疾患合併の有無，また胸腔ドレナージを要する場合にはドレーン挿入部位決定の一助となる情報も得ることができる。図5にブラを認める。

超音波

- 肺が正常に拡張している状態においては経胸壁エコー上，臓側胸膜の陰影が呼吸運動に合わせて胸壁に対する平行運動がみられる。気胸の存在では臓側胸膜陰影そのもの，また平行運動が消失する。

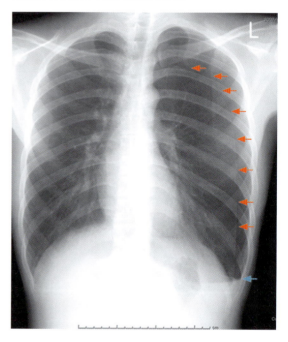

図4 気胸の胸部X線像

左肺が虚脱しており臓側胸膜（←）を認める。肋骨横隔膜角に液面形成（←）がみられる。
肺の肺尖部が鎖骨レベルより下側に位置し，日本気胸・囊胞性肺疾患学会分類の「中等度の虚脱」である。

図5 気胸の胸部CT像

左肺の虚脱を認める。aでは肺尖にブラ（←）を認める。

a

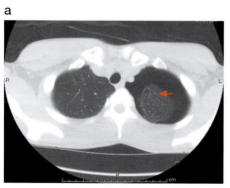

b

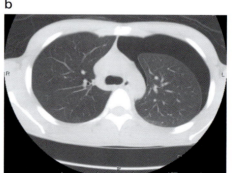

≫ 7 治療・予後

- 軽度の気胸は，安静で胸腔の空気は吸収される。中程度以上の気胸は，胸腔穿刺し脱気する。脱気をしてもair leakが止まらない場合や再発例には，胸腔鏡下手術を行う。
- 特発性自然気胸の30%が再発する。また治療の際に注意すべき病態として再膨張性肺水腫がある。

再膨張性肺水腫

- 胸腔ドレナージ後の急激な肺の再膨張により肺水腫が生じる病態である。虚脱して完全に閉塞していた血管内に急速に血流が再開することで血管透過性が亢進して起こる。ドレナージして肺を再膨張させた直後に起こり，患者は処置中から咳こんで息苦しさを訴えはじめる。
- 呼吸困難は換気血流比の不均衡による。
- 予防は肺をゆっくり膨張させることであるが，完全に予防するのは困難である。発症した場合は酸素吸入と，利尿薬やステロイド投与で対処することになるが，薬物の効果に関するエビデンスは乏しい。

≫ 8 虚脱度分類

- 日本気胸・嚢胞性肺疾患学会分類では，①虚脱した肺の肺尖部が鎖骨レベルもしくはそれより頭側に位置する軽度，②完全虚脱またはそれに近い状態の高度，③これらの中間の中等度の3つに分類されている。
- 肺虚脱が軽度であり呼吸困難などの臨床所見が乏しい場合は，経過観察とする。
- 肺虚脱が中等度以上であれば，胸腔ドレナージが望ましい。体動で呼吸困難がある場合，血液ガス分析または動脈血酸素飽和度が低値の場合は，穿刺あるいは胸腔ドレナージが必要である。
- 肺虚脱が高度であれば胸腔ドレナージが必要である。また，肺虚脱度の評価としてKircherの肺虚脱度計算法がある（図6）[1]。

図6 肺虚脱の評価（Kircherの肺虚脱度計算法）

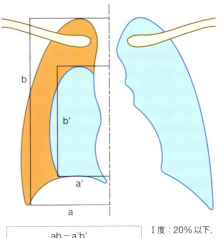

$$虚脱度 = \frac{ab - a'b'}{ab} \times 100 (\%)$$

Ⅰ度：20%以下，
Ⅱ度：20〜80%，
Ⅲ度：80%以上

中村廣繁：気胸.『ダイナミックメディシン』（下条文武，齋藤康，監）西村書店，新潟，2003，p 16-201-16-206．より改変引用

9 気胸の特殊な病態

緊張性気胸（図3）
- 交通孔がチェックバルブになり，吸気時に次々と空気が流入，胸腔内圧が異常に上昇し，縦隔が対側に偏位する。これを緊張性気胸とよび，静脈還流が低下し，ショック状態に陥るため，緊急に減圧する必要がある。図7[4]に緊張性気胸のメカニズムを示す。

月経随伴性気胸
- 月経開始2～3日目に発症する気胸で，横隔膜，肺胸膜に生じた異所性子宮内膜症が原因である。右側に多く，15％に血胸がみられる。原因は横隔膜の欠損孔からの子宮内膜組織の迷入と考えられている。

Birt-Hogg-Dube症候群（BHD症候群）
- ①20歳代から多発性肺囊胞を有し，高率に気胸を繰り返す，②中高年になり腎がんを発生する，③顔面などに皮疹があるという3つを特徴とする常染色体優性遺伝性疾患である。
- 男女差はない。
- 多発する肺囊胞は，画像上両肺底部優位で縦隔側に多く，囊胞に接するように血管を認めることが特徴とされる。

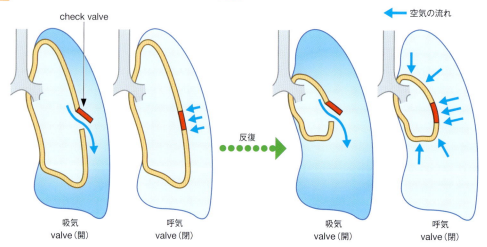

図7 緊張性気胸のメカニズム（check valve 機序）

東田俊彦：iMedicine 2 呼吸器，リブロ・サイエンス，東京，2008，p212-215. より改変引用

参考文献
1) 中村廣繁：気胸．『ダイナミックメディシン』（下条文武，齋藤康，監）西村書店，新潟，2003，p 16-201-16-206.
2) 二反田博之：気胸．『呼吸器病学』（金澤實，永田真，前野敏孝，編）丸善出版，東京，2012，p 300-303.
3) 山本昌樹，佐々木昌博：自然気胸．医学と薬学 69: 375-379，2013.
4) 東田俊彦：iMedicine 2 呼吸器，リブロ・サイエンス，東京，2008，p212-215.

MEMO

胸膜炎，縦隔炎，縦隔気腫

胸膜炎とは

　胸膜炎は，肺を取り囲む胸膜に炎症が生じている状態であり，呼吸性に増悪する持続性の胸痛が特徴的である。胸膜炎の原因としては，細菌や抗酸菌などの感染，悪性腫瘍が主であるが，膠原病や肺血栓塞栓症などでもみられる。肺は痛みを感じないため胸膜に炎症が波及した際に痛みが出現する。発熱などの感染症状をきっかけに，呼吸性に増悪する（胸膜痛）持続性の胸痛が徐々に生じてきた場合に本症を疑う。結核や悪性腫瘍が原因の場合は，このような症状がない場合も多い。

縦隔炎とは

　縦隔炎は両側に肺を隔てる部位（縦隔）に起こる炎症である。胸膜，気道，口腔内の感染の波及や，開胸手術，食事や内視鏡等の検査・治療による食道損傷・穿孔，気道損傷などが原因となる。感染症状と持続性の胸部違和感等で受診しても，これら原因となる病歴の聴取が不十分だと病態が進行するまで診断につかずに重症化することも多い。本症を疑い，原因となるような状況の有無について，詳細に病歴聴取することが重要である。

症例1　35歳女性

主訴：右側胸部痛
現病歴：生来健康。4日前の夜から38℃台の発熱があり近医を受診。右肺炎の診断で内服薬投与を受けていた。3日前の夜から右側胸部の違和感が出現してきたが，2日前の起床時より右側胸部痛となり，以降持続している。深呼吸や咳によって痛みが増強する。

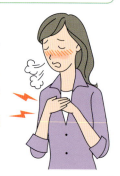

▶ 肺炎随伴性胸膜炎

症例2　50歳男性

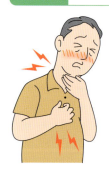

主訴：左側胸痛
現病歴：脂質異常症と高血圧で治療中。3日前から咽頭痛と37.5℃の発熱があった。今朝から左側胸背部痛が徐々に出現してきた。昨夕あたりから違和感はあったが，症状の出現からピークまでは半日くらい経過しているという。

▶ 胸膜炎

症例3　70歳男性

主訴：左胸の痛み
現病歴：半年前から倦怠感があり，体重も減少していた。1カ月前から，深呼吸や咳をした際にときどき左胸の痛みを徐々に自覚するようになっていた。発熱はないため放置していたが，易疲労感はさらに増悪。労作時の息切れも悪化したため来院した。喫煙者。

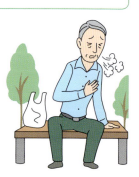

▶ がん性胸膜炎

症例 4　15歳男性

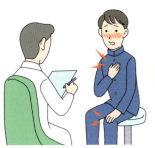

主訴：繰り返す発熱と胸痛
現病歴：中学校に入学した頃から数カ月に1回の頻度で，1〜2日続く38℃台の発熱を伴う胸痛や腹痛を繰り返していた。その都度，近医を受診し抗菌薬等の処方を受けるが，半日程度で自然軽快することも多かった。原因がはっきりせず，何度か虫垂炎が疑われた経緯もある。今回は胸痛のみならず，膝と足関節痛もあり，家族に伴われて来院した。両親は仮病ではないかと心配している。

➡ **胸膜炎（家族性地中海熱）**

縦隔炎のポイント

- 縦隔炎の診断には，原因となるような状況の有無についての病歴聴取が重要である。

胸膜炎のポイント

(1) 初発時期と発症様式
　胸膜炎，縦隔炎の原因は炎症が基本であり，通常，痛みの発症様式は，（突発的ではなく）違和感が生じてから痛みのピークまで，数時間〜半日以上かけて徐々に進行する。

(2) 痛みの増悪因子
　胸痛の患者さんには，必ず呼吸や咳で痛みの悪化があるかを聞く。呼吸や咳による痛みの悪化に加えて，圧痛を伴えば肋骨，筋など胸郭の痛み，圧痛がなければ胸膜炎を念頭に診察を続ける（呼吸や咳で痛みの悪化がある場合の胸痛は，虚血性心疾患などのkiller diseaseは否定的である。）

症例 5　16歳男性

主訴：前胸痛
現病歴：中学校のバスケットボールの練習中，ボールを投げた際に前胸痛が出現。がまんして練習をしていたところ，徐々に頸部に違和感と咽頭の痛みも自覚するようになった。なんとなく，呼吸が苦しいような症状もあり，心配になって来院。頸部で握雪感を感じる。

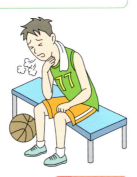

➡ **縦隔気腫**

症例 6　73歳女性

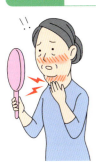

主訴：発熱，背部痛・前胸部
現病歴：65歳より糖尿病で治療中。魚を摂取後から咽頭痛を自覚していた。3日後に下顎部の腫脹を自覚。徐々に腫脹は頸部まで広がり，38.5℃の発熱と同部の発赤も出現した。さらに翌日より頸部，背部，前胸部の痛みと呼吸困難感も出現したため受診した。

➡ **縦隔炎**

胸膜炎，縦隔炎，縦隔気腫

» 1 鑑別診断のポイント

Onset 初発時期と発症様式	**胸膜炎の痛みの始まり方** ☐ 通常，発熱などの先行する感染症状があって，その後，胸部症状（違和感）の始まりからピークまでは数時間から数日のことが多い。 ☐ 通常の感染症が原因では，亜急性に発症・経過（数時間〜数日）であるか，悪性腫瘍，膠原病，結核が原因では慢性に発症・経過（数日〜数週間）となる。 **縦隔炎の痛みの始まり方** ☐ 悪寒戦慄，発熱などの感染症状後，胸部症状（違和感）の始まりからピークまでは数時間で徐々に増悪する。 ☐ 食道穿孔など原因によっては，この経過がやや早いこともある。
Position and Progression 痛みの場所と経過	**胸膜炎** ☐ 典型的なケースでは，背中〜胸部の肋骨とほぼ平行の広がり2〜3本の肋骨より狭い範囲のことが多い。 ☐ 患側の肩周囲（横隔膜からの関連痛）に痛みがあったり，時間とともに痛む場所や範囲が変化することもある。 **縦隔炎** ☐ 胸骨後方，前胸部〜心窩部，背部に広がることがある。
Quality 痛みの質	**胸膜炎の痛みの質** ☐ 比較的胸郭に近い表在性の鋭い痛み，刺すような痛み，切るような痛み，引きつるような違和感など。 ☐ がん性胸膜炎では，鈍い痛み，疼くような痛みのほか症状がはっきりしないこともある。 ☐ 結核性など無症状のこともある。 ☐ 胸膜痛は胸水の貯留とともに軽減することがある **縦隔炎の痛みの質** ☐ 胸骨後方の重苦しさ〜激痛，呼吸困難感までさまざまである。 **痛みの持続時間** ☐ 通常は，持続的である。
Radiation 放散痛	☐ 特記事項なし。
Severity 痛みの程度	☐ 病態によって症状は強いこともあるが，日常生活は続けている場合が多い。
Tolerance 痛みの軽快因子	**胸膜炎** ☐ 深呼吸や咳をしないようにする，胸の痛む場所を強く押さえる（＝胸壁を動かさないようにする）などで症状は軽減する。
Unable to tolerate 痛みの増悪因子	**胸膜炎** ☐ 壁側胸膜は非常に敏感であるため，深呼吸，咳嗽，体位変換など比較的弱い機械刺激によっても容易に胸痛が増悪する。患者は患部をかばい，動かないような姿勢をとりたがる。

Various Symptoms 随伴症状	胸膜炎
	☐ 発熱（感染症の場合），息切れ，呼吸困難感（胸水が増え，肺が圧迫されて生じる）。
	縦隔炎
	☐ 発熱，背部痛，呼吸困難感，敗血症，重症化でショック症状（血圧低下，意識消失）。

胸水を疑う画像所見

　胸膜炎では胸水貯留の合併が多いため，胸水を早期にみつけることで診断につながることがある。初期には肺の下面と横隔膜の間（特に後方）に貯留（肺下胸水）し，量が増えると，肋骨横隔膜角の鈍化を伴った典型的な画像となる。

少量の胸水（肺下胸水）を疑う画像所見

- 片側の横隔膜の明らかな挙上。
- 横隔膜の背側となる肺（下葉）の肺紋理がみえなくなる。
- 正面像で横隔膜の頂点が正常な中央部から外側へ変位し，横隔膜の中央もしくは外側にみられる。
- 横隔膜上縁外側の肋骨横隔膜角へ至る傾斜がより急角度となる。
- 左では横隔膜と胃泡の距離が離開し，2cm以上となる。
  ⇒ これらがあった場合は患側をしたとする側臥位像を撮影して確認する。

»2 病態生理

痛みのメカニズム（図1）

- 胸膜痛の起源は，胸膜に分布する知覚神経への刺激である。
- 肺およびその周囲の炎症は，胸膜腔に広がることで体性痛覚受容体を活性化し胸膜痛を生じる。ただし臓側胸膜は痛覚神経を含んでいないため，臓側胸膜への刺激のみでは痛みは感じない。
- 知覚神経の終末は肋骨および横隔膜，壁側胸膜に存在している。知覚神経の大部分は肋間神経に支配され，隣接した壁側胸膜が痛みを感じる。横隔膜の中心部は横隔神経により支配されるため，この周囲への刺激は同側の首や肩の痛みとして感じられる。

図1　胸膜痛のメカニズム

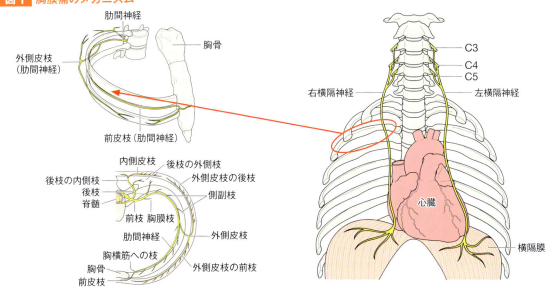

胸膜炎，縦隔炎，縦隔気腫

胸膜の痛み

- 胸膜痛の原因としては，多くが胸膜の炎症，もしくはその部位への機械的刺激によるものである。
- 胸膜の炎症は，結核や細菌などの感染，悪性疾患，膠原病など種々の原因によって生じる。細菌感染の多くは肺炎に随伴しており，胸水中で細菌増殖を認めるものを膿胸とよぶ。悪性腫瘍では原発性肺がんや悪性胸膜中皮腫が多いが，多臓器がんからの転移でも起こりえる。膠原病で頻度の多いものとしては，関節リウマチや全身性エリテマトーデス（SLE）がある。
- これらでは炎症に伴う発熱や胸痛，胸水の貯留が特徴である。胸水が肺を圧迫することによる息切れも起こるが，胸水により壁側および臓側胸膜が離れるのに伴い，胸膜痛が鎮まる場合もある。

縦隔の痛み

- 縦隔炎では，悪寒戦慄，発熱に伴って胸骨後方（前胸部，背中）の激痛が起こり，あわせて咳嗽，嘔気，呼吸困難などもみられる。重症になると敗血症も合併する。縦隔炎は食道穿孔によるものが多いが，抜歯後の感染や扁桃腺炎など口腔・頸部などの感染の縦隔への波及によることもある。食道穿孔の原因としては，誤飲した異物や，内視鏡検査時の損傷，食道がん，食道憩室などがある。
- 縦隔気腫による症状は，胸の圧迫感，痛み，顔面〜首の腫れ，呼吸困難などである。原因として，事故や外傷による外傷性，呼吸器感染などに伴う症候性，原因不明の特発性がある。

≫3 胸水貯留の原因

- 胸膜炎の多くは胸水の貯留があるが，胸水の原因も多彩であり，その原因を特定するため胸水穿刺による胸水の検査が重要である。通常，漏出性か滲出性かを初めに判断して鑑別を進める。
- 一般に，漏出性胸水は静水圧の上昇や血液の浸透圧の低下などが原因であり，滲出性胸水は，毛細管透過性の亢進を引き起こす局所的変化が原因である（表1，2）。

表1 主要な胸膜炎とその所見❶

漏出性胸水
心不全，肝硬変，ネフローゼ症候群，粘液水腫
滲出性胸水
・感染性：細菌性肺炎，ウイルス，結核
・悪性疾患：肺がん，転移性肺がん，悪性中皮腫
・膠原病：関節リウマチ，SLE
・周囲臓器の炎症：膵炎，横隔膜下膿瘍，食道破裂，卵巣腫瘍，冠動脈バイパス術後
・その他：家族性地中海熱，薬剤性，サルコイドーシス，尿毒症，黄色爪症候群

表2 主要な胸膜炎とその所見❷

診断	肺炎随伴性胸膜炎	膿胸	結核感染	ウイルス感染	膠原病	悪性腫瘍
概念	・肺炎に伴う胸水の貯留	・胸腔内に膿が貯留するもの	・結核病変が胸膜に波及したもの	・ウイルス感染に伴う胸水	・膠原病に起因する胸膜炎	・肺がん等の悪性腫瘍が胸膜に浸潤，播種，転移したもの
症状・病歴	・急な経過で増悪する咳嗽，喀痰，呼吸困難，発熱	・高熱，呼吸困難，意識障害 ・免疫能低下 ・気道感染，外科的処置，外傷後にも発生	・結核患者との接触 ・週単位の経過の咳嗽，微熱，体重減少，疲労 ・HIV感染などの免疫能低下	・最近の呼吸器症状または発熱	・SLE，関節リウマチなどの膠原病の存在 ・関節炎，関節痛	・悪性腫瘍（特に肺がん，中皮腫）の存在，既往 ・初期には無症状
身体所見	・胸膜摩擦音	・患側の胸郭運動の低下	・胸膜摩擦音	・胸膜摩擦音	・関節変形 ・レイノー現象などの特徴的皮膚変化	・原発・転移臓器の徴候
画像所見	・急速に貯留する胸水 ・患側の肺炎像	・胸膜の肥厚 ・胸水中の小気泡	・少〜中等量の胸水 ・肺野病変は伴わないことも多い	・異常を認めない〜少量の胸水 ・肺野病変は伴わないこともある	・一側はたは両側の少〜中等量の胸水 ・ときに間質性肺炎が合併	・ときに大量の胸水 ・患側での腫瘍性病変
検査所見	・早期では胸水は透明，漿液性 ・胸水から起炎菌は検出されにくい ・白血球増加，CRP上昇，赤沈亢進	・膿性の胸水 ・胸水中のpH，グルコース低値 ・白血球増加，CRP上昇，赤沈亢進 ・ブドウ球菌，肺炎球菌，嫌気性菌が多い	・胸水中のADA（アデノシンデアミナーゼ）高値 ・胸水からの結核菌検出（20〜30%程度） ・胸膜生検で乾酪性肉芽腫 ・軽度の白血球増加，CRP上昇，赤沈亢進 ・インターフェロン-γ遊離試験陽性	・滲出性胸水 ・胸水中のリンパ球増加 ・CRP上昇，赤沈亢進	・滲出性胸水（糖が低値） ・胸水中のリンパ球増加 ・軽度のCRP上昇，赤沈亢進 ・疾患特異的マーカーの異常（SS-Aなど）	・滲出性胸水 ・しばしば血性胸水 ・胸水中のリンパ球増加，がん細胞の検出 ・軽度のCRP上昇，赤沈亢進 ・腫瘍マーカー高値

覚えておきたいまれな胸膜痛
家族性地中海熱

　家族性地中海熱は，38〜40℃の発熱とともに，1〜4日間持続する腹痛，胸背部痛，足首や膝などの関節炎と発熱を繰り返す疾患である．これは発作性・反復性に起こる腹膜炎や胸膜炎など漿膜炎による症状であり，まれに心膜炎や髄膜炎を伴う．症状は自然軽快するが，治療が適切に行われなければアミロイドーシスが合併する．

　常染色体劣性遺伝性疾患で，発症は通常5〜15歳であり，日本でも少なくはない．

参考文献
1) リチャード・W・ライト著．家城隆次ら監訳　胸膜疾患のすべて　pp69．改訂第2版．診断と治療社．東京．
2) 厚生労働科学研究費補助金難治性疾患等克服研究事業：家族性地中海熱の病態解明と治療指針の確立．平成23年度〜24年度総合研究報告書）
3) Petrushkin, H. Stanford, M. Fortune, F. Jawad, A. S. Clinical Review: Familial Mediterranean Fever- An Overview of Pathogenesis, Symptoms, Ocular Manifestations, and Treatment. Ocul Immunol Inflamm. 2015 Mar 11:1-9.

慢性閉塞性肺疾患

慢性閉塞性肺疾患（COPD）

慢性閉塞性肺疾患とは

　タバコ煙を主とする有害物質を，長期に吸入曝露することで生じた肺の炎症性疾患である。呼吸機能検査で正常に復すことのない気流閉塞を示す。気流閉塞は，末梢気道病変と気腫性病変がさまざまな割合で複合的に作用することにより起こり，通常は進行性である。臨床的には，徐々に生じる体動時の呼吸困難や慢性の咳，痰を特徴とするが，これらの症状に乏しいこともある。

症例2　60歳女性

主訴：歩行時の息切れ
現病歴：約1年前から坂道や階段を登ると息切れを感じるようになった。坂道や階段昇降，布団の上げ下ろしなどの労作で徐々に息切れが強くなってきた。マイペースなら平地を長く歩けるが，息切れが徐々に強くなったため受診した。自身は喫煙しないが，父親，夫がヘビースモーカーであり，幼少時からタバコ煙に曝露している。

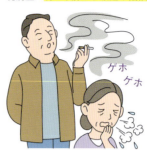

➡ 受動喫煙によるCOPD

症例3　64歳男性

主訴：階段昇降時の息切れ
現病歴：検診で1秒率65％の閉塞性換気障害を指摘された。約1年前から階段を登ると息切れを感じるようになり気になっていたが，放置していた。息切れは安静で消失する。喘鳴はなく，胸痛や胸部圧迫感は感じない。20歳から1日15本の喫煙歴がある。

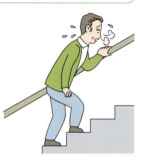

➡ COPD，検診からの早期診断

症例1　63歳男性

主訴：労作時の息切れ
現病歴：約3年前から咳，痰を自覚し，2年前から階段を登ると息切れを感じるようになったが，放置していた。1日20本，45年間の喫煙歴がある。最近坂道や階段昇降，布団の上げ下ろしなどの労作での息切れが強くなってきた。マイペースなら平地を1.5km離れた駅までは歩けるが，平地でも同年代の友人の歩行に合わせて歩けなくなった。風邪をひくと普段に比べ咳，痰が多くなり，息切れが強くなる。苦しくなったときには，安静にしていると徐々に息切れは消失する。喘鳴はない。咳，痰はあるが，痰は無色透明である。熱はない。胸痛や胸部圧迫感は感じない。

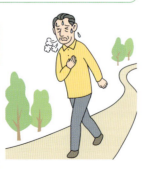

➡ COPD

症例4　60歳男性

主訴：労作時の息切れ，胸部圧迫感
現病歴：10年前から高血圧の治療を受けており，1日15本，40年の喫煙歴がある。1年前から痰が多くなってきた。2カ月前のゴルフ中には息切れを自覚しなかったが，1カ月前から労作時の息切れ，胸部圧迫があり受診した。症状は安静1分で軽減する。呼吸機能検査では，末梢気道閉塞パターンであった。マスターダブル負荷試験では症状が出現し，Ⅱ，Ⅲ，aVF誘導でST低下を認めた。心臓カテーテル検査で右冠動脈の有意な狭窄が認められた。Onsetからの経過が急であるところが，COPDとの鑑別ポイントである。

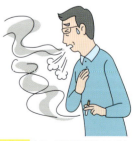

➡ 労作性狭心症

症例5　75歳女性

主訴：労作時の息切れ
現病歴：心房細動にて治療中である。5年前から禁煙しているが10本, 30年の喫煙歴がある。痰と労作時の息切れがある。
呼吸困難は心疾患によるものと考えられていたが, 喫煙歴も考慮し呼吸機能検査を行った。閉塞性換気障害を認め, 心房細動にCOPDを合併していることが判明した。COPD併存の考慮が必要である。

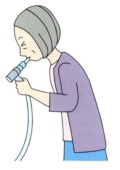

➡ **心疾患を併存するCOPD**

症例6　68歳男性

主訴：左胸痛
現病歴：2年前よりCOPDとして吸入抗コリン薬による治療を受けている。喫煙歴は18歳から1日20本, 50年。今朝排便時の怒責後から突然の左胸痛を自覚し, 呼吸困難が進行している。口すぼめ呼吸をし, 聴診で左側肺胞呼吸音が減弱している。

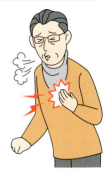

➡ **COPDを基礎疾患とする続発性自然気胸**

COPDと鑑別を有する疾患[1)]

■ **気管支喘息との鑑別**（表1, 2）[1)]

①発作性の呼吸困難, 夜間・早朝にみられる喘鳴や咳, ②可逆性の気流制限, ③気道過敏性の亢進, ④アトピー素因（環境アレルゲンに対するIgE抗体）の存在, ④喀痰や末梢血中の好酸球数の増加の増加があれば気管支喘息を疑う。呼吸機能検査で肺拡散能（DLco）の低下, 高分解能CTでの低吸収域（low attenuation area: LAA）が存在は, 喘息ではみられない。近年, 気管支喘息との合併（ACOS）も注目されている。

■ **うっ血性心不全との鑑別**

急性左心不全では, 喘鳴や咳嗽を伴う呼吸困難で発症することも多い。労作性呼吸困難や夜間発作性呼吸困難は慢性心不全の徴候でもある。身体所見上は, 心不全の程度により浮腫, 頸静脈怒張, 吸気時喘鳴の聴取, 心音（Ⅲ音）などが観察される。鑑別の最も有効な方法は, 胸部X線における心拡大や肺野のうっ血性所見である。血清ヒト脳性ナトリウム利尿ペプチド（BNP）のカットオフ値をおおむね76～100pg/mLとすると呼吸器疾患と心疾患による呼吸困難を鑑別できると報告されている[2)]。

表1　COPDと鑑別を要する疾患

1　気管支喘息
2　びまん性汎細気管支炎
3　先天性副鼻腔気管支症候群
4　閉塞性細気管支炎
5　気管支拡張症
6　肺結核
7　塵肺症
8　リンパ脈管筋腫症
9　うっ血性心不全
10　間質性肺疾患
11　肺がん

COPD（慢性閉塞性肺疾患）診断と治療のためのガイドライン第4版. 2013, p 28 より引用

表2　COPDと喘息の鑑別

		COPD	喘息
発症年齢		中高年層	全年齢層
要因		喫煙, 大気汚染	アレルギー, 感染
アレルギー歴 家族歴		−	−～＋
気道炎症に関与する細胞		好中球 $CD8^+$Tリンパ球 マクロファージ	好酸球 $CD4^+$Tリンパ球
症状	持続性	進行性	日内変動
	出現形態	労作性	発作性
気流閉塞の可逆性		−（～＋）	＋
気道過敏性		−（～＋）	＋

COPD（慢性閉塞性肺疾患）診断と治療のためのガイドライン第4版. 2013 より引用

慢性閉塞性肺疾患

» 1　鑑別診断のポイント

Onset 初発時期と発症様式	☐ 労作時の呼吸困難や息切れなどの症状は数週間以上かけて徐々に始まり進行してくる。 ☐ ある日から急に発症してくる労作性の呼吸困難感は，喘息発作，あるいは狭心症，心不全症状である可能性があることに留意する。
Position and Progression 痛みの場所と経過	☐ 胸部全体，広い範囲。
Quality 痛みの質	**性状** ☐ 呼吸困難感，息切れ，前胸部の重苦しさ。 **持続時間** ☐ 病初期には労作時に症状が持続するが，安静時には無症状。 ☐ 病態が進行すると，安静時にも症状が生じて持続し，治療介入するまでなかなか改善しない。
Radiation 放散痛	☐ 特になし。 ☐ 咽頭部，頸部，肩，腕への放散痛の存在は，むしろ労作時の息切れが狭心症の症状である可能性を高める。
Severity 痛みの程度	☐ 病状によって，そのまま労作が続けられる状況から，安静を要する状態までさまざまである。
Tolerance 痛みの軽快因子	☐ 安静にする。
Unable to tolerate 痛みの増悪因子	☐ 労作，感染，前屈。 ☐ 喫煙，粉じん，バイオマス。
Various Symptoms 随伴症状	**右心不全による症状** ☐ 浮腫，腹部膨満感，嘔気，食欲不振。

» 2　病態生理

- COPD患者において，労作時呼吸困難の原因となる基本的病態は，気流閉塞と動的肺過膨張である。肺高血圧症の併存も労作時心拍出量の制限により，労作時呼吸困難に関与し得る。これらの病態は患者の症状と重症度を規定する因子であり，その軽減が重要な治療目標になる。

- 換気血流不均衡は低酸素血症の原因になる。気流閉塞が進行したCOPD患者の一部では，肺胞低換気により高二酸化炭素血症を呈する。

- COPDでは早期から肺血管病変が認められ，気流閉塞・低酸素血症が進行すると肺高血圧症に至る例もある。

≫3 COPDの病型

- COPDの気流閉塞は，肺気腫病変と末梢気道病変がさまざまな割合で複合的に作用して起こるため，その病型として肺気腫病変が優位である気腫型COPDと末梢気道病変が優位である非気腫型COPDがある（図1）[1]。

図1 COPDの病型

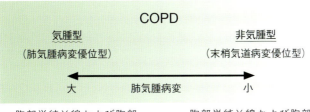

胸部単純X線および胸部CTで気腫性陰影が優位に認められる。

胸部単純X線および胸部CTで気腫性陰影がないか微細に留まる。

≫4 危険因子（表3）[1]

- COPDの危険因子には喫煙，大気汚染，受動喫煙，バイオマス燃焼煙などの外因性因子と遺伝素因などの内因性因子とがある。
- タバコ煙は最大の危険因子であるが，COPDを発症するのは喫煙者の一部であることから，喫煙感受性を規定する遺伝素因の存在が考えられている。
- COPDの遺伝素因としては，α_1-アンチトリプシン欠損症が有名であるが，わが国ではきわめてまれである。

表3 COPDの危険因子

	最重要因子	重要因子	可能性が指摘されている因子
外因性因子	タバコ煙	大気汚染 受動喫煙 職業上の粉塵や化学物質への曝露 バイオマス燃焼煙	呼吸器感染 小児期の呼吸器感染 妊娠時の母体喫煙 肺結核の既往 社会経済的要因
内因性因子	α_1-アンチトリプシン欠損症		遺伝子異変 気道過敏性 COPDや喘息の家族歴 自己免疫 老化

COPD（慢性閉塞性肺疾患）診断と治療のためのガイドライン第4版．2013より引用

≫5 診断

- 慢性に咳，痰，体動時呼吸困難のある患者は，COPDを疑う。
- ①気管支拡張薬投与後のスパイロメトリーで1秒率<70%，②他の気流閉塞をきたし得る疾患を除外すること，でCOPDと診断される．

慢性閉塞性肺疾患

»6 画像診断

- COPDの画像診断は，胸部単純X線写真（図2）と胸部CT（図3）でなされる。
- 早期の気腫性病変の検出には，高分解能CT（HRCT）が有用である。
- HRCTでは，気腫性病変は明瞭な壁をもたない低吸収領域（low attenuation area: LAA）（図3）として認められる。

»7 呼吸機能検査

- COPDの診断には，呼吸機能検査が必須である。
- 1秒量（FEV_1）・1秒率（FEV_1/FVC）の低下，肺気量の異常を認める。全肺気量（TLC），機能的残気量（FRC）および残気量（RV）が増加し，肺活量（VC）と最大吸気量（IC）が減少する。肺拡散能（DLco）は減少する。
- 気流閉塞はスパイログラム，フローボリューム曲線で評価し，フローボリューム曲線の下行脚が下向き凸になる（図4）。

図2 胸部単純X線写真（正面 a，側面 b）

COPDの胸部単純X線写真の特徴は下記の通りである。
正面像：①肺野透過性亢進，②肺野末梢血管の狭小化，③横隔膜平定化，④滴状心による心胸郭比の減少，⑤肋間腔の開大など
側面像：①横隔膜平定化，②胸骨後腔の拡大，③心臓後腔の拡大など

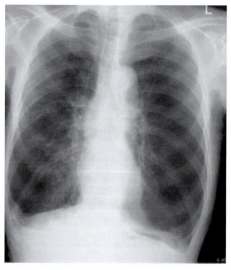

a：正面像

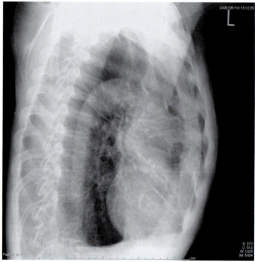

b：側面像

図3 胸部CT所見

両肺野の低濃度吸収領域（LAA）と血管の先細り・途絶を認める。著明な気腫性変化がみられる。

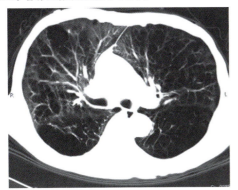

図4 COPDのフローボリューム曲線

下行脚は下向き凸となる。実線は実測波形，破線は予測波形を示す。

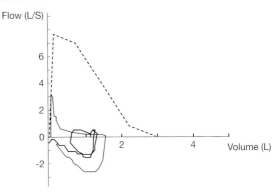

»8 運動時呼吸困難のメカニズム

- COPD患者は運動時の呼気吐き残し（動的過膨脹，図5)[3)]のため最大吸気量（IC）が減少し，運動時の呼吸困難や運動性制限の原因となる。長時間作用性抗コリン薬や長時間作用性β_2刺激薬は，気管支拡張効果により気道抵抗，残気量を低下させ，ICを増加させることで，呼吸困難，ADL，QOLを改善させる。

»9 COPDと全身性炎症，依存症

- COPDでは全身性炎症，栄養障害，骨格筋機能障害，心・血管疾患，骨粗鬆症，抑うつなどの全身併存症がみられる。
- COPDを全身性疾患と捉えて，包括的な重症度の評価や治療を行う必要がある。

図5 健常者およびCOPD患者の運動負荷時の肺気量分画

TLC：全肺気量，FRC：機能的残気量，RV：残気量，IC：最大吸気量

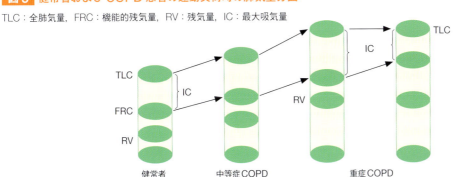

田村弦，山内広平，佐野正明，ほか：COPDの特徴とポイント．医歯薬ジャーナル 44：136-142，2008．より引用

慢性閉塞性肺疾患

≫10 治療

慢性安定期には，薬物療法，理学療法，在宅酸素療法などさまざまな治療を組み合わせた包括的リハビリテーションがQOLを改善させる（図6）[1]。

薬物療法

(1) 気管支拡張薬
- 抗コリン薬，β_2刺激薬，キサンチン誘導体が使用されており，薬物療法の中心である。
- 気管支平滑筋の緊張性の低下，気道抵抗減少と肺過膨張の緩和により呼吸困難が軽減されることが期待される。

(2) ステロイド
- 吸入ステロイド薬による継続的長期療法は，一部の患者においては急性増悪や入院回数を減らす効果がある。
- 長時間作用性β_2刺激薬／吸入ステロイド配合薬は，それぞれの単剤使用よりも呼吸機能の改善，増悪の予防，QOLの改善効果に優れている[4]。

在宅酸素療法（HOT）

呼吸困難の軽減，QOL改善，入院日数・回数の減少，生命予後改善しうる。安定期の非侵襲的陽圧換気（non-invasive positive pressure ventilation:NIPPV）は$PaCO_2$60Torr以上で，$PaCO_2$の低下を期待しうる。

呼吸リハビリテーション

上肢・下肢訓練，呼吸訓練は，呼吸困難の軽減，運動能力・QOL改善をもたらす。呼吸リハビリテーションの効果は，薬物療法に上乗せすることができ，多職種が参加したチーム医療で包括的なリハビリテーションプログラムを実施することで，より大きな効果が期待できる。

感染対策

インフルエンザワクチン，肺炎球菌ワクチンが勧められる。65歳以上に対するインフルエンザワクチンは，インフルエンザや肺炎による入院を30％減少させ，死亡率を50％減少させる。

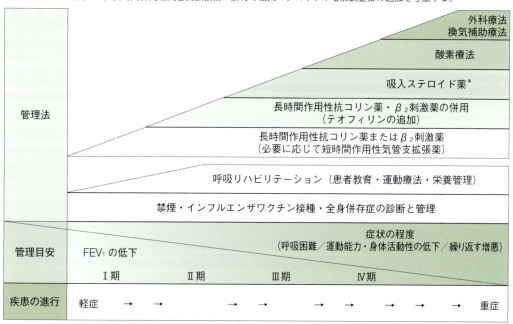

図6 安定期 COPD の管理

重症度はFEV₁の低下だけでなく，症状の程度や増悪の頻度を加味し，重症度を総合的に判断したうえで治療法を選択する。
＊増悪を繰り返す症例には，長時間作用性気管支拡張薬に加えて吸入ステロイドや喀痰調整薬の追加を考慮する。

COPD（慢性閉塞性肺疾患）診断と治療のためのガイドライン第4版．2013より引用

Asthma-COPD Overlap Syndrome (ACOS)

- COPDと喘息は典型例であればその鑑別は容易だが，喘息が慢性化すると気道リモデリングや肺弾性収縮力の低下により気道可逆性が消失し，喫煙歴のある中年発症喘息や，喘息で喫煙を続けている症例に関しては，症状で両者を鑑別することは困難である。
- ACOSは喘息のコンポーネント（アトピー素因，発作性呼吸困難，大きな気道可逆性）と，COPDのコンポーネント（喫煙歴，労作時呼吸困難，不可逆性気流閉塞）を合併する患者を示す。COPD患者の20～40％が喘息を合併していると報告されており，65歳以上の気管支喘息患者の25％がCOPDを合併していると報告されている。喘息のないCOPDに比べ，QOL低下，増悪が高頻度，死亡率が高い，医療費が高額，呼吸機能低下が早く，臨床的に重要な病態である。
- COPDに喘息を合併している場合には，COPDの重症度にかかわらず吸入ステロイドを使用する。吸入ステロイドに併用する長時間作用性気管支拡張薬は，抗コリン薬とβ2刺激薬のいずれでもよい。

参考文献

1) 日本呼吸器学会COPDガイドライン第4版作成委員会（編）：COPD（慢性閉塞性肺疾患）診断と治療のためのガイドライン第4版．メディカルレビュー社，東京，2013．
2) McCullough PA, Hollander JE, Nowak RM, et al: Uncovering heart failure in patients with a history of pulmonary disease : rationale for the early use of B-type natriuretic peptide in the emergency department. Acad Emerg Med 10: 198-204, 2003.
3) 田村弦，山内広平，佐野正明，ほか：COPDの特徴とポイント．医歯薬ジャーナル　44：136-142，2008．
4) Celli BR, Thomas NE, Anderson JA, et al: Effect of pharmacotherapy on rate of decline of lung function in chronic obstructive pulmonary disease: results from the TORCH study. Am J Respir Crit Care Med 178:334-338, 2008.

肺がん

肺がん

肺がんとは

　肺がんとは肺に発生した悪性上皮性腫瘍である。肺自体は痛みを自覚せず，胸膜や胸壁など周囲組織への直接浸潤や遠隔転移によって胸痛が出現する。したがって，胸痛症状で発見される肺がんは進行がんの頻度が高く予後不良である。がんの直接浸潤や転移による痛みは，通常，違和感の始まりから，数日以上，数週間単位で徐々に確実に進行する持続性の痛みである。

がん性疼痛とは[1),2)]

　がん患者が経験する痛みは，①がん自体の痛み（浸潤，転移など），②がんに関連した痛み（傍腫瘍症候群，全身衰弱など），③がん治療に伴う痛み（手術瘢痕，化学療法による末梢神経障害，放射線療法後疼痛症候群など），④がんと無関係な痛み（筋・筋膜性疼痛，変形性脊椎症，関節炎など）と多岐にわたり，これらを総合してがん性疼痛とよぶ。経過により急性痛と慢性痛に，機序により侵害受容性疼痛と神経障害性疼痛に分類される。

症例1　65歳男性

主訴：右前胸部から肩甲骨にかけての持続性の重苦しさ
現病歴：3カ月前から，肩甲骨に違和感を感じ，徐々に痛い感じがあったが，湿布で様子をみていたという。ところがその症状は，徐々に強さと広さが増し，1カ月前より，右前胸部から肩甲骨にかけての持続性の重苦しさとなってきた。その後も，症状は確実に悪化してくるため心配になって来院した。20本×45年の喫煙歴がある。胸部X線で縦隔陰影の拡大を認め，CTで前縦隔に50mm大の腫瘤と右胸膜の多発性腫瘤様肥厚を認めた。

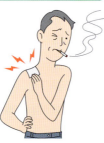

➡ **胸腺がん，胸膜播種**

症例2　60歳男性

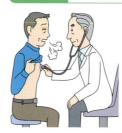

主訴：胸部圧迫感，呼吸困難感
現病歴：2週間前より，胸腹部圧迫感と呼吸困難感を自覚，改善しないため近医を受診した。胸部X線で右胸水貯留を指摘され紹介された。CTでは，胸膜肥厚と多発性の胸膜播種結節および胸水を認め，右中・下葉は無気肺となっていた。

➡ **右肺腺がん，がん性胸膜炎**

症例3　65歳男性

主訴：化学放射線療法中の前胸部の重苦しさ，血圧低下
現病歴：3カ月前から徐々に進行する咳嗽，体重減少を主訴に受診，胸部X線で左肺門部に腫瘤影を認め，気管支鏡検査で肺扁平上皮がんと診断された。1カ月前から，化学放射線療法中であったが，副作用のため一時中断中であった。その後，前胸部の重苦しさ，全身倦怠感と低血圧が進行してきたため受診となった。

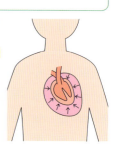

➡ **左肺門部肺扁平上皮がん，がん性心膜炎，心嚢液貯留による心タンポナーデ**

症例4　61歳女性

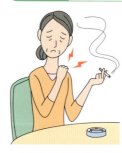

主訴：持続性の左前胸部痛，左肩痛
現病歴：3カ月前より，徐々に左前胸部痛，左肩痛が出現し，改善しないため近医を受診した。胸部X線で左下肺野に腫瘤影を認め紹介された。20本×40年の喫煙歴がある。CTでは左肺下葉S8/9底部に境界明瞭な5cm大の充実性腫瘤を認め，縦隔条件で横隔膜浸潤を認めた。

➡ **左下葉肺腺がん，横隔膜浸潤と肩への放散痛**

症例5　44歳男性

主訴：左前胸部から背部，左上肢にかけての痛み
現病歴：1カ月前より，左上肢の違和感を自覚，徐々に脱力も出現した。先週から，左前胸部から背部，左上肢にかけての痛みが増強したため来院した。30本×24年の喫煙歴がある。痛みは電撃痛であり，左上肢に麻痺と筋萎縮も認めた。また，左眼瞼は軽度下垂し瞳孔不同も認めた。

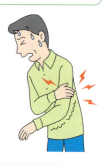

➡ **左上葉肺腺がん（Pancoast腫瘍），胸壁浸潤**

≫1 鑑別診断のポイント

Onset 初発時期と発症様式	☐ 通常，がんの直接浸潤や転移による痛みは，<mark>違和感の始まりから，数日以上，数週間単位で徐々に確実に進行</mark>してくることが特徴である。
Position and Progression 痛みの場所と経過	☐ がんの浸潤する部位により異なる。 **侵害受容性疼痛（体性痛）** ☐ 局在が明瞭。 ☐ 前胸部，側胸部，背部，腰部，肩。 **侵害受容性疼痛（内臓痛）** ☐ 局在が不明瞭。 ☐ 上腹部，側腹部，背部。 ☐ 病巣から離れた部位に関連痛がある。 **神経障害性疼痛** ☐ 障害神経支配領域に一致する。 ☐ 頸部〜上肢，背部。
Quality 痛みの質	☐ 基本的に慢性痛で，持続性あるいは反復性である。 ☐ <mark>緩徐に発症し，改善しない</mark>ため受診する場合が多い。 **侵害受容性疼痛（体性痛）** ☐ 「鋭い」「疼くような」痛み。 **侵害受容性疼痛（内臓痛）** ☐ 「鈍い」「重い」「押されるような」痛み。 ☐ 「痛み」と認識しない漠然とした違和感，重苦しさ。 **神経障害性疼痛** ☐ 「電気が走ったような」「灼けるような」痛み。 ＊がんの痛みは，基本的に慢性痛であるが，持続的な痛みのうえに突然増強する痛みがあり，これを突出痛という。突出痛は繰り返し出現するが，性状や強度はいつも同じとは限らない。典型的な突出痛は激烈な耐えがたい痛みが急に発現し（3〜5分でピーク），短時間持続する（約30分）[2]。
Radiation 放散痛	☐ 侵襲される臓器，組織によりさまざまな放散痛を生じる。
Severity 痛みの程度	☐ 侵襲される臓器，組織によりさまざまな程度の痛みを生じる。
Tolerance 痛みの軽快因子	☐ 侵襲される臓器，組織によりさまざまである。 ☐ 鎮痛薬（モルヒネ）など。
Unable to tolerate 痛みの増悪因子	☐ 侵襲される臓器，組織によりさまざまである。 ☐ 労作，体位交換，呼吸，鎮痛薬の切れ目。
Various Symptoms 随伴症状	☐ 肺がんの症状（咳嗽，喀痰，血痰，嗄声，体重減少，食欲低下，微熱，倦怠感など）。 ☐ 咳嗽，息切れ・呼吸困難，動悸など（胸水貯留，心嚢液貯留）。 ☐ 嘔気・嘔吐（内臓痛）。 ☐ 感覚・運動障害（神経障害性疼痛）。 ☐ 圧痛（体性痛）。

肺がん

» 2 病態生理[3)～5)]

- 肺がんは病変の部位によって主たる症状が異なる。
- 肺門部肺がんでは咳嗽，血痰などの呼吸器症状が出現しやすく，中枢気道の高度狭窄・閉塞により，無気肺，呼吸困難や閉塞性肺炎を合併する。縦隔・大動脈への浸潤では背部痛や胸骨後部痛を訴える。
- 肺野型肺がんでは，症状が出現しにくいが，胸膜や胸壁に浸潤すると胸痛を訴える。この場合の痛みは病変部に一致した部位の体性痛が主である。
- 肺尖部肺がん（Pancoast腫瘍）では，胸壁や交感神経節，腕神経叢に浸潤し，頸部・肩甲部・前胸部痛のほか，Horner症候群や上腕内側の疼痛，痺れ，筋萎縮などを生じる。
- 直接浸潤のほか，がんの進展における重要な過程として「転移」がある（図1）。転移は，①原発巣での増殖，②脈管内への侵入，③脈管内での移動，④転移臓器周辺の血管内皮への接着・脈管外遊出，⑤転移臓器への浸潤，⑥転移臓器内での増殖により成立する。
- 肝・腎・副腎・膵・消化管などの内臓器転移では，臓器の被膜伸展や内圧上昇などによる内臓痛を生じる。骨転移では，骨膜や骨髄に分布する侵害受容器を介する体性痛のほか，脊椎への浸潤や圧排による神経障害性疼痛を生じることもある。

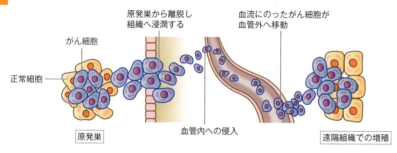

図1

» 3 がん性疼痛（表1）[1),2),6)]

侵害受容性疼痛

炎症や組織損傷またはその危険性をもつ刺激が加わることにより，皮膚・皮下組織・筋膜・骨膜・内臓およびその周囲組織に存在する末梢神経終末の侵害受容器が興奮した際に痛みが起こる。比較的限局性の鋭痛または鈍痛であり，体性痛と内臓痛に分類される。

①体性痛
　皮膚，筋，骨・関節，胸膜・腹膜といった体性組織の侵害受容器が活性化されて生じる痛みで，皮膚や粘膜由来の表在痛と，筋・骨格系由来の深部痛に分けられる。病変部に限局した痛みである。

②内臓痛
　胸腔や腹腔の内部組織に分布する侵害受容器から伝達される痛みである。痛覚刺激が複数の脊髄レベルに分散して入力されるため，痛みが広い範囲に漠然と感じられる。損傷臓器と同じ脊髄支配の皮膚に投射される関連痛がみられることもある。

神経障害性疼痛

末梢・中枢神経の直接的損傷に伴って発生する痛み。障害された神経の支配領域に電撃痛，灼熱痛，感覚異常を生じ，運動障害や自律神経系の異常を伴うことがある。がんの神経組織への直接浸潤または圧迫により生じる。

表1 痛みの神経学的分類

分類	侵害受容性疼痛（体性痛）	侵害受容性疼痛（内臓痛）	神経障害性疼痛
障害部位	・体性組織	・食道，胃，小腸，大腸などの管腔臓器 ・肝臓，腎臓などの被膜をもつ実質臓器	・末梢神経，脊髄神経，視床，大脳などの痛覚伝達路
疼痛刺激機序	・切る，刺すなどの機械的刺激 ・炎症などの化学的刺激	・管腔臓器の内圧上昇，伸展や収縮 ・実質臓器の被膜の伸展 ・内臓器の虚血 ・臓器局所および周囲組織の炎症	・神経の圧迫，損傷
例	・術後早期の創部痛 ・骨転移，皮膚転移 ・筋，骨格系の炎症に伴う筋攣縮 ・リンパ節転移に伴う組織障害 ・腹膜や胸膜の炎症に伴う痛み	・消化管通過障害に伴う腹痛 ・肝腫瘍内出血や破裂に伴う腹痛 ・膵腫瘍に伴う上腹部痛，背部痛	・Pancoast腫瘍による腕神経叢浸潤 ・脊椎転移による脊髄障害 ・化学療法，放射線療法後の末梢神経障害
痛みの特徴 随伴症状	・局在が明瞭 ・「鋭い」「疼くような」痛み ・圧痛があり体動により増悪	・局在が不明瞭 ・「鈍い」「重い」「押されるような」痛み ・嘔気，嘔吐などの自律神経異常 ・病巣から離れた場所に関連痛がある	・障害神経支配領域の痛み ・電撃痛，灼熱痛 ・感覚，運動障害を伴う
治療の特徴	・NSAIDsが有効 ・突出痛への対応が重要	・オピオイドが有効	・難治性で鎮痛補助薬が必要となることが多い

» 4 胸部の解剖と疼痛発症のメカニズム[7]

胸膜，胸壁の解剖（図2）

肺表面は臓側胸膜（肺胸膜）で，胸壁内面は壁側胸膜で覆われており，肺胸膜は肺門で壁側胸膜に移行する。肺および肺胸膜には知覚線維はなく胸痛には関与しない。壁側胸膜は，肋骨胸膜，縦隔胸膜，横隔胸膜に分けられ，知覚線維が分布する。肋骨胸膜と横隔胸膜の周辺部では肋間神経に由来し，縦隔胸膜と横隔胸膜の中央部では横隔神経に由来する。

①肋間神経
- 胸神経の前枝で，肋骨の下縁に沿って走行し，胸壁の筋，側面・前面の皮膚，壁側胸膜・腹膜に分布する。
- 第1～2肋間神経は腕神経叢とも吻合し，上腕内側の皮膚にも分布する。
- 第7～12肋間神経は胸壁のみでなく，腹壁の筋・皮膚にも分布する。
- 胸壁皮膚の知覚に関しては，肋間神経が上方から下方に向かって分節状に分布するが，胸骨角の高さより上方には鎖骨上神経（C3～4）が，胸壁背部には胸神経の後枝が分節状に分布する。

②横隔神経
- 主に第4頸神経（C4）から起こり，胸腔内を下行して横隔膜に達する。
- 知覚線維は，横隔膜上面の胸膜（横隔胸膜・縦隔胸膜），心外膜および横隔膜下面を覆う腹膜の痛覚を伝える。分布域からの痛覚線維が刺激されると，C3～5の皮膚域（頸部下部から肩部にわたる皮膚）に関連痛を生じることがある。

③関連痛[1,8]
- 痛みの原因となっている組織から離れた部位に感じる痛みである。
- 内臓，筋・関節などの深部組織が損傷されると，その部位からの刺激が脊髄に入る際に，同じレベルの脊髄に入る皮膚からの神経刺激と誤認して中枢へ伝えられるために，その皮膚デルマトーム領域に痛みを感じる。例えば，横隔胸膜の中心部の刺激は横隔神経によって支配されており，頸部および肩の関連痛を引き起こす。

肺がん

図2

a：前頭断面

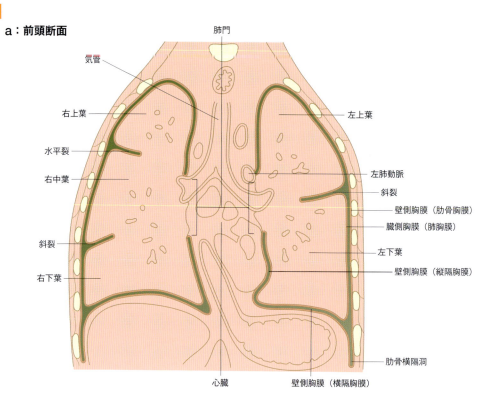

b：水平断面

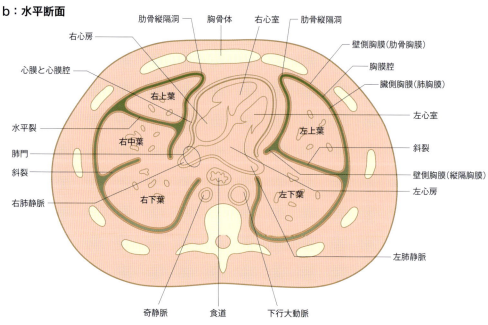

参考文献
1) 日本緩和医療学会緩和医療ガイドライン作成委員会(編):がん疼痛の薬物療法に関するガイドライン(2010年版). 金原出版, 東京, 2010.
2) 川股知之, 山本克己, 布施谷仁志, ほか:癌性疼痛の発症機序, ほか. 麻酔 60:1010-1023, 1046-1052, 2011.
3) 日本肺癌学会(編):EBMの手法による肺癌診療ガイドライン(2014年版). 金原出版, 東京, 2014.
4) 服部政治, 五十嵐妙, 寶田潤子:肺癌におけるがん疼痛管理. 医学のあゆみ 240:1210-1216, 2012.
5) 川原克信, 白日高歩:胸痛の診療. 外科治療 81:563-568, 1999.
6) 関根龍一:がん性疼痛の評価と薬物療法の実践. 呼吸 32:820-828, 2013.
7) 伊藤隆:解剖学講義(第2版). 南山堂, 東京, 2002. p263-264, 280-282, 320-321.
8) Moore KL, Agur AMR:ムーア臨床解剖学(第2版). メディカル・サイエンス・インターナショナル, 東京, 2004. p49-109.

胸痛をきたす消化器疾患

胸痛を主訴として受診する患者のうち，逆流性食道炎，胃・十二指腸潰瘍，膵炎，胆石，胆嚢炎など消化器疾患の例は多い。また，食道破裂など重篤な疾患も含まれる。したがって，胸部症状を訴えている患者の臨床推論においては，誘因の有無，食事，姿勢との関係，腹部診察所見などもしっかり確認して鑑別していく姿勢が重要である。逆に心窩部やみぞおちなど，上腹部の症状を訴えている場合にも，胸部疾患を見逃さないようにする。

> **ピットフォール！**
>
> ■ 逆に嘔気，食欲不振，腹痛など，風邪様症状，消化器症状で来院する心筋炎，心筋梗塞，感染性心内膜炎にも注意しよう！

逆流性食道炎とは

- 主に胃酸の食道への逆流によって生じる胃食道逆流症（GERD）のうち，食道粘膜に傷害があるびらん性のものを逆流性食道炎という。
- 前胸部痛，締めつけ感，胸焼け感は，虚血性心疾患と鑑別が難しいことが多く，持続時間や食事との関係，腹部所見などしっかりとした病歴聴取と身体診察が重要である。
- 食道外症状として，咽頭痛，嗄声，慢性咳嗽，喘息などの耳鼻科的あるいは呼吸器科的な症状が現れる場合がある。
- 原因としては食道下部括約筋の機能低下，食道裂孔ヘルニア，腹圧の上昇（肥満，しゃがむ動作の継続，食べ過ぎなど）がある。

食道裂孔ヘルニアとは

- 横隔膜の食道裂孔部に生じるヘルニアである。
- しゃがむ，いきむなどの腹圧上昇がきっかけとなる。
- 軽度の場合は無症状である。
- 中等度以上で持続性の圧迫症状が出現し，下部食道括約筋の機能障害が生じると胃液が逆流して，胸骨裏面の痛み，胸焼け，つかえ感を生じる。
- 多くが保存的治療となり，便秘改善，しゃがむなどの腹圧がかかる体勢を避ける，逆流性食道炎の治療が行われる。まれに内視鏡や外科的治療を行うことがある。

食道破裂とは

- 異物，炎症，潰瘍，外傷などの原因で食道破裂が生じるが，内視鏡など医原性のものも多い。
- 飲酒後の嘔吐など明らかな原因がなく穿孔，破裂した場合を特発性食道破裂（Boerhaave症候群）という。
- 症状は，程度によりさまざまである。悪心，嘔吐に続く胸痛，上腹部痛，背部痛，嚥下時痛など。
- 本症を疑う病歴に注意し，胸部X線写真やCTで皮下気腫，縦隔気腫などを確認する。
- ガストログラフィンによる造影検査を行う。
- 診断が遅れると縦隔炎など重篤な病態を呈する。

消化性潰瘍（胃・十二指腸潰瘍）とは

- 消化性潰瘍は，粘膜攻撃因子（胃酸，ペプシン）と，粘膜防御因子（アルカリ分泌，粘膜血流など）のバランスが崩れることで生じる。
- NSAIDsとヘリコバクター・ピロリ菌がその原因の多くを占める。
- 特に高齢者の循環器疾患患者，脳梗塞患者，整形外科患者など，NSAIDsで生じている消化性潰瘍なのに，NSAIDsを定期的に内服しているため痛みを自覚していない場合も多く，消化管出血で発見される場合もあり注意を要する。
- 心窩部痛付近の痛みが主であるが，胸痛，胸焼けの症状となる場合もあり，胸痛の鑑別疾患として重要である。

膵炎とは

- 急性膵炎：アルコール過飲と胆石の嵌頓などを原因に，急速に広範囲に進行する浮腫性膵炎，壊死性膵炎を生じ重症化する危険性がある。
- 慢性膵炎：アルコールを中心にさまざまな原因で腹痛発作を繰り返しながら徐々に進行する。
- 腹部症状と診察所見，アミラーゼ・リパーゼの測定，画像検査により診断する。

急性膵炎

- 重症化する危険性があり，胸痛の鑑別疾患として重要である。
- アルコールなどとの関係や背部痛，心窩部圧痛の確認など胸痛の臨床推論においても全身の診察が重要である。

胆石症・胆嚢炎とは

- 胆汁の成分が析出して固形となった疾患の総称である。
- 存在部位により胆嚢結石，総胆管結石，肝内結石に分けられる。
- 8割は無症状であるが，ときに嵌頓等による胆石発作が生じる。
- 胆石発作は，==右季肋部から心窩部の痛み==である。
- Murphy 徴候などで鑑別できる。
- 胆嚢炎のほとんどは胆石の嵌頓が原因であり，発熱を伴い，持続性の痛みとなる。この際，十二指腸乳頭部への結石嵌頓では，膵管も閉塞するため急性膵炎も合併することがある。胆嚢炎をきたすほかの原因には腫瘍などがある。

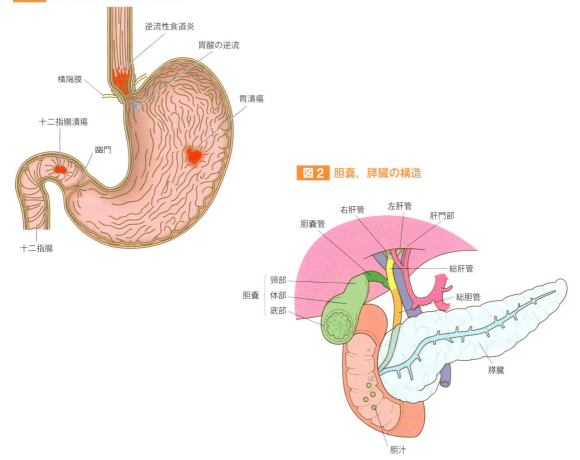

図1 逆流性食道炎，消化性潰瘍

図2 胆嚢，膵臓の構造

胸痛をきたす消化器疾患

症例1　48歳男性

主訴：前胸部全体の締めつけ感

現病歴：3週間くらい前から，就寝後に前胸部全体の締めつけられる苦しみを自覚して覚醒するようになった。症状は1時間以上続き，飲水でやや軽減する。近医で処方されたニトログリセリン舌下も試みたが，改善するまで20分くらいかかるように感じたという。

5年くらい前から，高脂肪，酒・タバコ・コーヒー・ココア・チョコレートなどの摂取後に同症状を自覚することがあったが，市販の胃薬で様子をみていたという。最近は日中も呑酸があり，咳嗽も出るようになってきた。食後，横になると悪化することに気づいていた。喫煙1日30本，身長166cm，98kg。

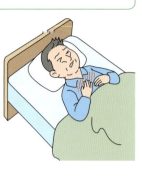

➡ 逆流性食道炎

症例4　68歳女性

主訴：胸焼け感，つかえ感

現病歴：数カ月前から，胸焼け感，つかえ感を自覚するようになった。症状は持続性で，しゃがんで草取りをしたとき，食後などに多い。

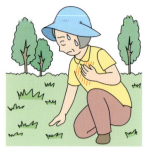

➡ 食道裂孔ヘルニア

症例2　72歳女性

主訴：前胸部の焼けるような痛み

現病歴：数カ月前から，前胸部の焼けるような痛みを自覚するようになった。症状は持続性で，数分間ということはない。食後にしゃがんで庭の草取り仕事をしているときに多い。労作とは関係なく，食事を摂るとしみるように強くなることがある。

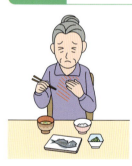

➡ 逆流性食道炎

症例5　30歳男性

主訴：胸痛

現病歴：強い胸全体の痛みのため救急車で来院した。症状は，30分前から持続しており，呼吸困難，冷汗も伴う。その日は会社の歓送迎会で飲酒しており，トイレで強く嘔吐してからこの症状が出現してきたという。

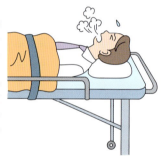

➡ 特発性食道破裂（Boerhaave症候群）

症例3　72歳男性

主訴：胸のつかえ感

現病歴：1カ月前から胸のつかえ感を自覚するようになった。症状は持続性で食後に多い。徐々に食事でしみるような痛みを伴うようになってきた。お酒，コーヒーなどの刺激物の後などが強い。

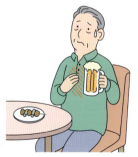

➡ 食道潰瘍

症例6　42歳男性

主訴：心窩部痛

現病歴：1週間くらい前から心窩部の痛みが徐々に悪化してくるため来院した。症状は持続性で空腹時に強いが，食後やや改善する傾向があるという。背部にも痛みを感じる。最近，職場のストレスが多く，残業も多かった。

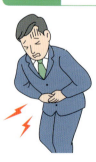

➡ 十二指腸潰瘍

症例 7　72歳男性

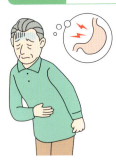

主訴：心窩部の重苦しさ
現病歴：陳旧性心筋梗塞，脳梗塞で，アスピリンの内服をしている。数週間前から食欲低下と心窩部の重苦しさを自覚するようになった。症状は持続性で空腹時にもあるが，食後に少し悪化する傾向があった。数日前から，便が黒いことに気づいていたが，食べ物のためと思っていた。全身倦怠感があり，今朝からは軽労作で前胸部圧迫感が生じるようになってきたため来院した。結膜は貧血様。

➡ 出血性胃潰瘍＋貧血に伴う梗塞後狭心症の悪化

症例 9　72歳男性

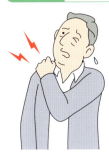

主訴：右季肋部痛，発熱
現病歴：1カ月くらい前から，高脂肪食後などにときどき右季肋部の違和感があったが，すぐに改善するため様子をみていた。昨夜，てんぷらを食べて就寝後，深夜に右季肋部の痛みが出現した。今回の症状は持続し，今朝になって悪寒戦慄と39℃の発熱も出現してきたため来院した。

➡ 胆嚢炎

症例 8　58歳女性

主訴：心窩部〜右季肋部痛
現病歴：数カ月前から，食後に（特に高脂肪食後など）1〜2時間で，右季肋部の重苦しさがあり15分くらい続いた。右肩に放散することもあった。食べ過ぎと思って様子をみていた。

昨夜から，突然，右季肋部の痛みが出現した。2時間おきくらいに症状の増悪と軽快を繰り返しており，右肩に放散する。鎮痛薬で我慢していたが，朝になっても治らないので心配で来院した。痛みはかなり強く，右季肋部に圧痛がある。孫たちと焼肉で夕食後，横になっていたところ急に痛み出したという。腹部診察で，心窩部〜右季肋部に軽度の圧痛を認めた。

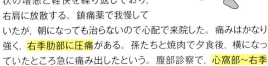

➡ 胆石発作

症例 10　42歳男性

主訴：心窩部痛
現病歴：前夜，送別会で飲酒した。その後入眠していたが，今朝になって，心窩部〜背部に強い痛みと嘔吐が出現したため来院した。症状は発症から20分くらいで最強となり持続しており，39℃台の発熱を伴ってきた。前屈位でやや改善する。心窩部に圧痛を認め，白血球，アミラーゼ，リパーゼが高値を示している。

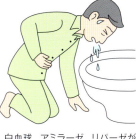

➡ 急性膵炎

Ⅱ　胸痛をきたす消化器疾患

胸痛をきたす消化器疾患

≫1 鑑別診断のポイント

逆流性食道炎

Onset 初発時期と発症様式	☐ 炎症性疾患なので，よく聞くと初発時に症状や違和感が出現してからピークに達するまでの時間は，急激ではなく，数日以上など比較的時間がかかる。この点は，通常，数秒以内である虚血性心疾患との鑑別ポイントになるが，実際は鑑別が難しいことが多い。
Position and Progression 痛みの場所と経過	☐ 前胸部全体，みぞおちから胸，胸骨裏面。
Quality 痛みの質	痛みの種類 ☐ 胸焼け（焼けつくような痛み），呑酸（苦い液が上がってくる）。 ☐ 締めつけ感，重苦しさ。 痛みの持続時間 ☐ 一般的には持続性であり比較的長く，数分ということはあまりない（発作的な場合の狭心症との鑑別ポイントとして重要）。
Radiation 放散痛	☐ 頸部への放散痛を伴うこともあるため，狭心症との鑑別が困難になる。
Severity 痛みの程度	☐ 症状の強さは，程度によりさまざまである。
Tolerance 痛みの軽快因子	☐ 飲水，胃酸分泌抑制薬（H₂ブロッカー，PPI）。 ☐ 寝る前数時間は飲食を控える。 ☐ 寝るときに上半身を少し高くする，左側臥位にする。 ＊ニトログリセリンが効くように感じて狭心症との鑑別が困難になることもある。
Unable to tolerate 痛みの増悪因子	☐ 食後横になる，食べ過ぎ。 ☐ 腹圧の亢進（しゃがむ，前かがみになる，咳嗽，きついベルト，肥満）。 ☐ 脂肪食摂取，辛い物など刺激となる飲食。 ☐ 喫煙，飲酒。 ＊運動負荷で逆流の症状が出現することもあり，虚血性心疾患と症状の鑑別が困難になることが多い。有症状時に心電図変化は伴わない。
Various Symptoms 随伴症状	☐ 咽頭痛，嗄声，慢性咳嗽，喘息などの耳鼻科的あるいは呼吸器科的な症状が現れる場合がある（胃酸の咽頭部までの逆流による食道外症状）。

食道破裂

Onset 初発時期と発症様式	☐ 穿孔の程度や，発症後の刺激物の飲食などにより，急激なものから数分以上かかるものまでさまざまである。
Position and Progression 痛みの場所と経過	☐ 前胸部全体，胸骨裏面，背部。
Quality 痛みの質	痛みの種類 ☐ 胸焼け（焼けつくような痛み），締めつけ感，重苦しさ。 痛みの持続時間 ☐ 持続性。
Radiation 放散痛	☐ 縦隔や横隔膜の炎症などに伴う肩や背部への放散痛がある場合がある。
Severity 痛みの程度	☐ 症状の強さは，程度によりさまざまである。
Tolerance 痛みの軽快因子	☐ 特記事項なし。
Unable to tolerate 痛みの増悪因子	☐ 飲食，特に刺激物は，急な症状の原因である。
Various Symptoms 随伴症状	☐ 縦隔炎の症状，発熱，敗血症。 ☐ 皮下気腫，縦隔気腫。

Ⅱ 胸痛をきたす消化器疾患

胸痛をきたす消化器疾患

消化性潰瘍（胃・十二指腸潰瘍）

Onset 初発時期と発症様式	☐ 初発時に症状や違和感が出現してから，痛みのピークに達するまでの時間は，一般に急激ではなく，数時間から数日かかって徐々に増悪してくる。
Position and Progression 痛みの場所と経過	☐ 心窩部を中心に上腹部の痛み。 ☐ 胃体上部の病変や胃酸逆流を伴うものでは，前胸部痛を訴えることもある。
Quality 痛みの質	痛みの種類 ☐ 心窩部痛，しくしくする，じりじりする痛み。 ☐ 心窩部の奥に鈍いわずかな痛みの場合もある。 ☐ 出血性でも，はっきりした痛みがない場合もある。 痛みの持続時間 ☐ 一般に持続性である。
Radiation 放散痛	☐ 背部痛を伴うことがある（十二指腸潰瘍に多い）。
Severity 痛みの程度	☐ 症状の強さは，程度によりさまざまであり，無症状の場合もある。 ☐ 特に，潰瘍の原因ともなりうるNSAIDsを飲んでいる場合など，痛みがマスクされる場合がある。
Tolerance 痛みの軽快因子	☐ 食事で改善（十二指腸潰瘍に多い）。 ☐ 胃酸分泌抑制薬（H_2ブロッカー，PPI）。
Unable to tolerate 痛みの増悪因子	☐ 空腹。 ☐ 刺激物の飲食（喫煙，飲酒），ストレス。 ☐ 食事で悪化（主に胃潰瘍に多い）。
Various Symptoms 随伴症状	☐ 吐血，下血。 ☐ 貧血に伴う症状に注意する。

膵炎

Onset 初発時期と発症様式	☐ 初発時に症状が出現してからピークに達するまでの時間は，一般に数秒という急激なものではないが，20分以内で最大に達することも多いとされる。
Position and Progression 痛みの場所と経過	☐ 心窩部を中心に上腹部から背部痛。 ☐ ときに腹部全体に広がることがある。
Quality 痛みの質	痛みの種類 ☐ 心窩部痛の強い痛み。 痛みの持続時間 ☐ 一般的には持続性である。
Radiation 放散痛	☐ 背部痛を伴う（半数程度）。
Severity 痛みの程度	☐ 一般に症状は強く，安静を強いられることが多い（その程度によりさまざまである）。
Tolerance 痛みの軽快因子	☐ 前かがみ，前傾姿勢，前屈（エビのように丸くなる）で軽減する。
Unable to tolerate 痛みの増悪因子	☐ アルコール（多飲の翌日〜数日後のことが多い）。 ☐ 食事（食後1時間以上のこと多い）。
Various Symptoms 随伴症状	☐ 重症化例では，不穏，興奮，ショックを呈する。

II 胸痛をきたす消化器疾患

胆石症・胆嚢炎

Onset 初発時期と発症様式	☐ うずく感じなどから始まり，症状（違和感）が始まってから症状のピークまでには数分以上かかる。 ☐ 胆石発作は初発時に症状が出現してからピークに達するまでの時間が急激なことがある。
Position and Progression 痛みの場所と経過	☐ 右季肋部から心窩部にかけての部位。
Quality 痛みの質	痛みの種類 ☐ 差し込むような強い痛み。 痛みの持続時間 ☐ 症状は持続性だが，数十分単位で症状の増悪を繰り返す疝痛発作を生じることがある。
Radiation 放散痛	☐ 右肩への放散痛。 ☐ 右肩甲骨部や背部への放散痛を伴うことがある。
Severity 痛みの程度	☐ 一般に症状は強く，安静を強いられることが多い（その程度によりさまざまである。）
Tolerance 痛みの軽快因子	☐ 特記事項なし。
Unable to tolerate 痛みの増悪因子	☐ 食事（特に脂っこいもの），食後1時間以上のこと多い。
Various Symptoms 随伴症状	☐ 悪心，嘔吐。 ☐ 右季肋部叩打痛，右季肋部圧痛。 ☐ Murphy 徴候：右季肋部を圧迫して深呼吸をさせると痛みで呼吸が止まる。 ☐ Charcot 3徴：疼痛，発熱，黄疸（まれ）＝急性胆嚢炎の合併を示唆（約半数）。 ☐ 胆嚢炎のほとんどは，胆石の嵌頓が原因である（この際，十二指腸乳頭部への結石嵌頓では，膵管も閉塞するため急性膵炎も合併することがある）。 ☐ ほかの原因として腫瘍などがある。 ☐ レイノー5徴：Charcot 3徴＋ショック＋意識障害＝急性閉塞性化膿性胆管炎の合併を示唆する。

脊椎脊髄疾患，運動器・神経疾患

脊椎脊髄疾患とは，なんらかの原因により背骨の中を通る神経が障害されてしびれや麻痺，痛みなどを生じる神経疾患である．加齢とともに骨や椎間板，靱帯などが変形して神経圧迫をきたす脊椎変性疾患，骨折などによって脊椎の変形や神経圧迫を生じる外傷性疾患，脊髄腫瘍，出血や梗塞を引き起こす脊髄血管障害，感染や炎症などによる障害が挙げられる．そのほか，生まれつき脊椎や脊髄に奇形がある先天性疾患もある．

胸痛をきたす運動器・神経疾患は多彩であるが，運動器・神経疾患に由来する胸痛は，痛みの部位・範囲，持続時間，姿勢や運動による症状増悪を聴取することで診断が可能である．

症例1　41歳男性

主訴：体動時の胸背部痛
現病歴：1週間前に綱引き大会の地方予選会に参加した．その翌々日から胸部，背部の痛みが出現した．痛みは持続性で，物を持ち上げるときや，肘を後ろに引いたときに痛みが増強する．大胸筋や菱形筋に圧痛を認める．

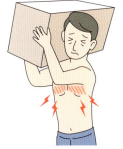

➡ 過剰使用による筋肉痛

症例4　68歳男性

主訴：左上胸部痛
現病歴：ゴルフのラウンド中，ドライバーで打った瞬間に左鎖骨の下が痛くなった．翌日になっても症状は持続し，咳，くしゃみ，深吸気で痛みは増強した．同部の圧痛，叩打痛を伴った．

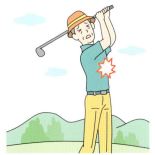

➡ ゴルフスイングによる第1肋骨骨折

症例2　69歳男性

主訴：背部痛
現病歴：半年前に頭痛，嘔吐があり入院．細菌性髄膜炎と診断され，抗菌薬の点滴で改善して退院した．住民健診でタンパク尿を指摘されたことがあったが，放置していた．1カ月前から背部痛が出現した．背骨の部分の痛みのほか左の肋骨にも痛みを伴う．血液検査で，貧血，腎機能障害，低γグロブリン血症を認め，尿中Bence Jonesタンパクが陽性であった．

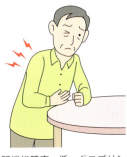

➡ 多発性骨髄腫

症例5　35歳女性

主訴：左胸部のビリッとした痛み
現病歴：子供のころから皮膚にシミが多発していた．シミの大きさ，数が徐々に増加．皮下に小結節が散在している．大きさはアズキ大から大きいものは4cm程度，表面は平滑で，柔らかい．左胸に肋骨に沿って後ろから前にかけてビリッとする痛みが出現するようになった．

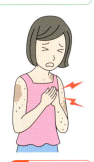

➡ 神経線維腫

症例3　60歳男性

主訴：舌の違和感，右胸痛
現病歴：3カ月前に舌の違和感を自覚した．その後，刺激物が舌にしみるようになり，痛みを伴った．2カ月前から食事量が減少し，発語が不自然になった．1カ月前から咳，くしゃみ，寝返りをしたときに，右の胸部に痛みを生じるようになった．痛みは持続性で，経過とともに増強している．

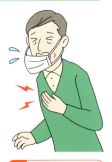

➡ 転移性骨腫瘍

症例6　75歳女性

主訴：胸部の締めつけ感
現病歴：半年前から歩くと疲れやすく，両足が突っ張るようになった．足先のしびれを伴い，しびれの範囲は徐々に上行した．夜間トイレに起きることが多くなり，胸部絞扼感も出現した．胸部の締めつけ感は持続的で，姿勢による症状の変化はない．

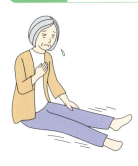

➡ 後縦靱帯骨化症

脊椎脊髄疾患，運動器・神経疾患

≫1 鑑別診断のポイント

Onset 初発時期と発症様式	☐ 原因により，急な発症から，徐々に生じるものまでさまざま。
Position and Progression 痛みの場所と経過	☐ 肋骨に沿う帯状の分布。 ☐ 骨の上。 ☐ 筋肉に限局。
Quality 痛みの質	**痛みの種類** ☐ ピリピリ，ビリビリ，ビリッ（圧迫，循環障害による神経障害性疼痛）。 ☐ 重苦しさや，だるい痛み（筋肉由来）。 **持続時間** ☐ 原因により，一瞬から持続性までさまざま。 **痛みの時間的経過** ☐ 発作性再発性。 ☐ 持続性。 ☐ 進行性。
Radiation 放散痛	☐ 肋間神経に沿った放散痛。
Severity 痛みの程度	☐ 胸痛のみによって日常生活動作が著しく妨げられることは少ない。 ☐ 末梢性，中枢性感作／可塑的変化による慢性痛は，治療抵抗性，難治である。
Tolerance 痛みの軽快因子	☐ 安静，浅い呼吸。 ☐ 痛みの出る姿勢をとらない。
Unable to tolerate 痛みの増悪因子	☐ 呼吸運動で増強。 ☐ 体動で増悪。
Various Symptoms 随伴症状	☐ 圧痛，叩打痛の有無。 ☐ 下肢の筋力低下，感覚障害，失調，頻尿，失禁の有無。

≫2 疾患の特徴

痛みの起源
- 筋，骨，神経根。

痛みのメカニズム
- 侵害受容性疼痛（nociceptive pain）：侵害刺激や炎症により活性化された発痛物質が侵害受容器を刺激することで生じる。
- 神経障害性疼痛（neuropathic pain）：神経の損傷・機能障害により生じる（末梢性神経障害性疼痛，中枢性神経障害性疼痛）。
- 混合性疼痛（mixed pain）：上記の混合。

危険因子
- 過度の筋疲労，骨粗鬆症，免疫力低下，低栄養，高齢，遺伝（神経線維腫症）。

≫3 疾患クローズアップ

筋痛 myalgia
- 大胸筋，肋間筋，菱形筋，前鋸筋の過剰使用による筋肉痛（侵害受容性疼痛）がある。

骨痛 ostalgia
- 多発性骨髄腫（侵害受容性疼痛／神経障害性疼痛），Ewing肉腫（侵害受容性疼痛），転移性骨腫瘍（混合性疼痛），骨髄炎（侵害受容性疼痛），外傷などで生じる。局所の疼痛，圧痛，叩打痛を伴う。
- 肋骨骨折には，直達外力によるもの以外に，胸郭が前後または左右から圧迫を受けて，肋骨が彎曲の頂点で骨折するものと，ゴルフスイングによる第1肋骨骨折のように筋力によるものとがある。
- 咳，くしゃみ，深呼吸，体動などで骨折部分に痛みを訴え，左右，前後から胸郭を圧迫したときに，骨折部位の激痛を訴える。胸骨骨折は直達外力によって生じる。
- 胸郭内臓器の損傷を合併していることもあるので注意を要する。

神経障害性疼痛 neuropathic pain
- 胸椎は頸椎，腰椎と比較して担う運動機能は少なく，安定性が高い。このため胸部椎間板症の発生頻度は低い。
- 後縦靭帯骨化症は高年層，女性の胸椎中部に好発する。
- 椎間板ヘルニアは胸腰移行部に，変形性脊椎症，黄色靭帯骨化症は胸椎中部〜下部に生じることが多いため，胸痛を主訴とすることはまれと考えられる。痙性歩行，下肢から上行するしびれや知覚障害，排尿障害を主症状とする。胸部の神経根症状としての胸部絞扼感を訴えることがある。
- 神経根症の痛みは末梢性神経障害性疼痛だが，椎間板ヘルニアや靭帯骨化症に伴う脊柱管狭窄症の痛みは混合性疼痛である。
- 脊髄腫瘍（脊柱管内に腫瘍が生じるもの）には，硬膜外腫瘍（椎体の悪性腫瘍：がんの転移，肉腫），硬膜内髄外腫瘍（神経鞘腫，神経線維腫，髄膜腫，脂肪腫，血管腫），髄内腫瘍がある。硬膜や椎間孔で絞扼された砂時計腫（神経鞘腫で多く，胸椎＞頸椎＞腰仙椎）では，神経根の刺激症状として腫瘍占拠髄節に一致した放散痛，帯状痛（疼痛）を生じる。
- 脊髄炎，ミエロパチー，脊髄梗塞，血腫でも胸痛を生じ得るが，下肢の麻痺，感覚障害，失調，排尿・排便障害を伴う。
- ニューロパチーによって胸痛をきたすことはまれである。

その他
- 心臓神経症，セネストパチー。
- 線維筋痛症。

≫4 胸痛をきたしうる神経疾患（胸痛＋α）

換気障害を伴うもの
- Lambert-Eaton筋無力症候群は肺小細胞がんを合併する。肺がんによる呼吸不全，胸膜浸潤により胸痛をきたしうる。
- 重症筋無力症に悪性胸腺腫が併発した場合，胸膜浸潤，心タンポナーデによる胸痛をきたしうる。
- 皮膚筋炎，多発性筋炎では，胸膜炎を合併しうる。

心機能障害を伴うもの
- 筋強直性ジストロフィー，脊髄性筋萎縮症（SBMA）はBrugada症候群をきたすことがある。
- 進行性筋ジストロフィー（Duchenne型，Becker型），慢性進行性外眼筋麻痺，デスミンミオパチーで拡張型心筋症，肥大型心筋症を伴うことがある。
- 重症筋無力症患者において，電位依存性カリウムチャネルのαサブユニット，Kv1.4に対する自己抗体が心筋炎のマーカーになる。
- Parkinson病治療薬，麦角系ドパミンアゴニスト大量長期使用によって弁膜症が生じる。

肋間神経痛，帯状疱疹

肋間神経痛とは

なんらかの原因で肋間神経が痛む病態で，突発的に背部から側胸部，前胸部など肋骨の伸びる方向に沿って，比較的狭い範囲で突き刺すような激しい痛みが特徴的である。痛みは数秒から持続までさまざまで，肺や心臓などに痛みを感じると訴える場合もある。痛みが出る姿勢などの誘因がある。通常は片側の痛みである。原因が不明の原発性肋間神経痛と，病気（ヘルペスウイルス：帯状疱疹，肺炎，胸膜炎，悪性腫瘍）や外傷などが原因となる続発性肋間神経痛がある。

帯状疱疹とは

水痘・帯状疱疹ウイルス（VZV）の再活性化によるウイルス性疾患である。VZVの初感染で水痘を発症するが，その際に三叉神経や脊髄後根神経節に潜伏感染したウイルスが後に再活性化し発症する。そのきっかけとしては宿主の免疫低下，疲労やストレス，加齢などがある。片側の神経分布に一致した疼痛や知覚異常が先行し，その後紅斑，水疱を生じ，約2〜3週間で痂皮化する。

帯状疱疹の合併症として，脳髄膜炎，片側性の腹部膨満（腹筋麻痺），便秘，膀胱直腸障害，Ramsay-Hunt症候群（同側の顔面神経麻痺，味覚障害，内耳障害），Hutchinson徴候（ヘルペス性角膜炎）を合併することがある。

症例 1　32歳女性

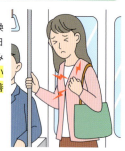

主訴：左胸痛
現病歴：1カ月前から職場の配置換えがありストレスが多かった。数日前から，左胸部の痛みを自覚。痛みは左前胸部の1点の狭い範囲で鋭い痛みであり，数秒から数十秒で改善する。

➡ 肋間神経痛

症例 2　40歳男性

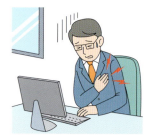

主訴：左胸部痛
現病歴：生来健康であった。3週間前から，デスクワーク中に左胸部の痛みを自覚するようになった。症状は突発的であり，左側胸部から前胸部にかけて差し込むような痛みであり，数分以上続くという。痛みは強いが，冷汗や放散痛はない。負荷心電図やホルター心電図で異常ない。パソコン用のデスクに座って，いつもより前屈位の作業中に症状が出現するようである。

➡ 肋間神経痛

症例 3　70歳女性

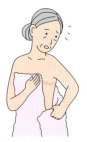

主訴：左脇から胸部にかけてのズキズキした痛み
現病歴：お正月に息子家族や娘も帰省してきたため，にぎやかに過ごした。5日前に皆帰り，片づけなどを終わらせたが，夜更かしが続き疲れもたまっていた。2日前から左胸や背中が徐々にズキズキ痛むようになった。よく聞くとかなり体表に近い深さの痛みである。入浴時に脱衣所が寒いと痛みがひどくなる。入浴時にみると左胸から脇にかけてぽつぽつと赤い皮疹がでているのに気がついた。

➡ 帯状疱疹

症例 4	9 歳女児

主訴：肩から背中のチクチクした痛み
現病歴：ネフローゼにてステロイド内服中。数日前から肩から背中にかけてチクチクしたような痛みが生じてきた。入浴時に母親が背部に紅斑が出ているのに気がついた。

➡ 帯状疱疹

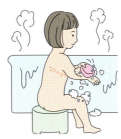

症例 5	56 歳男性

主訴：左背部の痛みと水疱
現病歴：白血病で化学療法のため入院中。1週間前から左肩が重いような痛みが生じてきた。昨日から左背部の痛みが強くなってきた。痛みは，持続性でジクジクしたかなり皮膚表面に近い感じがしていた。今日清拭の際に担当看護師が背部の水疱に気がついた。

➡ 帯状疱疹

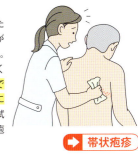

II 肋間神経痛，帯状疱疹

≫1 鑑別診断のポイント

Onset 初発時期と発症様式	☐ 肋間神経痛は一般に突発的に発症する。 ☐ 帯状疱疹では，違和感が生じてからピークまでは数時間から数日かかる場合もある。
Position and Progression 痛みの場所と経過	☐ 片側性の神経支配領域に沿った範囲である。 ☐ 肋間神経領域に好発するため，部位により胸痛や背部痛と感じる患者もいる。 ☐ かなり体表に近いところの痛みである。 ☐ 帯状疱疹では，必ずしも皮疹が出ていない時期から痛みが生じる。
Quality 痛みの質	**痛みの種類** ☐ 鋭い痛みであり「ズキッ，ジリジリ，チカチカ，ズキズキ」などと表現される。 ☐ 狭い範囲の締めつけ感と感じることもある。 ☐ 帯状疱疹では，急性期は比較的鋭い痛みが多く，重症例では差し込むような痛みや疼くような痛みと訴える。慢性期の神経障害性疼痛では鈍い痛み，灼熱感などが生じる[1]。 **持続時間** ☐ 数秒間から数分以上の持続性までさまざまである。 **経過** ☐ 帯状疱疹では，衣服などが擦れた際に生じるような短時間の痛みから，持続する痛みまでさまざまである。 ☐ 大部分は，皮疹が治癒すると同時期に疼痛も軽快する。一部の症例で，皮疹の治癒後も疼痛が残り，長期にわたって続く場合があり，帯状疱疹が発症してから3カ月以上経過しても残存するものを帯状疱疹後神経痛とよぶ（未治療の場合や急性期の皮疹や疼痛が重症だったもの，高齢者に多いといわれている）。
Radiation 放散痛	☐ 特記事項なし。
Severity 痛みの程度	☐ 軽度のものから，身動きが取れないくらいに強い痛みまでさまざまである。

肋間神経痛，帯状疱疹

Tolerance 痛みの軽快因子	☐ 帯状疱疹では温めると軽減する傾向がある。	
Unable to tolerate 痛みの増悪因子	☐ ストレス ☐ 特定の姿勢，呼吸，咳 ☐ 帯状疱疹では気温低下，冷却で増悪する傾向がある。 ☐ 帯状疱疹では，衣服などが擦れることで悪化する。	
Various Symptoms 随伴症状	☐ 帯状疱疹では，脳髄膜炎を合併することもある。	

»2 帯状疱疹の皮疹

- 水疱が一定の神経支配領域に出現する。
- 個疹は中心臍窩のある小水疱で，周囲の紅暈を伴う（図1，2）。
- 紅斑が中心のもの，水疱が少ないもの（図3）から多数の水疱が集簇するもの（図4）までさまざまである。
- 前駆痛や急性帯状疱疹痛は炎症による侵害受容性疼痛であるが，帯状疱疹後神経痛は神経障害性疼痛である。

アロディニア
- 通常では痛みを引き起こさないような，触覚刺激のような非侵襲刺激によって生じる痛み。神経障害性疼痛の特徴である[1]。

図1　個疹の拡大像
周囲に紅暈を伴う小水疱が集簇している。➡は中心臍窩。

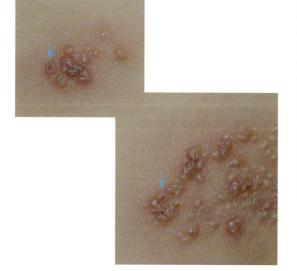

図2　中心臍窩が痂皮化した小水疱

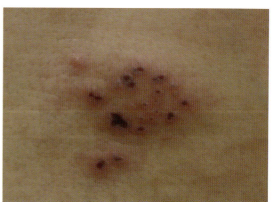

図3 皮疹が少ない症例

左乳輪内側に小水疱が集簇し，左側胸部にも皮疹が生じている（東京医科大学皮膚科 梅林芳弘先生のご厚意により掲載）。

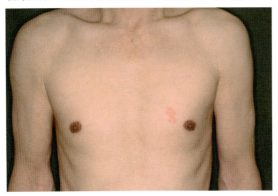

図4 紅暈の強い症例

左肩甲上部から上腕後面にかけ周囲に紅暈を伴う小水疱が多数集簇している。

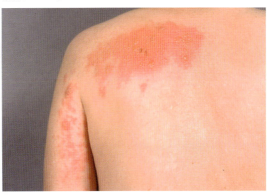

≫3 帯状疱疹の治療

換気障害を伴うもの

- 抗ウイルス薬を投与する（腎機能障害がある場合は，クレアチニンクリアランスにより投与量を調節する）。
- 初期の侵害受容性疼痛に対してはアセトアミノフェンを中心に投与する。特に高齢者ではNSAIDsによる腎機能障害が問題になることがあるので注意する。
- 神経障害性疼痛が出現した際には鎮痛補助薬やオピオイド鎮痛薬を中心に投与していく[1]。神経ブロックなどペインクリニックでの治療も有効である。

参考文献
1) 山口重樹, 北島敏光, Donald R. Taylor：帯状疱疹関連痛の新たな薬物治療. 臨床皮膚科66：98-103, 2012.

心因性胸痛

心因性胸痛

心因性胸痛とは

　胸痛の背景になんらかの精神的要因が存在するものであるが、その診断の前提として<mark>胸痛の器質的要因（外因：頭蓋内疾患や循環器疾患、呼吸器疾患など）について精査されたうえで、その器質的要因が除外されなければならない。</mark>

　精神的要因には成因論的に大きく分けて内因と心因の2つに分けられる。これらはさらに下記の3つに分けられる。

A）**脳の機能変調（生物学的要因）〔内因〕**：うつ病や統合失調症などによるもの

B）**認知や性格の問題（心理学的要因）〔心因〕**：個人のものの見方や捉え方によるもの

C）**環境要因（社会的要因）〔心因〕**：仕事、家庭のストレスなどによるもの

　そのいずれでも胸痛などの身体症状をきたしうる（図1）。さらに近年では3つの要因に複雑に絡みうる要因として発達障害が注目されている。

図1 心因性胸痛の分類

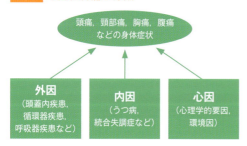

症例1　44歳女性

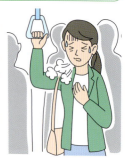

主訴：胸部の締めつけ感
現病歴：1カ月ほど前より電車通勤の際に息苦しさや発汗、めまい感を自覚するようになった。それらの症状は電車から降りると数分で治まっていた。しかし3日前からは上記症状に加えて胸が締めつけられる感覚を自覚し、心臓の病気ではないかと心配して来院した。

➡ **パニック障害**

症例2　58歳男性

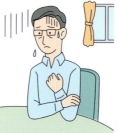

主訴：呼吸困難、胸痛
現病歴：もともとバリバリと仕事をこなしていた。しかし1年前に脳梗塞を発症。ごく軽度の構音障害が残遺し、これを機に仕事を退職した。2カ月前に過呼吸発作をきたし、その後も同様の発作を繰り返した。以降<mark>「また同様の発作が起こるのではないか」と常に不安に感じる</mark>ようになった。今朝、急な呼吸苦と胸痛を自覚したため救急要請し、救急搬送となった。

➡ **パニック障害**

症例3　53歳男性

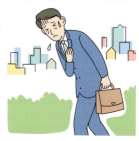

主訴：前胸部痛
現病歴：2年前から急激な胸痛発作を繰り返すようになり、そのたびに救急要請し救急病院へ搬送。仕事もその都度休み、休職中に症状は軽快するものの、復職すると同様の胸痛を繰り返した。虚血性心疾患などを疑われ冠動脈造影をはじめとしたさまざまな精査を受けたが、胸痛をきたすような器質的な異常は指摘されなかった。このため、精神科的な要因を疑われ、精神科へ紹介受診となった。

➡ **適応障害**

II 心因性胸痛

症例4　33歳女性

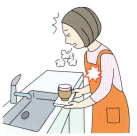

主訴：息苦しさ，胸部の圧迫感
現病歴：昨年から長男が小学校のクラブ活動に参加し，仕事や普段の家事に加えて，週末には長男のクラブ活動の送迎をするようになった。2カ月前からは長男のクラブ活動の試合が増え，その遠征や観戦にも時間を取らねばならなくなり<mark>疲労を感じていたが，家族への協力も頼みづらかった。</mark>1週間前から家事をしている最中の息苦しさを感じるようになったが，仕事中は平気であった。しかし家事をしている際の息苦しさに加えて，胸部の圧迫感も自覚するようになったため，心配して来院した。

➡ 重度ストレス反応および適応障害

症例5　74歳女性

主訴：右肩痛，胸痛
現病歴：3カ月ほど前より<mark>不眠</mark>がちとなった。その後<mark>気分が落ち込み</mark>を自覚するようになり，家事が億劫で趣味の川柳サークルに参加しても<mark>楽しいと感じることがなくなってきた。</mark>さらに右肩痛や胸痛を自覚するようになり整形外科や循環器科へ受診したが，いずれも異常所見は認められず精神科へ紹介受診となった。

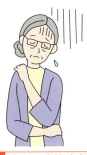

➡ 大うつ病性障害

症例6　48歳男性

主訴：頭痛，胸部絞扼感
現病歴：元来真面目で大学卒業後から勤める会社でも順調に昇進し，1年前より<mark>部長職</mark>となった。6カ月ほど前より<mark>不眠を自覚</mark>するようになったが，近医より睡眠薬の処方を受けつつ仕事を続けていた。2カ月ほど前から<mark>朝の起床が徐々につらく感じる</mark>ようになり「気持ちが弱いからだ」と自分に言い聞かせてきたが，1カ月前からは食欲も低下し，さらに<mark>仕事への集中が困難</mark>になり，仕事が捗らない状態となった。これらに加えて朝方から昼過ぎを主とした頭痛や胸部絞扼感も続くようになり，心配した同僚に勧められて病院を受診した。

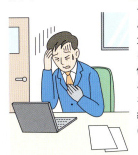

➡ 大うつ病性障害

症例7　71歳女性

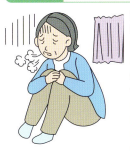

主訴：動悸，息切れ，全身倦怠感
現病歴：1カ月ほど前から「胸がドカドカする」と訴えるようになった。徐々に同症状を自覚する頻度が増え，同時に息切れや全身倦怠感を自覚するようになり家事を行うにも支障をきたすようになった。このため，度々救急外来を受診していたが，受診時には症状が軽減しており，また諸検査においても特に異常は指摘されなかった。改めて内科を受診した際に精神科への受診を勧められ，精神科を受診した。精神科での診察において，胸部症状のほかに<mark>不安・焦燥感，抑うつ気分，</mark>興味の減退，食欲低下，意欲低下の存在も明らかとなった。

➡ 老年期うつ病

症例8　17歳女性

主訴：胸が痛い
現病歴：中学時代までは友人も多く活発であった。高校へ進学した後も友人は多かったが，高校2年の夏頃から<mark>学校を休みがち</mark>になり，自宅でも<mark>自室に閉じこもりがち</mark>となった。口数も少なくなり，時折<mark>「皆が自分の噂をしている」</mark>と奇妙なことを話すようになった。今朝，突然「胸が痛い。心臓に棒が刺さっている」と騒ぎ出したため，両親に連れられ病院を受診した。

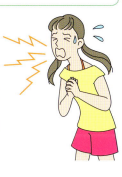

➡ 統合失調症

心因性胸痛

» 1 鑑別診断のポイント

Onset 初発時期と発症様式	☐ 痛みの始まり方：心因性の胸痛の始まり方は，突発するものから徐々に始まるものまで状態によりさまざまであり，胸痛を生じる疾患との鑑別が困難なことが多い。
Position and Progression 痛みの場所と経過	☐ 心因性胸痛に決まった疼痛部位・範囲はない。 ☐ 前胸部の痛みや心窩部の痛み，咽頭部や頸部の痛みなどさまざまであり，また日によってあちこち痛みの部位や範囲が変化し，あるいは同時に複数の部位の痛みを訴えることもある。 ☐ 器質的疾患では痛みの説明がつかない形をとることも多い。
Quality 痛みの質	**痛みの種類** ☐ ズキズキした痛み，息苦しさ，呼吸困難感，絞扼感，もやもやした感じなど多岐にわたり，心因性胸痛の原因がなんであれ，どの症状も起こりうる。 ☐ 突然の前胸部痛が生じて何度か救急搬送され，結果的に冠動脈病変を疑われ，冠動脈造影検査などが施行されたケースもある。 **持続時間** ☐ 症状の持続時間は数秒，数分，数時間など多岐にわたる。 ☐ パニック発作による胸痛は突然に生じ，多くは10分以内にピークに達し，15分以内に治るので病院へ受診した際には落ち着いていることが多い。 ☐ 身のまわりに対する認知の歪みや社会的なストレスなどの慢性的なストレスを背景とした胸痛は，そのストレスが軽減しない限り多少の症状の増悪と軽減を繰り返しながら持続する。 **経過** 〈うつ病，統合失調症〉 ☐ うつ病の発症に伴い，数カ月～数週にわたり痛みの増悪や軽減を繰り返す。 ☐ 器質的原因が不明とされ，複数の病院を受診することもある。 ☐ 統合失調症の場合，幻覚や妄想症状のような特徴的な症状と同期して疼痛などの身体症状が生じることもあれば，幻覚や妄想症状のまだ出現していない前駆期，または急性期の症状が治った後の慢性期に原因不明の症状として出現することもある。 〈パニック障害〉 ☐ 特別な状況や環境的背景に限定されず，予知できずに突然起こる反復性のパニック発作を主な病像とする。 ☐ 胸痛や胸部不快感，息苦しさなどの発作の持続は多くの場合15分以内である。
Radiation 放散痛	☐ 咽頭部～頸部，顎などまで痛むことがあり器質的疾患と鑑別しにくいことがある。
Severity 痛みの程度	☐ 比較的軽いものから，身動きできないほどの訴えまでさまざまであり，器質的疾患と鑑別しにくいことも多い。
Tolerance 痛みの軽快因子	☐ 睡眠不足や身体的ストレスの緩和。 ☐ 原因となる精神的ストレスの緩和。 ☐ 原疾患の正しい治療。

Unable to tolerate 痛みの増悪因子	☐ 多忙などによる長期にわたる睡眠不足や不規則な生活などの身体的ストレス。 ☐ 家庭，職場，近隣などにおける対人関係などの精神的ストレス。 ☐ 治療薬の減量や自己中断による原疾患の増悪。
Various Symptoms 随伴症状	**パニック発作に伴って生じるもの** ☐ 動悸，心悸亢進　☐ 発汗　☐ 嘔気または腹部の不快感 ☐ めまい感，ふらつく感じ　☐ 冷感または熱感　☐ 死ぬことに対する恐怖 **パニック障害以外** ☐ 胸痛以外にも頭痛や腹痛，肩凝り，関節痛などの身体症状が生じることもある。 ☐ 身体症状が前面に出ると見過ごされがちであるが，不眠や不安感・イライラ感などの精神症状を伴っていることが多い。

» 2 病態生理

心因性胸痛の病態生理

- 社会生活上では誰もがなんらかの形でストレスを受けている。ストレスを受け続けるのみでは精神的・身体的に破綻をきたしてしまうため，意識的あるいは無意識にストレス軽減することにより精神的・身体的バランスを保ち健康的な状態を維持している（ホメオスタシス）。しかし，なんらかの個体要因や環境要因などによりストレスが相対的または直接的に大きくなった結果，そのストレスに耐えられない状態となると器質因によらないなんらかの症状が生じる。
- この症状は気分の落ち込み，不安，意欲低下，不眠などの精神症状のほか，食欲低下，頭痛，腹痛，呼吸困難感，そして胸痛といった身体症状などさまざまである。
- ストレスの受け皿は一人ひとりの逞しさ，強さ，逆からみれば弱さ，脆弱性を示し，ストレスは精神的・身体的両面のストレスを表し，ストレスの吐き出しは自らの息抜きや周囲のサポートを表している。
- ストレスが増してもすぐに溢れ出てしまうわけではなく，受け皿が大きければ溢れにくく，またうまくストレスを吐き出せれば簡単には受け皿から溢れない。しかし，こうしたバランスが崩れストレスが受け皿から溢れてしまうとなんらかの精神症状や身体症状が生じるのである（図2）。

図2 器，ストレス，ストレス抜き栓

Aパターン：ストレスの受け皿が小さくなる。
【例】不眠，うつ病，統合失調症

Bパターン：ストレスが過剰になる。
【例】仕事が辛い，長時間労働，上司と合わない，家庭内トラブルなど

Cパターン：ストレスが吐き出せなくなる。
【例】なんでも話せる友人や相談相手がいない，休日がない

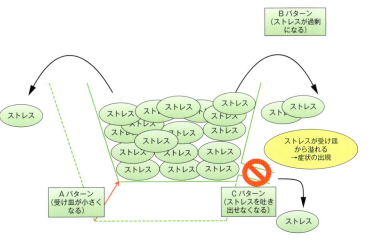

心因性胸痛

≫3 なぜ精神的要因で身体症状が生じるのか

精神的要因で身体症状が生じるメカニズムは、「心理的苦痛を身体症状に転換している」と表現することもできる。患者は頭痛、胸痛、腹痛、関節痛など身体疾患を示唆する症状を訴えるが、心因性の身体症状では、その症状に応じた精査を行っても明らかな異常を指摘することができない。しかし、疼痛をはじめとした身体症状は、精神的・身体的ストレスが非常に大きくなっているという自己防衛のためのアラームと捉えると理解しやすい。実際にストレス要因を軽減することで症状が軽快する。

≫4 心因性胸痛の分類（図2も参照）

①パニック障害（A〜Cパターンいずれもあり）
特別な状況や環境的背景に限定されず、予知できずに突然起こる反復性の重篤な不安発作（パニック発作）を主な病像とする障害。不安発作には窒息感、めまい感、脱力感、冷感などの全身症状、動悸、胸痛、呼吸困難感、発汗などがある。

②重度ストレス反応および適応障害（Bパターン）
心的外傷体験として強い精神的衝撃をもたらすような出来事、あるいは持続的な不快な境遇をもたらす生活変化が原因となって生じる障害で、これらの原因となる出来事なしには起こらないと考えられるものをいう。

③大うつ病性障害（Aパターン）
抑うつ気分、興味の減退、意欲低下、食欲低下、集中力の低下、不眠などのほか、頭痛、肩部痛、胸痛などのさまざまな身体症状を伴うことも少なくない。

④統合失調症（Aパターン）
幻覚、妄想などの異常体験（陽性症状）や感情鈍麻、意欲の減退、思路の障害（陰性症状）などを主症状とする。陽性症状は急性期に顕著で、陰性症状は慢性期に顕著であることが多い。統合失調症の前駆期に原因のはっきりしない気分の落ち込みやひきこもり傾向、頭痛、胸痛、腹痛といった身体症状がみられることがある。

⑤発達障害（A〜Cパターンいずれもあり）
発達障害は対人的相互関係の障害があり、例えば顔の表情や身振りなどの非言語性行動をうまく利用することができない。同世代の人との社会性の構築やコミュニケーションがうまくいかずに、結果として社会生活における不適応をきたして抑うつ状態を呈したり、あるいは身体症状を呈したりすることがある。

≫5 パニック障害、重度ストレス反応および適応障害と身体表現性障害

ストレスと不安
- 現在一般的にいわれる「ストレス」であるが、生体になんらかの刺激が加えられた際に生体側の歪みを生じさせるものと同義として捉えられている。本来はこのような歪みが生じないようストレスが負荷されても生体内のバランスを維持するための機構が生体内に備わっており、これは「ホメオスタシス」とよばれる。
- ホメオスタシスには自律神経系、内分泌系、免疫系が相互に関係している。ストレスが過剰になると、例えば自律神経系では交感神経緊張状態となり、内分泌系では視床下部－下垂体－副腎系の機能亢進などが生じ、免疫系では免疫機能が低下する（図3）[1]。
- 不安には危険を警告する意義があり、生存するための進化上の「闘争か逃避か（fight or flight）」反応の一部である。不安は脅威を感じる状況では正常な情動であり、従って不安自体は病的なものではなく生存に必須な生理機能といえる。
- 正常な不安は原因が了解可能で、原因に相応した強度のものである。それに対して病的な不安は、些細

な原因で起こること，原因に比べて不相応に不安の程度が強いこと，持続が長いことなどの特徴によって正常の不安と区別される．そして病的な不安は自律神経症状，身体的緊張，および精神的緊張感により構成され，さまざまな症状を作り出し，しばしば身体症状をきたす．こうした病的不安や，そしてその不安の結果として身体症状が生じる代表的なものがパニック障害や身体表現性障害である．

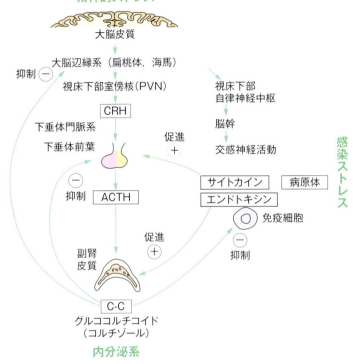

図3 神経，内分泌，免疫の相関関係（三角）

»6 パニック障害の症状

- 特別な状況に限定されず，予知できずに突然**表1**のような症状が生じ，10分以内にその頂点に達する．
- これらの発作が（そして同様の発作が）再び起こるのではないかという持続性の不安を抱く．

表1 パニック障害の症状

1 動悸，心悸亢進	8 めまい感，ふらつく感じ，気が遠くなる感じ
2 発汗	9 現実感消失，離人症状（自分自身から離れている）
3 身震いまたは震え	10 コントロールを失うことに対する，または正気を失うことに対する恐怖
4 息切れ感または息苦しさ	
5 窒息感	11 死ぬことに対する恐怖
6 胸痛または胸部不快感	12 異常感覚（感覚麻痺あるいはうずき感）
7 嘔気または腹部不快感	13 冷感または熱感

など

心因性胸痛

»7 重度ストレス反応および適応障害と身体表現性障害の症状[1]

- 過度なストレスが直接負荷された，あるいはストレスへの脆弱性が増し相対的にストレスが増大した結果，これが個人のストレス許容量を上回った際にさまざまな症状が現れる（図2）。これは無意識に生じる自己防衛のためのアラームと考えることができる。例えば，学校でなんらかの多大なストレスを抱えている学生が，平日に腹痛をきたしてしまうのは，学校というストレスに直面しなくてもよいように無意識に症状をきたしているのであり，決して詐病とはいい切れないということである。
- 症状としては大きく①精神症状，②身体症状，③行動面の症状に分けられる（図4）[3]。
- 特に「②身体症状」において，器質的原因がなく，症状の発現と持続が生活上の出来事や困難や葛藤に関連している場合，「身体表現性障害」とよばれる。

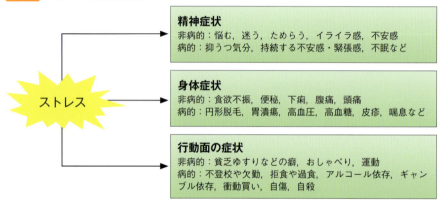

図4 ストレスに伴う症状

»8 診断のための手順

✓ここがポイント!!
- 縦断的経過を十分に確認することにより，性格因，知能因，環境因の有無を確認する。そのために，生活歴（幼少時から学生時代までの過ごし方，友人との交流の有無，学業成績，就職後の業務能力，結婚・離婚歴など）の聴取は必須である。

- 検査としては心理検査（知能検査や性格検査）を行うことにより性格因や知能因，発達の傾向をより詳細に調べることができる。また，家族歴を聴取することにより，内因性の疾患や性格傾向，知能などの遺伝負因の有無を確認する。診断はこのように包括的に進める。

»9 治療

- パニック障害の治療としては，三環系抗うつ薬や選択的セロトニン再取り込み阻害薬が有効である。また，強い不安感や緊張感に対しては抗不安薬が有効である。そのほか，症状出現の背景に応じて精神療法や環境調整なども行われる。
- ストレス反応や身体表現性障害の場合には，その症状の背景にあるものが確認された場合，それによるストレスを軽減するために認知行動療法や環境調整を行う。

参考文献
1) 大熊輝雄：現代臨床精神医学 改訂第12版. 金原出版株式会社, 東京, 2013.
2) 日本臨床精神神経薬理学会専門医制度委員会 編：臨床精神神経薬理学テキスト 改訂第2版. 株式会社星和書店, 東京, 2008.
3) 東谷慶昭：ストレスと「うつ」がわかる本. 株式会社テンタクル, 東京, 2016.

III 專門的治療

専門的治療

心臓カテーテル治療

≫1 経皮的冠動脈形成術とは

- 虚血性心疾患の治療には，薬物療法，経皮的冠動脈形成術（PCI），冠動脈バイパス術（CABG）などがある。1958年にSonesにより冠動脈造影が開発され[1]，虚血性心疾患の病態が把握可能となり，1969年には初のCABGが施行され[2]，虚血性心疾患治療の外科的治療が確立された。その後，1977年にグルンツィヒが経皮的冠動脈形成術を始め[3]，現在のPCIへと進化していった。
- CABGに比べ低侵襲で冠動脈の治療が可能となったわけであるが，現在では，開始当時の大腿動脈からのPCIに比べて橈骨動脈からのPCIも可能となり，さらに低侵襲な治療が可能となっている。

≫2 臨床現場における心臓カテーテル治療の意義

- 虚血性心疾患に対するPCIは2つに大別できる。安定冠動脈病変における待機的PCIと急性冠症候群に対する緊急PCIである。
- 治療の内容においては，バルーン治療（POBA），金属ステント（BMS），薬剤溶出ステント（DES）を患者の病態により，使い分けを行う必要がある。
- PCIによる治療は狭心症改善効果を有し，狭心症改善による生活の質（QOL）の向上を認めるが，生命予後改善効果，心筋梗塞発症予防効果は有さないとされている。また，DESはPOBA，BMSと比較して再血行再建術の頻度が低いことが報告されている（エビデンスレベルA）。しかしDESが生命予後，心筋梗塞発症率を改善するという明らかなエビデンスはない[4]。ことも考慮して治療を選択する必要がある。
- 2000年のガイドラインでは左主幹部（LMT）病変に対する適応はCABGと記載されていたが，ステントならびにDESに代表されるPCI器具・手技の進歩に加えて抗血小板薬などの併用薬物療法の進歩により，待機的PCIの最大の問題点であった再狭窄が劇的に減少し，また手技の安全性も向上した結果，これまで困難とされてきた高リスクCADや完全閉塞病変までPCIが国内外で，特にわが国で積極的に行われるようになってきた。表1にPCI，CABGの適応のガイドラインを示す[4]。臨床の現場では，緊急性や，さまざまな患者背景，侵襲度を考慮し治療を行うことが必要である。

表1 PCIとCABGの適応（LAD：左前行枝）

	解剖学的条件	PCI適応	CABG適応
1枝/2枝病変	LAD近位部病変なし	ⅠA	ⅡbC
	LAD近位部（入口部除く）病変あり	ⅠC	
	LAD入口部病変あり	ⅡbC	
3枝病変	LAD近位部病変なし	ⅡbB	ⅠA
	LAD近位部病変あり	ⅢB	
非保護左主幹部病変	入口部，体部の単独病変あるいは+1枝病変	ⅡbC	
	分岐部病変の単独病変あるいは+1枝病変	ⅢC/ⅡbC*	
	多枝病変	ⅢC	

※Ⅱbは回旋枝入口部に病変なく心臓外科医を含むハートチームが承認した症例

症例1 82歳女性

既往歴: 高血圧,脂質異常症

現病歴: 3ヵ月前より,労作時の胸部不快感を自覚していた。2日前より呼吸苦の出現あり受診。胸部X線写真上,両肺野のうっ血所見を認め,心不全と診断された。心電図では以前認めなかった左脚ブロックを呈していた。胸痛および心不全の原因検索のために心臓カテーテル検査を施行した。

経過: 左冠動脈造影の際に,右前頭側斜位にて前行枝近位側に50%狭窄,末梢側に90%狭窄を認め,前行枝末梢を有意狭窄と判断した(**図1a**)。しかし,左前頭側斜位にて近位部においても90%狭窄が確認され,同部位の狭窄も有意狭窄と判断した(**図1b**)。

PCI: 左橈骨動脈より6Fシースを挿入のうえ,6Fガイドカテーテルにて左冠動脈にエンゲージし,血管内超音波(IVUS)を施行した。各血管部位における血管内腔(ドット間が1mm)を**図2**に示す。近位部は約3.5mmであり,遠位部は約3.0mmと算出された。遠位部に3.0×13mmのDESを留置後,近位部は対角枝があるため,側枝閉塞予防にワイヤー挿入後POBAを施行した(**図3a**)。その後の血管造影にて冠動脈解離を認めた(**図3b**)。冠動脈解離あり,内腔の良好な確保ができないため3.5×15mmのDESを留置し,近位部,遠位部ともに良好な拡張を得た(**図4**)。

PCI終了後は,橈骨動脈に挿入したシースを抜去し特殊なバンドで圧迫止血する[5]ことで直後から歩行可能となり,以前の大腿動脈からの治療に比して安静度が格段に向上している(**図7**)。

解説: 以上のように,冠動脈造影検査の際の撮影角度によって,狭窄度の評価が変わってしまう。冠動脈造影はあくまでも,冠動脈内に造影剤を満たすことによって,その影絵を映し出している検査である点を念頭に置く必要がある。また,治療の際には,血管のサイズは造影検査のみではわかりにくい場合もあり,IVUSを使用することにより,適確なバルーンサイズや,ステントサイズの選択が可能であり,また,ステント留置後の評価も可能である(**図5**)。

IVUSガイドPCI: 現在日本においては,IVUSが日常的に臨床で使用されており,PCIの際に不可欠なデバイスとなっている。PCIの初期にはIVUSが存在しないため冠動脈造影(CAG)をもとに治療が進められてきたが,CAG guided PCIと比較してIVUS guided PCIにより,DES留置後1年間における心筋梗塞,ステント血栓症,主要冠動脈イベントが減少していることがADAPT-DES試験にて報告されている(**図6**)[6]。

図1 左冠動脈造影

a:右前頭側斜位にて前行枝近位側に50%狭窄,末梢側に90%狭窄を認めた。
b:左前頭側斜位にて近位部および末梢側の90%狭窄が確認された。

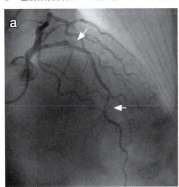
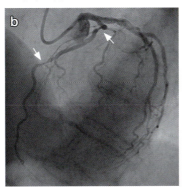

専門的治療

図2 冠動脈造影所見と血管内超音波画像の対比
血管内超音波検査にて近位部、末梢部とともに明らかな狭窄所見を認める。

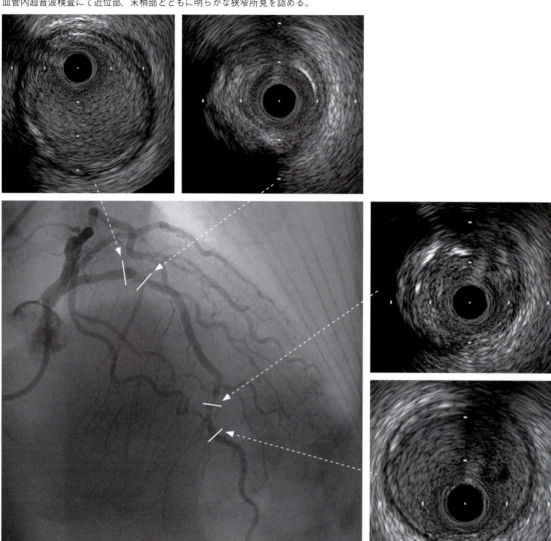

図3 バルーン治療（POBA）と冠動脈解離
近位部のPCI。側枝閉塞予防にワイヤー挿入後POBAを施行（a）。その後の血管造影にて冠動脈解離を認めている（b）。

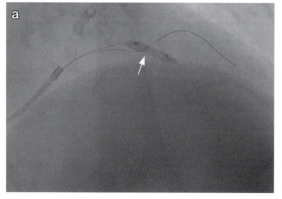
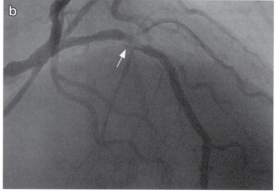

図4 冠動脈解離部位へのステント留置

冠動脈解離に対して，内腔の良好な確保を得るため3.5×15mmのDESを留置し，近位部，遠位部ともに良好な拡張を得た．

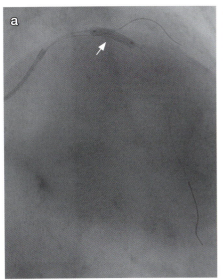
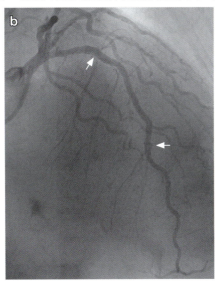

図5 最終造影所見と血管内超音波所見の対比

ステント留置後の血管内超音波所見．2カ所ともに十分な拡張が得られている．

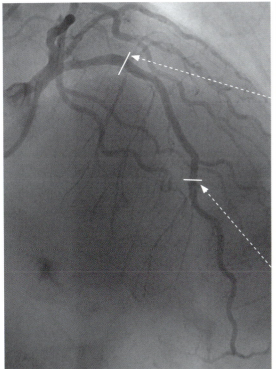
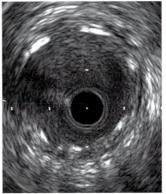
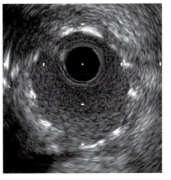

専門的治療

図6 IVUS guided PCI の優位性

IVUS guided PCI により，DES留置後1年間における心筋梗塞，ステント血栓症，主要冠動脈イベントが減少している。

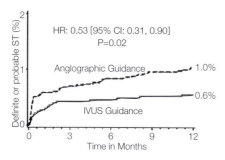
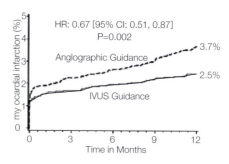
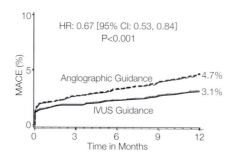

図7 橈骨動脈アプローチ時の止血方法

治療終了後は，橈骨動脈に挿入したシースを抜去し特殊なバンドによる圧迫止血を行う。

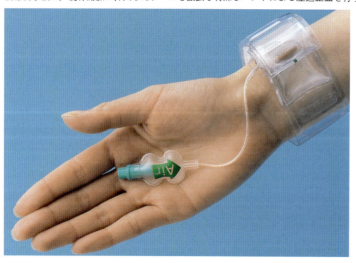

（テルモ株式会社より提供）

症例2　48歳男性

既往歴，嗜好：高血圧，喫煙

現病歴：本日午前9時より突然の胸部圧迫感を自覚，改善なく，冷汗も出現したため救急車を要請し当院へ搬送された．救急外来での心電図で前胸部誘導にてST上昇を認めた（図8）．経過と心電図より急性心筋梗塞が考慮され，緊急冠動脈造影を施行した．

冠動脈造影検査：右冠動脈造影では有意狭窄を認めなかった．左冠動脈造影，右前斜位にて左前行枝の病変が考慮されるも，閉塞部位が他の枝に重なり不明（図9a）．右前頭側斜位にて左の前下行枝の完全閉塞部位を確認した（図9b）．

以上より，前壁の急性心筋梗塞と確定診断した．

PCI：左橈骨動脈より6Fシースを挿入のうえ，6Fガイドカテーテルにて左冠動脈にエンゲージして手技を開始した．閉塞部位を越えてワイヤー挿入後，吸引カテーテルにて血栓を吸引したところ，血栓吸引後にプラーク破綻後の潰瘍性病変を認めた（図10）．引き続き，IVUSでの評価を施行にて病変の形態，血管径を確認後，病変部位に3.5×20mmのステントを留置し良好な拡張を得た（図11）．治療終了後の左室造影検査にて前壁から心尖部における収縮の高度低下を認めた（図12）．

解説：急性心筋梗塞においては再灌流までの時間が心筋障害を少なくするために重要であり，First medical contact (FMC) or Door to device time (DDB) という患者さんと医療関係者接触時あるいは来院時から再灌流までの時間を90分以内で施行することが望まれている．本症例においてはFMC90分以内と達成されているものの，医療機関への受診までに2時間を要していたため，心筋障害としての心筋逸脱酵素上昇を認めた（最大CK 10956 U/L）．左室造影においても図12のように壁運動異常を認めた．経過では，治療直後の心エコー検査にて左室前壁から心尖部の無収縮あり室駆出率(EF) 43.7%であったが，2週間後にはEF 53.9%と壁運動異常の改善傾向を認めた．さらに6カ月後には前壁の軽度の壁運動異常のみでEF 57%まで改善を認めたが心尖部領域は無収縮のままであった．上記経過は，気絶心筋とよばれている領域の収縮の改善をみていたものと考えられた．

気絶心筋・冬眠心筋：気絶心筋(stunned myocardium)とは，1982年にBraunwaldら[7]によって報告された概念であり，短時間虚血後の再灌流後に一過性に収縮力が低下した状態を示す．Stunned myocardiumは虚血再灌流に伴って生じる心筋の可逆的収縮障害を示すものであり，虚血後の冠血流が正常であること，収縮能は数時間から数週間で改善することが挙げられている．考慮される病態生理としては，虚血再灌流によって生じるフリーラジカルにより細胞膜，筋小胞体，コラーゲンマトリックスが傷害されて心筋収縮能が低下すること，細胞内へのCa^{2+}の流入促進によるCa^{2+} overload が引き金となり，トロポニンIやトロポニンT，myosin light chainなどの収縮蛋白の機能障害や筋小胞体Ca –ATPaseの活性低下が生じて心筋の収縮低下が起こることが考えられている．さらに，TGFβ-1，TNF-α，IL-6などサイトカインの影響も考慮されている．

臨床においては，急性心筋梗塞の再灌流療法後や，高度な虚血を伴う狭心症発作後などに観察される．実際は，実験的なstunned myocardiumと異なり，stunningに加え，necrosisやapoptosis，hibernation（冬眠心筋）が混在して関与しているものと考えられる．すなわち，臨床的なstunning現象はviabilityのある心筋壁運動の低下が時間とともに回復することで診断される[8]．

冬眠心筋(myocardial hibernation)とは，1985年にRahimtoolaら[9]によって報告された概念であり，冠血流減少に起因する持続的な左室機能低下例において，冠血流改善または心筋酸素消費の低下により心臓の酸素需要が改善されると，部分的または完全に心筋機能が回復する状態を示す．その後PCIなど冠血行再建術や，心エコー法，心筋シンチグラフィー，心筋PET (positron emission tomography) など，心筋viabilityを評価する検査法の発展に伴い本病態が検出されるようになり，臨床的意義が確立されてきた．気絶心筋は一過性の冠血流低下─遮断による可逆性の細胞障害により，心機能低下が遷延するのに対し，冬眠心筋は持続性の冠血流低下に対して，血流低下に見合うように灌流領域の収縮性を低下させ心筋viabilityを保とうとする適応現象と解釈された．しかし，現在では持続性の冠血流低下は軽度であり，冠動脈狭窄に伴う冠血流予備能の低下により，必要時に心筋酸素需要増加に対応しきれないことによる起こる繰り返す気絶心筋が冬眠心筋であるとする考えもある[10]．

専門的治療

図8 胸痛にて受診時の心電図

I, aVL, V_2〜V_6にてST上昇を認める。

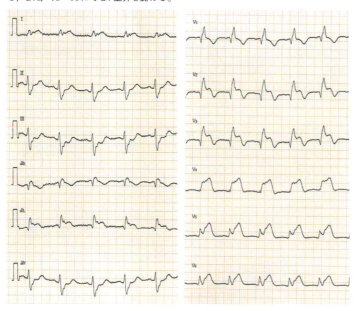

図9 左冠動脈造影

a：右前斜位。左前行枝の病変が考慮されるも，閉塞部位が他の枝に重なり不明（矢印）。
b：右前頭側斜位にて左の前下行枝の完全閉塞部位を確認（矢印）。

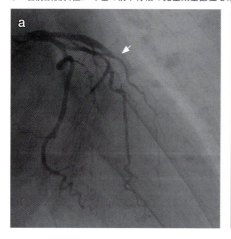 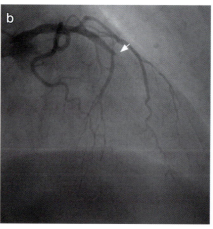

図10 血栓吸引後の冠動脈造影
吸引カテーテルにて血栓を吸引後に，プラーク破綻後の潰瘍性病変を認めた。

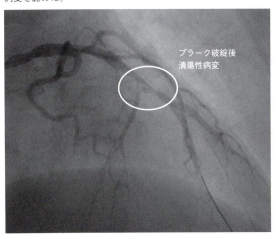

図11 ステント留置後冠動脈造影
病変部位に3.5×20mmのステントを留置し良好な拡張を得た。

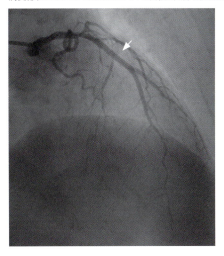

図12 左室造影
前壁から心尖部での壁運動異常を認める。

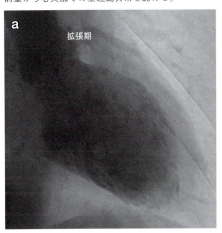
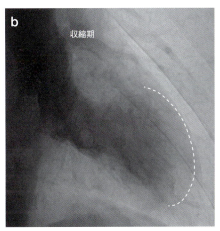

≫3 治療後の胸痛・胸部症状の意味するところ

不整脈

- 急性心筋梗塞に対するPCIが成功してもなお，不整脈が生じる可能性がある。心原性ショックや重症心不全症状を伴わずに出現する心室細動（VF）は一次性VF（primary VF）とよばれ，急性心筋梗塞発症4時間以内に生じることが多く，発症24時間以内の早期死亡の原因となるが，除細動器を用いて除細動に成功すれば長期予後には影響しないとされる。
- 心原性ショックや重症心不全症状に伴うVFは二次性VF（secondary VF）とよばれ，その50％が心筋梗塞発症12時間以降に出現するとされ，一次性VFと比較して遅く出現するが予後は不良である。さらに，心筋梗塞後の心室頻拍（VT）への対応も重要である。
- ほとんどのVTは心筋梗塞後48時間以内に発症する。48時間以降に発症したVTや，170回/分未満の単形性VTは心筋梗塞急性期のVTとしては非典型的であり，不整脈原性基質の存在を示唆する。
- 血行動態の破綻するVTは電気ショックの対象となる。血行動態が安定している場合は抗不整脈薬による治療を考慮してもよいとされている。
- STEMI発症後，治療抵抗性の多形性VTや頻回

専門的治療

な除細動を必要とするVFが繰り返し起きる場合（electrical storm）がある．その機序として心筋虚血や交感神経亢進の関与が疑われており，アミオダロン，ニフェカラントなどの抗不整脈薬の投与を行うが，効果が不十分の場合には，β遮断薬の投与，IABPの使用，緊急PCIを考慮する必要がある．

- 一時的ペーシングにより心拍数を増加したり，先行する期外収縮に対するカテーテルアブレーションが有効なことがある．血清カリウムの低下やマグネシウムの低下によりVTの出現が増加するため速やかに補正することも重要である[11]．

機械的合併症

- 機械的合併症は，内科的治療だけでは致死率が非常に高いため，ただちに外科的治療を考慮しなければならない．早期に見逃すことなく確実に診断し，治療時期を遅らせないことが肝要である．
- 通常，機械的合併症はSTEMI発症後1週間以内に発生する．身体所見で，新しい心雑音の出現を認めた場合，心室中隔穿孔や乳頭筋断裂による僧帽弁閉鎖不全発症の可能性を示唆する．これらの機械的合併症の詳細は**表2**に示す[11]．

表2 心室中隔穿孔，左室自由壁破裂，乳頭筋断裂の特徴

特徴	心室中隔穿孔	左室自由壁破裂	僧帽弁乳頭筋断裂
頻度	・再灌流療法なし 1〜3% ・線溶療法あり 0.2〜0.34% ・心原性ショック患者 3.9%	・0.8〜6.2% ・線溶療法はリスクを低下させない ・primary PCIはリスクを低下させる可能性あり	・約1% ・後乳頭筋＞前乳頭筋
発症時期	・2つのピーク：24時間以内と3〜5日 ・期間：1〜14日	・2つのピーク：24時間以内と3〜5日 ・期間：1〜14日	・2つのピーク：24時間以内と3〜5日 ・期間：1〜14日
臨床症状	・胸痛，呼吸困難，低血圧	・胸痛，失神，低血圧，不整脈，嘔気，不穏，突然死	・突然の呼吸困難と肺気腫，低血圧
身体所見	・粗い汎収縮期雑音，thrill(+)，Ⅲ音，肺水腫，両室不全，心原性ショック	・頸動脈怒張（29%），奇脈（47%），electromechanical dissociation，心原性ショック	・柔らかい心雑音，thrill(-) ・重症肺水腫，心原性ショック
心エコー所見	・心室中隔穿孔，左-右シャント，右室負荷所見	・心膜液貯留，心嚢内の高エコー輝度（血腫），心筋の亀裂，心タンポナーデの所見	・左室の過剰収縮，乳頭筋ないし腱索の断裂，弁尖の過剰な動き，重症僧帽弁逆流
右心カテーテル	・右房から右室での酸素飽和度の上昇	・心室造影では確認困難，心タンポナーデの典型的所見は常には現れず	・右房-右室間の酸素飽和度上昇なし，v波増大，肺動脈楔入圧上昇

》4 心不全

急性期心不全治療について

心不全は，心筋梗塞のための心筋障害によるポンプ失調である．急性期の治療には，血行動態にあわせて，血管拡張薬，利尿薬，カテコラミンや，非薬物治療である大動脈内バルーンパンピングなどの機械的補助を要することもある（図13）[11]．

慢性期心不全治療について

急性冠症候群治療の目標は，急性期の救命はもちろんであるが，より長期予後の改善を目指した治療戦略を考慮するかに焦点があてられる．ACSに併発する心不全を含めた長期予後を改善するためには，後述する薬剤の使用が推奨される．

カルペリチド

カルペリチドは前負荷と後負荷を軽減することで心不全に対し急性期より使用される．また，レニンアンジオテンシンアルドステロン系を抑制する作用も報告されており，リモデリングの抑制や，心臓死・心不全などの予後の改善効果が示されている[12]．

ACE阻害薬/ARB

ST上昇型心筋梗塞（STEMI）発症後急性期からのアンジオテンシン変換酵素（ACE）阻害薬の投与による総死亡，心不全発症の抑制や，低左心機能患者（EF＜40%）に対する有効性が証明されている．アンジオテンシンⅡ受容体拮抗薬（ARB）も同様にリモデリング抑制効果が明らかにされており，心不全合併の低左心機

能症例（EF＜35％）を対象とした大規模臨床試験においても予後改善効果が示されている[13]。

β遮断薬

血行動態が安定した早期よりβ遮断薬を開始することにより梗塞サイズが減少し，短期および慢性期の予後改善効果が報告されている[14]。また，CAPRICORN試験において，低左心機能患者（EF＜40％）に対してもカルベジロール投与の有効性が示されている[15]。

スタチン

STEMI発症後早期のスタチン療法が，冠動脈イベント抑制効果，特に心不全と不安定狭心症の発症を有意に減少させたことがMUSASHI-AMIにて報告されている[16]。

アルドステロン拮抗薬

心不全合併または低左心機能患者（EF＜40％）を対象としたEPHESUSにて，エプレレノン投与群が有意に総死亡を抑制したことが示されている。また，ACE阻害薬/ARBが約9割の患者に投与されていたことより，これら薬剤に加えてのアルドステロン拮抗薬の追加投与が推奨される。また，より早期の開始が心機能や心不全発症に有用であり7日以内の投与で有効性が認められたと報告されている[17]。

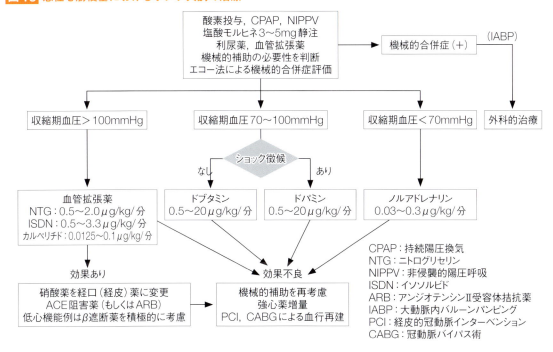

図13 急性心筋梗塞におけるポンプ失調の治療

5 再狭窄

- PCIでの治療後に生じる胸痛・胸部症状としては，PCIのアキレス腱と考えられる治療後の再狭窄が挙げられる。
- 近年の日本人におけるDESによる治療について，J-Cypher Registryより3年間の報告がある。BMSでの治療後の再狭窄による治療は1，2，3年で，それぞれ14.2％，15.5％，15.5％であり，DESでの治療後の再狭窄の治療はそれぞれ5.7％，8.1％，10.0％と報告されており，DESにおける再狭窄率はBMSより少ないとされる。しかし，DES群のなかでは，2～3年目での再治療率が増えてきているとも報告されている[18]。
- 現在は，第二世代，第三世代のDESの登場や，今後の生体吸収ステントの登場などにより，さらなる治療効果が期待されている。

専門的治療

参考文献

1) Sones FM, Jr. Cine-cardio-angiography. Pediatr Clin North Am 1958;5:945-979.
2) Favaloro RG, Effler DB, Groves LK, Sheldon WC, Riahi M. Direct myocardial revascularization with saphenous vein autograft: clinical experience in 100 cases. 1969. Chest 136:e26-27, 2009.
3) Gruntzig A, Schneider HJ. [The percutaneous dilatation of chronic coronary stenoses--experiments and morphology]. Schweiz Med Wochenschr 107:1588, 1977.
4) 日本循環器学会ガイドライン,安定冠動脈疾患における待機的PCIのガイドライン2011改訂版 p1-10.
5) 医療機器製品情報,TERUMOホームページ,https://www.terumo.co.jp/medical/equipment/me209.html
6) Witzenbichler B, Maehara A, Weisz G et al. Relationship between intravascular ultrasound guidance and clinical outcomes after drug-eluting stents: the assessment of dual antiplatelet therapy with drug-eluting stents (ADAPT-DES) study. Circulation 129:463-470, 2014.
7) Braunwald E, Kloner RA. The stunned myocardium: prolonged, postischemic ventricular dysfunction. Circulation 66:1146-1149, 1982.
8) 酒井哲郎,下司映一,井上紳,気絶心筋,循環器症候群(第2版)(III)その他の循環器疾患を含めて,日本臨床社,大阪 p70-73, 2008.
9) Rahimtoola SH. A perspective on the three large multicenter randomized clinical trials of coronary bypass surgery for chronic stable angina. Circulation 72:V123-135, 1985.
10) 飯खुधू健二,伊藤宏,冬眠心筋,循環器症候群(第2版)(III)その他の循環器疾患を含めて,日本臨床社,大阪 p212-216, 2008.
11) 日本循環器学会ガイドライン,ST上昇型心筋梗塞の診療に関するガイドライン2013改訂版P41-54
12) Kitakaze M, Asakura M, Kim J et al. Human atrial natriuretic peptide and nicorandil as adjuncts to reperfusion treatment for acute myocardial infarction (J-WIND): two randomised trials. Lancet 370:1483-1493. 2007.
13) Pfeffer MA, McMurray JJ, Velazquez EJ et al. Valsartan, captopril, or both in myocardial infarction complicated by heart failure, left ventricular dysfunction, or both. N Engl J Med 349:1893-1906, 2003.
14) Freemantle N, Cleland J, Young P, Mason J, Harrison J. beta Blockade after myocardial infarction: systematic review and meta regression analysis. BMJ 318:1730-1737, 1999.
15) Dargie HJ. Effect of carvedilol on outcome after myocardial infarction in patients with left-ventricular dysfunction: the CAPRICORN randomised trial. Lancet 357:1385-1390, 2001.
16) Sakamoto T, Kojima S, Ogawa H et al. Effects of early statin treatment on symptomatic heart failure and ischemic events after acute myocardial infarction in Japanese. Am J Cardiol 97:1165-1171. 2006.
17) Adamopoulos C, Ahmed A, Fay R et al. Timing of eplerenone initiation and outcomes in patients with heart failure after acute myocardial infarction complicated by left ventricular systolic dysfunction: insights from the EPHESUS trial. Eur J Heart Fail 11:1099-1105, 2009.
18) Nakagawa Y, Kimura T, Morimoto T et al. Incidence and risk factors of late target lesion revascularization after sirolimus-eluting stent implantation (3-year follow-up of the j-Cypher Registry). Am J Cardiol 106:329-336, 2010.

MEMO

専門的治療

胸痛をきたす疾患の手術治療

≫1 心臓手術に必要な治療を行う際の補助手段

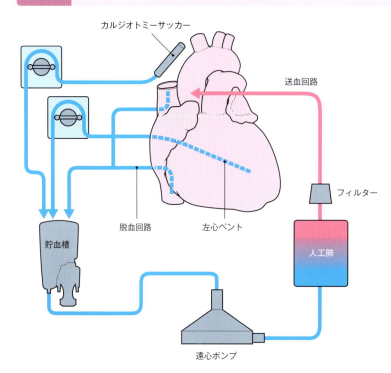

図1 人工心肺装置を用いた体外循環法のしくみ

右房（または上大静脈と下大静脈）へ挿入されたカニューラ（および脱血回路）から落差または陰圧によって脱血された静脈血は，人工心（遠心ポンプまたはローラーポンプ）によって灌流圧を得て，さらに人工肺によって酸素化（脱二酸化炭素）された後，上行大動脈へ挿入されたカニューラ（および送血回路）を介して全身に送られる。人工心の前には貯血槽（リザーバー）が設置され，それには脱血回路血液のほか，手術野で吸引された（カルジオトミーサッカー）血液や過度な心腔伸展を防ぐためベンティングされた（左心ベント）血液も集められる。人工肺には熱交換機が組み込まれ，送血温度を任意に調節可能である。人工心肺装置を用いた体外循環法では，自己の心臓と肺を一時的に必要としない状況を作ることができ，肺や心臓の機能を一時的に停止することが可能となる。

　心臓手術に必要な治療を行う際の補助手段について述べる。

❶体外循環

　一般的に心臓大血管手術の際には，体外循環という補助手段を用いて心停止下に手術が行われることが多い。体外循環とは，静脈血を脱血し，人工肺を通過させ，その際に静脈血を酸素化，炭酸ガスを除去し，動脈血化し患者の動脈に戻すことにより，生体の肺と心臓を使用せずとも，動脈血の供給が行えるシステムである（図1）。このような補助手段を用いれば，限られた時間内ではあるものの，心停止にした状態でも，重要臓器の灌流は維持される。最終的に心臓を蘇生して，自己心での循環に戻せば，生命の維持は可能である。

❷人為的心停止

　上記原理を用いて，心臓血管疾患の手術は行われる。心停止を得るには，心臓から出たすぐのところに，大動脈から分岐した冠動脈（心臓に動脈血を送る血管）の末梢側で，大動脈遮断鉗子で遮断すれば人工心肺からの血液が冠動脈に流入しなくなり，鉗子と冠動脈分岐の間に置いた心筋保護液注入用カニューラから高カリウムを主体とした心筋保護液を注入すれば，心筋保護下心停止が得られる。

2 冠動脈疾患の手術治療

図2 心拍動下冠動脈バイパス手術

スタビライザーを用いて，左前下行枝の部分をできるだけ動かないようにし，その前後をターニケットなどで冠動脈血流を遮断し，切開，内胸動脈を縫着している。

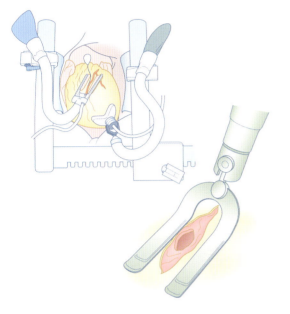

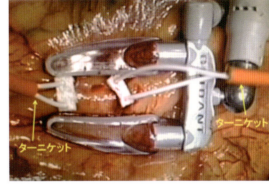

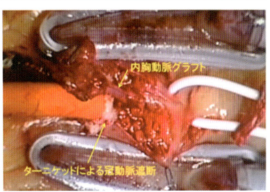

- 冠動脈疾患の手術治療は，虚血に陥った心筋に，手術により動脈血を供給するものである。方法としては①バイパスを置く方法，②側副血行路を増やす方法などがあるが，現在ではバイパス手術が一般的である。バイパス手術に用いるグラフトには動脈グラフトと静脈グラフトがある。
- 動脈グラフトとしては，①内胸動脈，②胃大網動脈，③橈骨動脈，④下腹壁動脈が使用される。
- 静脈グラフトとしては，大伏在静脈が使用される。
- 現在は内胸動脈が多用され，特に左前下行枝へのバイパスには内胸動脈が第1選択とされている。
- バイパス手術のやり方としては，体外循環下心停止下にバイパス手術を行う方法（図1）と体外循環を用いない心拍動下冠動脈バイパス術がある。
- 心拍動下バイパス手術は，標的血管をスタビライザーでできるだけ動かない状況にし，血流を遮断し，グラフトを吻合する方法であるが，体外循環を用いない分，合併症が少ない（図2）。

専門的治療

》3 大動脈疾患

図3 胸部大動脈手術における開胸手術とステントグラフト手術の年次推移

日本胸部外科学会学術調査結果から構築。

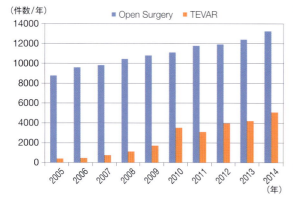

- 大動脈疾患の大部分は大きく分類して大動脈瘤（真性瘤）と大動脈解離からなるが，現在，基本的な術式はグラフト置換術とステントグラフト内挿術である。
- 最近では，胸部大動脈および腹部大動脈の疾患において，高齢や臓器不全などのハイリスク症例に対するステントグラフト内挿術が急増してきている。日本胸部外科学会学術調査での集計では，胸部大動脈手術における開胸手術（オープンステントを含む）とステントグラフト内挿術の比率は，2005年では8,758例：437例であるのに，2014年では13,246例：5,128例となっている（図3）。
- 胸部大動脈疾患に対するグラフト置換術の一般的な外科治療は，体外循環を使用して大動脈を人工血管で置換する。上行大動脈置換に際しては体外循環下心停止下に，弓部大動脈置換に際しては，それに加えて脳分離体外循環（図4）を併用してグラフト置換を行う。図5は弓部大動脈置換後を示したものである。

図4 脳分離体外循環

脱血は図1と同じであるが，送血を腕頭動脈および左総頸動脈（必要時には大腿動脈を介して下行大動脈）に送り心臓以外の臓器灌流を可能にできる。脳分離体外循環では，人工肺に組み込まれた熱交換器によって送血温度を低下させ，直腸温（または咽頭温や膀胱温）が25℃程度の低体温を維持する。

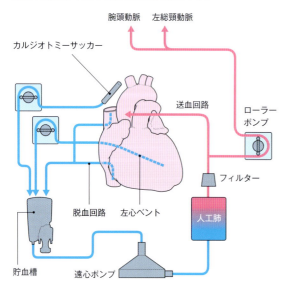

図5 弓部大動脈置換後

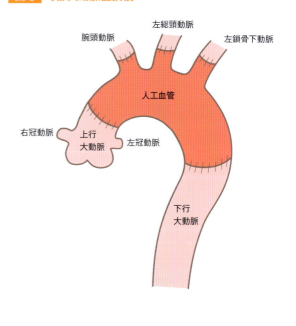

»4 心臓弁膜症

- 心臓は4つの部屋に分かれており，血液がそれぞれの部屋を順番に廻れるように，部屋と部屋の間には弁があり一方通行になるようになっている（図6）。右房と右室の間にある弁を三尖弁，右室と肺動脈の間にある弁を肺動脈弁，右房と左室の間にある弁を僧帽弁，左室と大動脈の間にある弁を大動脈弁という。
- これらの弁がなんらかの原因により狭窄，閉鎖不全ないしはその両者の混在により通過障害や逆流を起こす状態を弁膜症と称する。
- 原則的には，閉鎖不全病変に対しては自己弁を温存して使う形成術を，狭窄病変に対しては形成術による狭窄解除を行うこともあるが基本的には人工弁置換術が選択される。用いる人工弁には，金属製の機械弁，生体材料から作成された生体弁がある（図7）。
- 機械弁はワルファリンなどの抗凝固薬を服用することが必要であるが，生体弁ではその必要性がない。耐久性に関しては，機械弁は半永久的であるが，生体弁は10年で再置換術を行われる場合が多い（現在では耐久性は延びつつある）。手術時の補助手段としては，前述の体外循環下心停止下の手術である。

図6 心臓の断面図
心腔の間に三尖弁，肺動脈弁，僧帽弁，大動脈弁があり，血液を右房→右室→肺動脈→（肺）→肺静脈→左房→左室→大動脈と流すために三尖弁，肺動脈弁，僧帽弁，大動脈弁が存在する

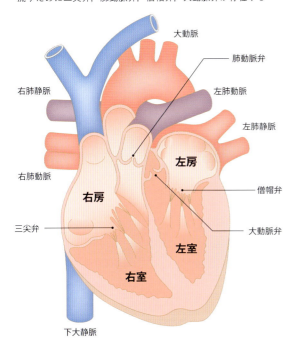

図7 機械弁と生体弁

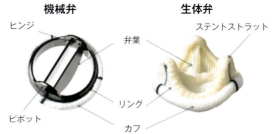

»5 肺血栓塞栓症

- 肺動脈に塞栓（血栓，脂肪塊，空気，腫瘍細胞など）が詰まって肺動脈内の血液の流れが悪くなる病態をいい，これが重症の場合はショック状態から死に至る。血栓が詰まった場合を肺血栓塞栓症という。治療は，基本的には塞栓の除去であるが，血栓の場合は，血栓溶解療法で様子をみる場合もある。
- 急性期の外科治療は，体外循環下で塞栓を除去するが，慢性期の外科治療は，血栓内膜剥離除去を行う。これら疾患の手術療法においては，前述の体外循環を用いて行うが，心停止を行うか否かは，操作上必要とされるどうかによって決まる。さらに，慢性期の血栓内膜剥離においては，循環停止も行うことがある。

専門的治療

補助循環と人工心臓

　重症心不全（心原性ショック、急性心筋梗塞、難治性心室性不整脈など）や心臓手術後の体外循環離脱困難症例において、内科的治療で循環が維持できない場合には、救命のため緊急で機械的補助循環が必要となる。循環補助装置とは、内科的治療では改善困難な機能不全に陥った心臓のポンプ機能を一時的に補助し、全身の循環の維持を図りながら、その間に全身状態の改善と心臓のポンプ機能の回復を待つものである。

　近年、重症心疾患に対する治療法の進歩は目覚ましく、循環補助装置の適応に関しても大幅に拡大してきている。そのため、循環器医療や救急医療の現場においては、緊急で循環補助装置が必要となる場合も多く認められるため、補助循環の知識、技術は十分に理解しておく必要がある。

　ここでは、循環補助装置として、経皮的にカニューレが挿入可能である、大動脈内バルーンパンピング（IABP）と、経皮的心肺補助装置（PCPS）および体外式、植込み型補助人工心臓（VAD）について解説する。

≫1 大動脈内バルーンパンピング（IABP）

IABPの原理

- IABPは、1962年に開発され、主に大腿動脈より挿入し、下行大動脈に留置したバルーンを心拍に同期させながら、ヘリウムガスによって拡張および収縮させ心機能を補助するものである。
- 作用機序は、心臓の拡張期に一致させてバルーンを拡張し、拡張期圧の上昇によって（diastolic augmentation）冠灌流を増加させ、また、収縮期に急速にバルーンを収縮することで、左室後負荷を軽減する（systolic unloading）という、counterpulsationの補助循環原理を臨床応用したものである（図1）。すなわち、拡張期にバルーンを膨らませ、冠動脈の血流量を増加させることにより、心筋内の酸素供給を増やし、また、脳を含めた末梢への血流も増加させる。一方で、収縮期にバルーンを急速に縮めることにより、大動脈内は陰圧となり、後負荷が減り、心臓は容易に血液を拍出することができるようになる。それによって左室の仕事量および酸素消費量を低下し、不全心の改善を図るものである（図2）。
- IABPの心仕事量や心筋酸素消費量の軽減効果は、PCPSの流量補助に比較して限界があり（表1）、循環状態に改善が得られない場合には早急にPCPSやVADなどへの移行を考える必要がある。

図1 IABPの原理

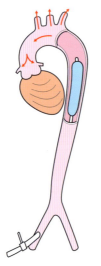
a：拡張期

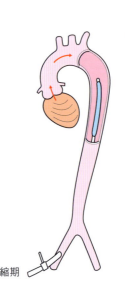
b：収縮期

← 血流

IABPの適応と禁忌

- IABPは内科的治療で十分に改善が得られない，心原性ショック（急性心筋梗塞，心筋炎），急性冠症候群，重症心不全，難治性心室性不整脈，心筋梗塞による組織的損傷（心室中隔穿孔，乳頭筋断裂など），心臓手術後の低心拍出量症候群，体外循環離脱困難症例などに用いられる（表2）。

- 重篤な大動脈弁閉鎖不全症がある場合には，バルーンの拡張の際に弁逆流が増大するため，また，胸部や腹部に大動脈瘤や大動脈解離がある場合には，瘤破裂の可能性があるため，原則的に禁忌である（表3）。

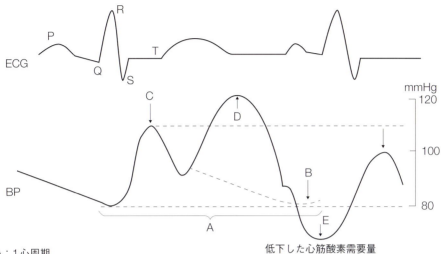

図2

A：1心周期
B：アシストされていない大動脈拡張終期圧
C：アシストされていない収縮期圧
D：diastolic augmentation（上昇した拡張期圧）
E：systolic unloading（低下した大動脈拡張末期圧）

表1 補助循環の特性

	IABP 大動脈内バルーンパンピング	PCPS 経皮的心肺補助システム	VAD 補助人工心臓システム
補助方式	圧補助	流量補助	流量補助
心補助効果	diastolic augmentation systolic unloading	心室前負荷軽減 呼吸補助	心室前負荷軽減 diastolic augmentation
補助能力	心拍出量の10～20%	心拍出量の50～70%	心拍出量の100%
利点	挿入および抜去が 経皮的に可能	心肺補助が可能 経皮的挿入が可能	両心補助が可能 長期使用が可能
欠点	補助効果に限界	後負荷の増加 抗凝固療法が必要 長期使用が困難	装着に開胸手術が必要 価格が高価

表2 IABPとPCPSの適応

IABP	PCPS
心原性ショック（急性心筋梗塞，心筋炎） 重症心不全 急性冠症候群 難治性心室性不整脈 心筋梗塞による組織的損傷 （心室中隔穿孔，乳頭筋断裂など） 心臓手術後の低心拍出量症候群 体外循環離脱困難	IABPの適応すべて 緊急心肺蘇生 肺梗塞 重症呼吸不全

専門的治療

表3　IABPとPCPSの禁忌

IABP	PCPS
重篤な大動脈弁閉鎖不全 大動脈解離または大動脈瘤 大動脈から腸骨動脈にかけての重篤な閉塞性末梢血管疾患	外傷 重篤な大動脈弁閉鎖不全 大動脈解離または壁在血栓を伴う大動脈瘤

- 腸骨動脈領域に石灰化を伴う閉塞性動脈硬化症がある場合には，挿入時にバルーンの損傷の可能性があり，また下肢の虚血が著明となる場合があるので使用に際しては，十分な注意が必要である。

IABPの合併症とその対策

- 一般的には大腿動脈を穿刺しバルーンを挿入する（図3）。バルーン挿入後は，胸部X線写真でカテーテル先端の位置が左鎖骨下動脈の直下（約2cm遠位側）にあることを確認する。
- バルーンの位置が不適正な場合やバルーンの容量が大きすぎた場合，また，カテーテルに血栓が形成された場合や大動脈壁のdebrisが剥脱した際には，下肢虚血，腎梗塞，腸管虚血，脊髄虚血などの血栓塞栓症を合併することがある。
- 治療に関しては，影響を受けた臓器の範囲によって異なるが，致死的な合併症となることもあるため，早期に発見し対応することが重要である。特に下肢動脈閉塞の発生が最も多く認められ，発生原因は血栓形成，内膜組織の剥離，シースやIABPカテーテルによる血流阻害などである。
- 虚血症状が確認された場合には，カテーテルの入れ替えのみならず，下肢の虚血の状態によっては，血栓除去などの外科的処置が必要になる場合もある。
- IABPは自己の心臓からの血液拍出を利用しているため，正確に心拍に同期させて駆動することが必要である。バルーンの拡張が収縮期にかかると，逆に心臓に対する後負荷を増大させることとなる。特に，不整脈を合併している場合には，IABPが有効に作

図3　IABP装置

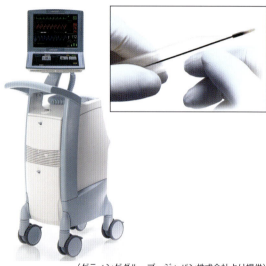

（ゲティンゲグループ・ジャパン株式会社より提供）

動していることの確認が必要である。

- IABPカテーテル挿入時に，ガイドワイヤーやカテーテル先端によって，大動脈解離を併発することがある。挿入時に背中あるいは腹部の痛みを認めた場合，または血行動態の不安定化が認められ，カテーテルが解離部分に入ったことが疑われる場合，緊急にIABPを抜去する必要がある。
- 患者の姿勢変化などによって，挿入部にカテーテルの過度ストレスがかかり，挿入部から出血を認めることがある。カテーテル挿入部は，血栓などの付着により易感染性になりやすい状況であるので，十分な注意が必要である。（表4）

表4　補助循環装置による合併症

IABP	PCPS	VAD
下肢虚血 大動脈解離 （血管損傷） 血栓塞栓症 局所出血 感染	出血 血栓塞栓症 血管損傷 下肢虚血 溶血 感染	血栓塞栓症（脳梗塞） 出血（脳出血） 感染

»2 経皮的心肺補助装置（PCPS）

PCPSの原理

- 経皮的に挿入可能なPCPSは1983年より臨床応用が開始されており，近年では，プライミングや接続がより簡便となってきており，心原性ショックに対して循環器内科や心臓血管外科などで，緊急の強力な補助循環装置として広く臨床応用されている。また最近では，心停止例などの緊急心肺蘇生に対する救急治療などにも循環補助や呼吸補助を目的に使用されるようになってきており，その適応は大きく拡大してきている。
- PCPSは右心房に還流された静脈血を，体外に導き，人工肺により酸素化し，ポンプで動脈系に送血するシステムで，多くは膜型人工肺と遠心ポンプが用いられ，主にカニュレーションは大腿動静脈より経皮的に行われる（図4）。
- PCPSは強力な流量補助装置であり，両心室前負荷の軽減にはなるが，左心室からの拍出は残るため，流量が多すぎると，左心室の後負荷の増大を招く。左心機能障害の程度によっては，この後負荷に抵抗して拍出できないと左心不全を増悪させることになる。重症例ではIABPを併用し，後負荷の軽減と冠血流の増加を図ることも効果的である。最近のPCPSの成績では，PCPSを離脱した生存率が約40％前後と報告されている。

PCPSの適応と禁忌

- PCPSは，IABPと同様に，心原性ショックを伴う重症心不全例，開心術後の体外循環離脱困難例などの他に，肺梗塞，重症な呼吸不全例，緊急の心肺蘇生例など，循環補助と呼吸補助ができるため，その適応は大きく拡大してきている（表2）。
- PCPSは右心系に流入する血液を減少させることにより前負荷が軽減され，心不全には効果はあるが，大腿動脈より逆行性に血液を送ることより，大動脈弁閉鎖不全のときには後負荷の増大となり，心不全を増悪させる。また，IABPと同様に胸部，腹部大動脈瘤，あるいは高度の大動脈粥状硬化症例などはPCPSの駆動に伴い，大腿動脈からの送血により血栓塞栓症のリスクが大きいため禁忌とされている。さらに腹部大動脈から腸骨動脈にかけての重篤な閉塞性動脈硬化症は，大腿動脈からでは十分な送血ができないため，鎖骨下動脈などからの送血を考える

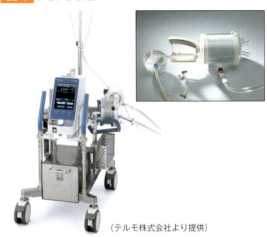

図4　PCPS 装置

（テルモ株式会社より提供）

必要がある。
- PCPSは抗凝固療法が必要不可欠であるので，外傷やDICなどの出血傾向を伴う場合は禁忌である。（表3）

PCPSの合併症とその対策

- PCPSに関連した合併症は，導入時の手術的要因が1番目，2番目が出血，3番目が血栓塞栓症である（表4）。
- PCPSはIABPに比べてカニューレサイズが大きいため，動脈カニューレ，静脈カニューレともに挿入時の血管損傷には十分注意が必要である。また，IABPに比べて下肢虚血が認められる可能性は高い。
- 大腿動脈から逆行性に送血するために，大動脈壁のdebrisや，回路内に付着した血栓を送血する可能性があり，腹部分枝の虚血，脳梗塞，下肢の動脈閉塞などの血栓塞栓症に対しては十分な注意が必要である。
- 抗凝固療法は必要不可欠であるため，出血傾向の状態は常に続いている。そのため，気道出血やカニュレーション部位などからの出血には十分に留意が必要である。
- 遠心ポンプは前負荷後負荷によって流量が自然に変化するため，循環血液量が足りない場合には，ポンプの回転数を上げても流量は増えず，溶血が強くなるだけである。そのため中心静脈圧を常にモニターし，流量計の流量をチェックすることが必要である。

専門的治療

- PCPSからの血流は大腿動脈から逆行性に体へ送られ、一方で自分の心臓もある程度血液を拍出しており、どの領域にPCPSから灌流されているかは、自己の拍出量とPCPSの流量によって変化する。したがって自己肺のガス交換能が低下している場合には、脳の低酸素血灌流を合併する可能性があるため、右上肢の経皮的酸素飽和度（SpO_2）を常にモニターしておくなどの留意が必要である。
- 体外循環を装着している重症循環不全例は、非常に易感染性であるため、送脱血部位、カテーテル挿入部位などを清潔に維持し、局所のみならず全身の感染に対しても厳重な管理が必要である。

»3 補助人工心臓（VAD）

VADの原理

- 補助人工心臓（VAD）の開発は1960年代から米国で始まり、当初は体外設置型のVADが、薬物治療、IABP、PCPSなどの補助循環を使用しても改善しない重症心不全症例において、急性期治療のための短期使用目的に開発されていた。
- 1990年代になり、次第に心臓移植までのつなぎ（bridge）の手段として用いられるようになった。わが国では、重症急性心不全に対する救命を目的として、1994年より体外設置型のVADが臨床応用され、その後、臓器移植法の成立もあり、2011年から、心臓移植までのつなぎの手段として植込型VADが臨床応用されるようになっている。
- VADにはポンプ本体を体外に置く体外設置型（図5）と体内に置く植込み型（図6）がある。
- 体外設置型には左室補助人工心臓（LVAD）と右室補助人工心臓（RVAD）の2種類がある。
- 一般的に左室心尖部より脱血を行い、上行大動脈に送血カニューレの人工血管を縫着する。右心補助を行う場合には、右心房に脱血カニューレを挿入し、肺動脈に送血カニューレの人工血管を縫着する。
- 高度両心不全の症例では呼吸不全が合併していることも多く、通常の両心補助では動脈血の十分な酸素化が得られない場合には、左心補助に加えて右心補助（RVAD）として遠心ポンプに膜型人工肺を接続して右心補助を行うこともある。
- 図5に示すように、ポンプは抗血栓性ポリウレタンで作成され、ダイアフラムによって空気室と血液室に分かれている。駆動装置によって空気室の陽圧と陰圧を繰り返し、血液が駆出される。体外式VADの一回拍出量は約70mLで、最大心拍出量は約6L/分まで可能である。
- 植込み型LVADも体外式と同様に、左室心尖部より脱血を行い、上行大動脈に送血カニューレの人工血

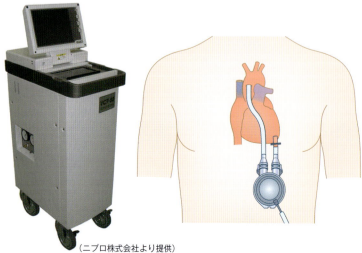
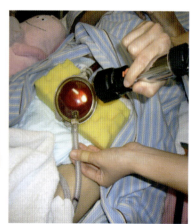

図5 体外式LVAD

（ニプロ株式会社より提供）

図6 植込み型LVAD
a, b：Jarvick2000, c：Heart mate II, d：Dura Heart

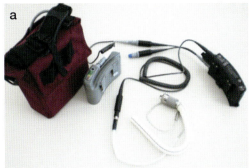
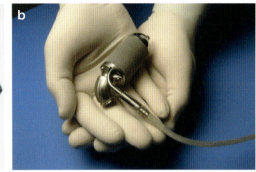

（a, b：センチュリーメディカル株式会社より提供）

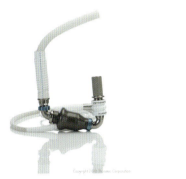

（ニプロ株式会社より提供）

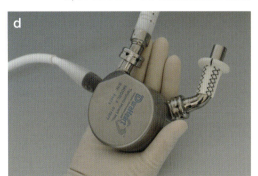

（テルモ株式会社より提供）

管を縫着する。ポンプには、軸流ポンプまたは遠心ポンプが組み込まれている。（図6）

LVADの適応

- 内科的治療およびIABPやPCPSによっても血行動態が改善しないと考えられる場合には、救命のために体外式または植込み型の補助人工心臓（VAD）が必要となる。
- VADは①心臓移植までのBridge、②心機能回復までのBridge、③回復が困難な重症心不全のための延命治療としてなどの3通りの役割がある。
- 2015年現在、日本で植込み型VADの適応として認められているのは、心移植までのつなぎのみであり、緊急時にはVAD植込みに際して心移植の適応判定が直ちに下せない場合もある。
- 緊急の重症心不全症例で血行動態が破綻しかけている場合、しばしば腎不全や肝不全など他の臓器不全の合併を合併している場合も多く、その場合には、当面の移植適応の判断を保留して体外式VAD植込み、全身状態が改善した後に、心臓移植の適応判定を行うこともある。
- わが国では、植込み型VADは心臓移植を前提として適応が決められているため、表5に示すような除外基準が定められている。
- 重症心不全患者で自己の心機能が回復することを期待してVADを装着することもある。ただし、心機能が回復してVADから離脱できる割合は全植込み症例で多くても10％程度であり、必ずしも植込み当初から回復することを目標にするわけではない。
- 離脱基準としては一般的に、心エコー上左室駆出率（EF）≧45％、左室拡張末期径（LVDd）≦55mmで離脱可能と判断している。
- 近年、重症心不全で移植登録の可能性がまったくない場合でも、内科的治療に加えてVAD治療を行う

表5 VAD装着の除外基準

不可逆性の臓器不全
重度の呼吸器疾患
重症感染症
高度な出血傾向
悪性腫瘍
重症中枢神経障害

専門的治療

ことで予後が改善することが報告されている。欧米では延命治療としてのVAD植込みの普及が急速に進んでおり、長期予後も年々向上している。わが国においても、今後、心臓移植適応外の症例に対する植込み型VADの治験が開始される予定である。

VADの合併症

- VAD装着後の三大合併症は、①出血性合併症、②塞栓症、③感染である。
- VAD装着後は抗血栓療法が必要であり、一般的に抗血小板療法とワルファリンによる抗凝固療法の併用が行われる。PT-INRは3.0前後としているため、脳出血や消化管出血などの出血性合併症には十分な注意が必要である。体外式VADなどでは、血液ポンプ内に血栓形成ができやすく、大きな血栓が認められた場合には、血液ポンプを交換する場合もある。また、植込み型VADにおいてもポンプ内の血栓形成は重大な合併症の1つである。いずれのVADにおいても、脳梗塞などの重篤な塞栓症の可能性が常に存在していることを念頭に置いた管理が必要である。
- 送血管・脱血管は体外設置型VADではそれぞれ皮膚を貫通して体外のポンプと接続されるが、植込み型VADではポンプとともに体内に植え込まれ、代わりにポンプの電力供給や制御を担うドライブラインが皮膚を貫通して体外のコントロールユニットに接続する。そのため、いずれの場合も、皮膚貫通部の感染に対する十分な配慮が必要である。

VADの今後

- 2005年の報告ではVAD治療による2年生存率は60%程度であったが、2014年の日本での統計では1年生存率88%、2年生存率でも80以上と年々改善しており、将来的に心移植の成績に匹敵する可能性が期待されている。
- 日本では心移植症例数はいまだ制限された状況にあり、2010年の改正臓器移植法により心移植の脳死ドナーが増加したとはいえ、植込み型VADが心移植の完全なる代替治療となるためには、術後遠隔期の感染症の原因となっている皮膚を貫通するドライブラインをなくす必要がある。
- 1960年以降、これまでに完全植込みを目的としたさまざまな機種が開発されてきたが、エネルギー伝送装置の開発などいまだ問題点は多く、臨床応用には至っていない。将来的に完全植込み型のVADが完成した際には、心臓移植の完全な代替治療となる可能性が考えられる。

索引

あ
悪性胸腺腫 203
悪性胸膜中皮腫 176
悪性腫瘍 6,15,54,122,143,172,174,176,177,203,204,237
悪性腫瘍骨転移 3
悪性上皮性腫瘍 186
悪性中皮腫 176
アセチルコリン負荷試験 88,89
圧迫感 139,209
アデノシン負荷心筋シンチグラフィ 92,93,95
アミロイドーシス 149,150,177
アルドステロン拮抗薬 225
アロディニア 33,206
安静時狭心症 98,99,103,104,105,106,108
アンチトロンビン欠損症 122
安定期COPD 184
安定狭心症 3,85,86,104
安定労作性狭心症 98,99,103,104,105,108

い
胃・十二指腸潰瘍 2,3,7,11,192,198
胃炎 3,99
イオンチャネル 31
胃潰瘍 6,111
胃がん 94
息切れ 99,100,125,133,178,179,209
息苦しさ 209
異型狭心症 88,103
医原性気胸 164,165,167
意識障害 113,114
異常陰影 52
胃食道逆流症 192
異所性インパルス 31
異所性子宮内膜症 170
痛み
　―の悪循環 35
　―の移動 13
　―の軽快因子 8
　―の種類 28
　―の随伴症状 9
　―の増悪因子 9
　―の程度 8
一次求心性ニューロン 29,30
一次侵害受容ニューロン 27,32
一次ニューロン 33
一時ペーシング 141
胃腸炎様症状 138
一過性心筋虚血 107
一過性心筋障害 155
遺伝子異常 148
遺伝子診断 150
遺伝性症候群 117
遺伝素因 181
易疲労感 121
医療面接 6
陰性反応の中度 16
陰性尤度比 16
インターベンション 94
インパルス 30

う
ウイルス 138,176
ウイルス性疾患 204
ウイルス性心膜炎 66,144
植込み型補助人工心臓 232,236
右室梗塞 131,136
右室肥大 146,148
右室補助人工心臓 236
右心不全 130,131,132,134,135
うっ血性心不全 89,140,179
うつ病 208,210

え
運動器疾患 201
運動時呼吸困難 183
エアブロンコグラム 55,56
栄養障害 183
エコー 79
壊死性膵炎 193
遠位弓部大動脈瘤 116,117
円形無気肺 54
嚥下障害 113,114
炎症性液体貯留 78
炎症性疾患 54
炎症性疼痛 31,32,33,34

お
横隔神経 23,189
横隔膜 23
　―の欠損孔 170
横隔膜下陰影 59
横隔膜下膿瘍 3,176
横隔膜浸潤 186
横隔膜平定化 57
嘔気 138
黄色靱帯骨化症 203
黄色爪症候群 176
嘔吐 100
オープンクエスチョン 6
オピオイド鎮痛薬 27

か
外因性気胸 167
開胸手術 230
外傷 8,165,201,203,234
外傷性気胸 164,167
外傷性大動脈破裂 102
外傷性大動脈瘤破裂 7
外来検査 80
解離性大動脈瘤 2,7
過換気症候群 3
拡張型心筋症 65,130,141,148,150,203
拡張期灌水様雑音 128
拡張相肥大型心筋症 148
下行性痛覚抑制系 26
下行大動脈瘤 116,117
下肢虚血 113,234
下肢深部静脈血栓症 74,75
下肢痛 114
家族性地中海熱 173,176,177
家族歴 181
下大静脈フィルター 123
下腿浮腫 135
脚気心 136
活動性消化管出血 110
カテーテルアブレーション 224
化膿 144
過敏性肺臓炎 55
下壁心筋梗塞 65
カルペリチド 224
がん 34,142
　―の転移 203
簡易ベルヌーイ式 69,72,74,75
感覚受容器 31
換気障害 207
環境因 214
肝硬変 176
間質性肺炎 53,59,179
冠循環障害 98,105
がん性胸膜炎 172,174,186
がん性心膜炎 66,142,145,186
がん性疼痛 186,188,189
関節炎 177,186
関節リウマチ 33,167,176,177

感染	138,142,143,172,176,184,201,234,238
眼前暗黒感	124,126,138,146,159
感染性胸部大動脈瘤	113
感染性心内膜炎	125,128,130,131,133,192
感染性動脈瘤	114
患側肺	50
感度	16,18
冠動脈CT	80,81
冠動脈解離	218,219
冠動脈灌流域	64
冠動脈狭窄（症）	65,106
冠動脈形成術	85
冠動脈血行再建	107
冠動脈疾患	111,229
冠動脈造影	81,85,86,89,93,218
冠動脈内ステント留置術	94
冠動脈バイパス術	91,176,216
冠動脈閉塞	65
冠動脈攣縮誘発試験	88
肝内結石	193
貫壁性心筋梗塞	107
感冒（様）症状	138,139
冠攣縮	88,89,150
冠攣縮性狭心症	8,11,87,88,98,99,105,108
冠攣縮薬物誘発試験	88
関連痛	29,30,189

き

偽陰性	16,17
期外収縮	3
機械的合併症	224
機械的補助循環	232
気管支	22
気管支拡張症	179
気管支拡張薬	181,184
気管支喘息	179,185
気管支平滑筋	184
気胸	15,53,102,164,166,168,169
偽腔	115
奇形腫	58
器質的狭窄病変	103
気腫型COPD	181
気腫性囊胞	167
気腫性病変	178,182
気絶心筋	107,221
喫煙	166,181,185,221
気道過敏	181
気道損傷	172
気道閉塞	120
逆流性食道炎	3,7,8,11,102,103,106,192,194,196
求心性交感神経線維	30
急性ウイルス性心膜炎	142
急性右心不全	123
急性下壁心筋梗塞	78
急性冠症候群	3,8,11,12,13,17,60,83,89,92,98, 100,103,106,108,109,112,136, 152,154,155,157,224,233
急性期心不全治療	224
急性後壁心筋梗塞	64
急性左心不全	124,132,133,140
急性心筋炎	3,67,138,140
急性心筋梗塞	8,12,13,17,60,62,82,83,88,89,98, 100,101,103,104,105,107,130, 136,221,223,225,232,233
急性心不全	132,133,136
急性心膜炎	66,144
急性膵炎	76,77,78,193,195
急性前壁心筋梗塞	62,63,132
急性帯状疱疹痛	206
急性大動脈解離	3,13,18,19,112,113,114,118
急性胆囊炎	76,77
急性痛	33,34
急性疼痛	33,34
急性肺炎	53
急性腹症	15
弓部大動脈置換	230
弓部大動脈瘤	116,117
弓部大動脈瘤切迫破裂	113
胸部症状	138
胸郭	51
胸郭後腔拡大	57
胸郭内臓器損傷	203
胸腔穿刺	164,169
胸腔ドレナージ	168,169
胸骨骨折	203
狭心症	2,6,7,8,11,12,30,79,85,88, 93,102,106,111,124,125,126,128,133,146,180,216
胸水	52,58,76
胸水貯留	76,176
偽陽性	16,17
胸腺がん	186
胸椎棘突起	50
強皮症	167
胸部圧迫感	62,67,89,99,124,125, 138,146,152,178,186
胸部違和感	139,146,158,159
胸部下行大動脈瘤	118
胸腹水貯留	145
胸腹部大動脈瘤	116,117
胸部大動脈解離	13
胸部大動脈仮性瘤	113
胸部大動脈瘤	113,116,118,119
胸部大動脈瘤切迫破裂	3
胸部大動脈瘤破裂	113
胸部椎間板症	203
胸部の構造	20
胸部不快感	2,27,86,87,109,142,159
胸壁	189
胸壁浸潤	186
胸膜	22,189
―の痛み	5
胸膜炎	2,3,6,7,15,76,102,172,173,174,176,204
胸膜嵌入	54
胸膜浸潤	203
胸膜弾性板	166
胸膜痛	5,7,175,176,177
胸膜播種	186
胸膜摩擦音	177
局所出血	234
虚血性胸痛	91
虚血性心疾患	36,49,85,86,98,101,102,103,104, 108,123,135,136,139,140,143, 154,155,173,192,196,208,216
気流閉塞	178,180,181,182
緊急カテーテル検査	65
緊急心肺蘇生	233
筋強直性ジストロフィー	203
筋骨格系疾患	8,102
筋骨格系の痛み	5,7,102
緊張性気胸	2,3,15,164,165,167,170
筋痛	203
筋肉痛	3,7,201

く

空洞性陰影	55
くも膜下出血	153
グリシン	33
グリシン受容体	32
クローズドクエスチョン	6

け

経カテーテル大動脈弁置換術	128
経カテーテル的大動脈弁留置術	128

軽症肺塞栓	75
経心尖アプローチ	128
経大腿動脈アプローチ	128
頸椎間板ヘルニア	8
頸椎疾患	7
頸椎症	8
経皮的冠動脈インターベンション	90,91
経皮的冠動脈形成術	216
経皮的経静脈的僧帽弁交連切開術	129
経皮的酸素飽和度	236
経皮的心肺補助装置	141,232,233,235
経皮的心肺補助法	123
経皮的動脈血酸素飽和度	14,122
経皮的バルーン肺動脈弁形成術	131
外科的心膜切開術	145
劇症型急性心筋炎	68
劇症型心筋炎	138,139,140,141
血圧低下	9,142,165,186
結核	142,143,144,172,174,176,177
結核腫	54
結核性心膜炎	66,142,145
血管腫	203
血管損傷	234
血管内超音波検査	218,219
月経随伴性気胸	165,167,170
血行動態	136
血腫	203
結節影	54
血栓吸引	223
血栓症	130
血栓塞栓（症）	146,234,235
血栓内膜剥離除去	231
血栓溶解療法	91,231
解熱鎮痛薬	32
ケミカルメディエータ	27,35
牽引性気管支拡張	53
腱索断裂	136
肩痛	205
原発性肺がん	55,56,176
原発性肋間神経痛	204

こ

硬化性血管腫	54
交感神経	24,25,28
抗がん薬	31
抗凝固療法	235
高血圧（症）	15,63,69,82,86,87,89,92,94, 117,135,136,217,221
抗結核薬	31
抗血栓療法	238
膠原病	6,66,143,172,174,176,177
高脂血症	117
後縦靱帯骨化症	201,203
甲状腺障害	159
甲状腺中毒症	136
高心拍出量症候群	136
拘束型流入障害	145
梗塞後狭心症	195
高度狭窄	81
高度出血傾向	237
高度心機能低下	89
高度石灰化病変	80
高度僧帽弁閉鎖不全症	132
高度大動脈弁狭窄症	133
高度大動脈弁閉鎖不全（症）	70,133
高度両心不全	236
高二酸化炭素血症	180
高拍出性心不全	133
後負荷	135
後壁心筋梗塞	63,65
硬膜外腫瘍	203

硬膜内随外腫瘍	203
絞扼感	139,209
抗リン脂質抗体症候群	122
高齢者	30,102,121,152,154,155
呼吸器	22
呼吸器感染	181
呼吸器疾患	208
呼吸機能検査	182
呼吸困難	67,120,121,124,125,132,133,134, 135,158,164,165,186,208
呼吸不全	235
呼吸リハビリテーション	184
個疹	206
骨格筋機能障害	183
骨髄炎	203
骨粗鬆症	183
骨痛	203
混合性疼痛	202,203
コンソリデューション	55

さ

再灌流療法	90
細菌性肺炎	59,167,176
在宅酸素療法	184
再膨張性肺水腫	169
索状影	55
左室拡張機能	135
左室収縮機能	135
左室自由壁破裂	224
左室心尖部長軸像	72
左室短軸像	66
左室中間部閉塞	148
左室中部肥大型心筋症	146
左室中部閉塞性心筋症	146
左室内血栓	140
左室肥大	95,127,146,148
左室補助人工心臓	236
左室ポンプ機能	160
左室流出路狭窄	154
左心不全	91,128,132,134,135
左心ポンプ失調	135
嗄声	113,114
サブトラクション冠動脈CT	80
サルコイドーシス	167,176
産褥（性）心筋症	133,136
三尖弁	231
三尖弁逆流	74,75
三尖弁狭窄症	124,131
三尖弁閉鎖不全（症）	124,131
酸素消費量	147
酸素飽和度	75

し

子宮内膜症	8
子宮内膜症性気胸	167
四腔断面像	61,74,75
シグナル伝達系	32
事後確率	16,17
自己弁温存大動脈基部置換術	129
自己防御適応反応	107
自己免疫	181
脂質異常症	62,63,69,80,82,86,94,217
視床症候群	31
事前確率	16,17
自然気胸	2,3,164,167
持続性心室頻拍	85
失神	124,126
自転車エルゴメータ負荷心筋シンチグラフィ	93,94,95
脂肪腫	203
若年性突然死	140
縦隔	23,52
縦隔炎	3,172,173,174,176,192

縦隔気腫	168,172,173,176,192,197	心エコー	13,60
縦隔腫瘍	57	侵害受容器	30
収縮性心膜炎	66,143,145	侵害受容性疼痛	34,186,187,188,189,202,203,206,207
重症感染症	237	心窩部痛	76,78,194,195
重症虚血性心疾患	65	心窩部不快	138
重症筋無力症	203	腎がん	170
重症呼吸不全	233	心機能回復	237
重症循環不全	236	腎機能障害	207
重症心不全	223,232,233,235,236,237	心機能低下	15
重症喘息	167	真菌	138
重症大動脈弁狭窄症	69	心筋逸脱酵素	83
重症大動脈弁閉鎖不全	69	心筋壊死	89,107
重症中枢性神経障害	237	心筋炎	6,7,15,19,40,67,102,135,63,67,138,139,140,203,233
重症肺高血圧	74,75	心筋虚血	46,82,147
重症貧血	133	心筋梗塞	2,6,7,9,11,12,13,19,30,85,102,106,107,111,114,130,136,159,192,216,224,233
重症不整脈	88	心筋症	135,136
重度呼吸器疾患	237	心筋障害	67,152
重度ストレス反応	209,212,214	心筋シンチグラフィ	92,94,95
十二指腸潰瘍	6,7,8,111,194	心筋トロポニンT	12
粥腫崩壊	106	心筋の異常発火	162
手根管症候群	31	心筋浮腫	67,83,84
腫脹	153	真腔狭窄	118
出血性胃潰瘍	195	真腔閉塞	113
出血性合併症	238	神経因性疼痛	32,33,34
受動喫煙	178,181	神経疾患	201
腫瘍	144	神経障害性疼痛	31,32,186,187,188,189,202,203,205,206,207
腫瘤影	54,55,58	神経鞘腫	203
循環器疾患	208	神経線維腫	201,202,203
昇圧薬	88	心原性ショック	68,88,91,110,138,154,223,232,233,235
消化器（系）疾患	5,7,14,102,192	進行がん	186
消化性潰瘍	192,198	人工気胸	164,167
小棘形成	54,55	人工心臓	232
小結節影	54	人工心肺装置	228
上行性痛覚伝導路	26	進行性筋ジストロフィー	203
上行大動脈解離	100	人工弁置換術	130,231
上行大動脈瘤	116,117	心雑音	69
小細胞がん	66	心疾患	122,179
硝酸薬	88	心室細動	136,140
上肢痛	114	心室（性）期外収縮	158,161,162
上室期外収縮	161,162	心室中隔欠損症	125,136
上室性頻拍	136	心室中隔穿孔	136,224,233
小水疱	207	心室中部閉塞性心筋症	148
常染色体優性遺伝性疾患	170,177	心室頻拍	136,140,159,161
上腹部	24	心室リモデリング	141
漿膜炎	177	滲出性胸水	176
静脈グラフト	229	浸潤影	53,55,57,58
静脈系	21	心尖部左室長軸像	70,72,73
食道	23	心尖部四腔断面像	61,66
食道炎	2,7,111	心尖部長軸像	61,62,69
食道潰瘍	194	心尖部肥大型心筋症	146,148
食道疾患	111	心臓 MRI	82
食道スパズム	3	心臓移植	150,236,237,238
食道穿孔	172,174,176	心臓核医学検査	92,93
食道損傷	172	心臓カテーテル検査	85,86,217,216
食道破裂	3,8,176,192,197	心臓死	71
食道裂孔ヘルニア	3,102,192,194	心臓神経症	2,3,203
食欲不振	138	心臓突然死	85
ショック	114,121,126,139,147,157,170	心臓弁膜症	3,69,124,126,128,231
徐脈性不整脈	9	身体診察	14
徐脈頻脈症候群	159	身体表現性障害	213,214
自律神経	24,25,28,212	心タンポナーデ	66,73,114,142,145,186,203
自律神経障害	130	心停止	88
自律神経症状	28	心電図	12,36,44
シルエットアウト	58	心電図異常	72
シルエットサイン	57,58,59	心電図変化	142,144,155
心・血管疾患	183		
人為的心停止	228		
心陰影	57,59		
心因性胸痛	208,210,211,212,213		
心因性疼痛	33,34		

心内膜炎	136
心内膜下梗塞	107
心嚢液	143
心嚢液貯留	15,66,67,186
心嚢内出血	73
塵肺(症)	55,167,179
心肺蘇生	235
心肺停止	153
心拍出量低下	145
心拍数	135
心拍動化冠動脈バイパス手術	229
心破裂	157
深部静脈血栓(症)	9,74,120,121,123
心不全	3,9,14,15,19,52,68,71,85,86,114,125,126, 127,128,129,132,133,134,135,136,137,140, 148,154,157,176,180,217,224,225,235
心房細動	125,129,130,136,161,162
心房粗動	136,161
心膜液貯留	140,142,144,145
心膜炎	2,3,7,42,67,102,139,142,143,177
心膜腔穿刺	145
心膜疾患	136
心膜切除術	145
心膜ノック音	145
心膜摩擦音	142,144
心理学的要因	208
心理検査	214

す

膵炎	2,3,6,7,8,78,102,176,192,193,199
膵がん	8
膵疾患	76,78
膵実質エコー低下	78
膵腫大	78
水痘・帯状疱疹ウイルス	204
水疱	205,206
髄膜炎	177
髄膜腫	203
頭蓋内疾患	208
ステロイド	66,184
ステント内血栓閉塞	100
ステント留置	219,223
ストレス	152,154,155,211,212,214
砂時計腫	203
スリガラス陰影	53,55,59

せ

性格因	214
正常膵	77
精神症状	214
精神的ストレス	213
生理的疼痛	30,32,34
咳	181
脊髄炎	7,203
脊髄血管障害	201
脊髄梗塞	203
脊髄視床路	30
脊髄疾患	3,8
脊髄腫瘍	201,203
脊髄神経	24,25,28
脊髄性筋萎縮症	203
脊柱管狭窄症	203
脊椎脊髄疾患	201
石灰化	52
切迫破裂	113,114
セネストパチー	203
線維筋痛症	203
腺がん	54
前胸部圧迫感	63,92,100,113,132
前胸部違和感	133
前胸部痛	66,68,69,73,74,82,99,112,113, 120,133,142,153,173,208

線状影	55
全身倦怠感	100,125,138,139,209
全身性エリテマトーデス	176
全身性炎症	183
全身塞栓症	157
喘息	15,180,181,185
浅大腿静脈内血栓	75
先天性疾患	135,136,158,201
先天性副鼻腔気管支症候群	179
前負荷	135
前壁中隔心筋梗塞	63

そ

造影CT	75
臓器虚血	118
臓側胸膜	22
相対的大動脈編狭窄症	128
総胆管結石	78,193
僧帽弁	231
僧帽弁異常前方運動	72
僧帽弁逸脱	7,124,130
僧帽弁逆流シグナル	71
僧帽弁狭窄(症)	124,125,128,129
僧帽弁形成術	130
僧帽弁収縮期前方運動	148,149
僧帽弁置換術	129
僧帽弁乳頭筋断裂	224
僧帽弁閉鎖不全(症)	70,71,111,125,130,131,136
塞栓症	139,148,154,238
続発性気胸	164
続発性自然気胸	164,167,179
続発性肋間神経痛	204
側面像	51

た

第1肋骨骨折	201,203
大うつ病性障害	209,212
体外循環	228
体外循環離脱困難	232,233,235
体外設置型補助人工心臓	236
代謝異常	138
帯状疱疹	2,3,5,7,102,204,205,206,207
帯状疱疹後神経痛	31,205,206
体性痛	28,29,187,188,189
体動時呼吸困難	181
大動脈解離	6,7,8,9,13,14,21,60,73,74,79,102, 106,112,114,115,116,117,118, 125,128,136,230,233,234
大動脈基部置換術	129
大動脈疾患	73,112,230
大動脈粥状硬化	235
大動脈ステントグラフト	230
大動脈内バルーンパンピング	141,232,233
大動脈閉鎖不全	112
大動脈弁	231
大動脈弁下狭窄	72
大動脈弁狭窄症	7,70,71,105,124,125,127,135
大動脈弁形成術	129
大動脈弁再建術	129
大動脈弁置換術	128,129
大動脈弁閉鎖不全(症)	71,73,105,124,125,126, 128,129,130,233,234,235
大動脈弁膜症	71
大動脈弁輪拡大	69,71
大動脈瘤	15,112,114,115,116,117,118, 128,230,233,234,235
大動脈瘤切迫破裂	7,102
大動脈瘤破裂	114
大葉性肺炎	53
たこつぼ心筋症	3,68,69,152,154,155,156,157
多枝冠動脈病変	89
多枝病変	65

多臓器がんからの転移	176
多発関節痛	67
多発血管炎性肉芽腫症	54
多発性筋炎	203
多発性硬化症	31
多発性骨髄腫	201,203
多発性嚢胞腎	117
多発性肺嚢胞	170
タリウム	92
胆石（症）	3,6,8,77,192,193,200
胆石発作	7,102,193,195
胆道系疾患	76,78
胆嚢炎	2,3,6,7,8,77,78,102,192,193,195,200
短絡疾患	136

ち
遅延造影像	82
致死性不整脈	140,157
致死的ショック状態	66
知能因	214
虫垂炎初期	8
中枢機序	33
中枢神経障害性疼痛	202
中皮腫	177
腸管ガス	78
腸管虚血	113
長期糖尿病患者	102
直視下僧帽弁交連切開術	129
直視下肺動脈弁交連切開術	131
治療抵抗性心不全	157
陳旧性心筋梗塞	86,136

つ
椎間板疾患	3
椎間板ヘルニア	31,34,203
痛覚過敏	31
痛覚受容器	28

て
低酸素	14
低酸素血症	120,121,123,180
低心拍出量症候群	233
適応障害	208,209,212,214
滴状心	57
テクネチウム	92
デスミンミオパチー	203
デルマトーム	24
転移	188,189
転移性骨腫瘍	201,203
転移性肺がん	56,176
転移性肺腫瘍	167
電気的除細動	88

と
動悸	132,146,152,158,162,209
統合失調症	208,209,210,212
橈骨動脈アプローチ	220
洞性頻脈	158
疼痛	26,27,30,153
洞停止	159
動的過膨張	183
動的肺過膨張	180
糖尿病	34,63,80,94,111,117,154
糖尿病性ニューロパチー	31
頭部外傷	110
洞不全症候群	140
洞不全症候群Ⅲ型	159
動脈グラフト	229
動脈系	21
動脈血液ガス	75
動脈血ガス分析	14,18,19
動脈硬化	117,128
冬眠心筋	107,221,222
特異度	16,18

特定心筋症	136
特発性間質性肺炎	167
特発性自然気胸	164,167,169
特発性食道破裂	192,194
特発性肺線維症	53,59
突然死	88,127,146,148
突発性食道破裂	2
トロポニンT	13,17

な
内因性カテコラミン	152
内因性気胸	167
内臓損傷	7,29,102
内臓痛	28,187,188,189
内臓痛覚	28
内臓由来	30
内分泌系	212
難治性心室性不整脈	232,233

に
肉芽腫	55
肉腫	203
二次性心筋症	149,150
二次ニューロン	27,33
二尖弁	128
ニトログリセリン	101,134
乳腺炎	3
乳腺症	3
乳頭筋断裂	233
乳頭断裂	130
ニューロパチー	203
尿毒症	144,176
認知機能低下	78

ね
ネット状構造	76
ネフローゼ症候群	176
粘液水腫	176

の
膿胸	3,76,176,177
脳血管障害	110
脳梗塞	13,92,112,234,238
脳出血	234
嚢状中膜壊死	116
脳神経障害	9
脳神経症状	114
脳髄膜炎	204,206
脳分離体外循環	230
嚢胞状陰影	55
嚢胞性肺疾患	56
嚢胞性病変	168

は
肺	22
─の解剖	190
肺アスペルギルス症	54
肺うっ血	135
肺炎	2,3,7,50,140,177,204
肺炎随伴性胸膜炎	172,177
バイオマス燃焼煙	181
肺過誤腫	54
肺化膿症	167
肺がん	50,54,57,59,66,167,176,177,179,186,187,188,190,203
肺気腫	56,181
肺吸虫症	167
肺虚脱	168,169
肺気量分画	183
肺結核	53,56,167,179,181
敗血症	136,176
肺結節	54
肺血栓塞栓（症）	2,3,6,8,14,18,19,74,75,120,121,122,123,136,172,231
肺限界弾性板	166

用語	ページ
肺高血圧（症）	3,15,130,131,136,180
肺梗塞	120,233,235
肺腫瘍	54,57
肺小細胞がん	203
肺真菌症	56
肺水腫	52,53,111,135,169
肺線維症	53,167
肺腺がん	54
肺尖部	50
肺尖部肺がん	188
肺塞栓（症）	7,18,74,75,79,136
バイタルサイン	3,14
肺動静脈瘻	54
肺動脈狭窄	131
肺動脈性肺高血圧症	136
肺動脈弁狭窄症	124,131
肺動脈弁閉鎖不全（症）	124,131
肺動脈弁	231
肺嚢胞	170
肺膿瘍	54,56
背部痛	63,66,73,112,113,164,173,186,201,205
肺胞隔壁	166
肺胞気動脈血酸素分圧較差	13
肺胞上皮がん	53
肺胞性陰影	55,56
肺胞性肺炎	55
肺胞蛋白症	53,55
肺末梢組織	56
肺門部	52
肺紋理	52,53,168
肺野陰影	53
肺野型肺がん	188
肺野	52
肺良性腫瘍	54
肺リンパ脈管筋腫症	56
剥離内膜	74
発達障害	212
発痛物質	27
発熱	125,133,138,142,143,173,195
パニック障害	208,210,212,213,214
パニック発作	211,212

ひ

用語	ページ
非Q波心筋梗塞	12,13,103,107
非ST上昇型急性冠症候群	12,38,98,99,100,104,105,107,108
非ST上昇型心筋梗塞	3,12,13,104,105,108
ビア樽状胸郭	57
皮下気腫	168,192,197
非気腫型COPD	181
非持続性多発性心室頻拍	85
微小循環不全	152
皮疹	170,206,207
非侵襲的検査	80,81
非心臓手術	94
肥大型心筋症	72,146,147,148,149,150,203
非対称性中隔肥厚	149
非対称性肥大	148
左上胸部痛	201
左下葉肺腺がん	186
左冠動脈主幹部病変	89
左冠動脈造影	90,222
左胸痛	164,172,179,204
左胸部痛	120,201,204
左肩痛	100,186
左上肢痛	186
左上葉肺腺がん	186
左前胸部痛	94,164,186
左総頸動脈	113
左肺門部肺扁平上皮がん	186
非定型的胸痛	86
非典型的胸痛	86
脾破裂	7,102
皮膚筋炎	203
皮膚分節	28,29
皮膚由来	30
非閉塞性肥大型心筋症	146
びまん性汎細気管支炎	179
貧血	136,195
頻脈性不整脈	3,9,154

ふ

用語	ページ
不安定狭心症	2,3,8,11,12,60,80,98,99,103,104,105,136,225
フィジカルアセスメント	14
フィブリン析出	66,76
不可逆性臓器不全	237
負荷心筋シンチグラフィ	94,95
副交感神経	25,28
副交感神経線維	30
複合性局所疼痛症候群	31
腹痛	113,114,138
腹部エコー	60
腹部症状	139
腹部大動脈瘤	116,117,118,119
腹部の構造	20
腹部膨満	134,204
腹膜炎	177
浮腫	67,145
浮腫性膵炎	193
不整脈	3,11,102,135,136,146,147,149,154,158,159,160,161,162,223
腹筋麻痺	204
部分血流予備量比	86,87
不明熱	113,125
ブラ	53,166,167,168
ブレブ	166,167
フローボリューム曲線	182,183
プロテインC欠損症	122
プロテインS欠損症	122

へ

用語	ページ
平行運動	168
閉塞性細気管支炎	179
閉塞性ショック	122,123,164
閉塞性動脈硬化症	234,235
閉塞性肺炎	188
閉塞性肥大型心筋症	72,73,125,146,148,149
閉塞性末梢血管疾患	234
β遮断薬	225
壁運動異常	79,157,223
壁側胸膜	22
ヘリコバクター・ピロリ	192
ベルヌーイの簡易式	127
ヘルペス性角膜炎	204
弁逆流症	136
変形性膝関節症	74
変形性脊椎症	186,203
弁置換術	131
便秘	204
弁膜症	71,126,135,136,203
弁輪縫縮術	130

ほ

用語	ページ
包括的リハビリテーション	184
蜂窩肺	53
傍胸骨左室短軸像	61,66,67,75
傍胸骨左室長軸像	60,70,71,74
傍胸骨大動脈弁レベル短軸像	61
膀胱直腸障害	204
放散痛	12,30,99,102,139,186,202
房室ブロック	139,140,141
放射線療法後疼痛症候群	186
蜂巣肺	53

補助循環	232,233,234
補助人工心臓	233,236,237
発作性上室（性）頻拍（症）	158,159,161,162
発作性心房細動	132,146,159
ホメオスタシス	211,212

ま

マイコプラズマ	138
末梢機序	32
末梢気道病変	178,181
末梢性神経障害性疼痛	202,203
麻薬性鎮痛薬	33
慢性期心不全治療	224
慢性重症高血圧	110
慢性心筋虚血	92
慢性進行性外眼筋麻痺	203
慢性心不全	132
慢性膵炎	193
慢性疼痛	33,34
慢性肺気腫	57
慢性肺血栓塞栓症	41,123
慢性肺血栓塞栓性肺高血圧症	41,121,122
慢性閉塞性肺疾患	119,178,180,184

み

ミエロパチー	203
右下葉肺炎	55
右胸痛	165,172,201
右胸背部痛	76
右季肋部痛	195
右肩痛	209
右鎖骨下動脈	113
右中葉無気肺	57
右肺腺がん	186
ミクログリア	32

む

無気肺	52,56,57,59,188
無痛性胆嚢結石	76
胸焼け	99,194

め

迷走神経	25
めまい	124,126
免疫異常	138
免疫系	212

も

網状影	55,59

や

薬剤負荷心筋シンチグラフィ	92

ゆ

有意狭窄	86
疣贅	125
尤度比	4,9,16,17
輸出静脈	54

よ

溶血	234
陽性反応的中度	16
陽性尤度比	16
抑うつ	183
抑制性介在ニューロン	32

ら

ランゲルハンス細胞組織球症	56,167
卵巣腫瘍	176

り

リウマチ	128,130,131,144
リウマチ熱	129
リエントリー性不整脈	162
リケッチア	138
粒状陰影	55
両心不全	132,135
両側下肺野	59
輪状影	59
臨床推論	16

リンパ系	22
リンパ脈管筋腫症	167,179

る

ルームエア	13

れ

冷汗	100
レイノー 5 徴	200

ろ

老化	181
労作	134,178
労作時易疲労感	132
労作時呼吸困難	121,125,142,143,180
労作性狭心症	8,92,99,100,101,103,126,178
労作性胸部圧迫感	124
労作性動悸	133
漏出性胸水	76,176
老年期うつ病	209
肋軟骨炎	2,3,11,15
肋間神経	25,189
肋間神経痛	3,7,11,102,204,205
肋骨横隔膜角	168
肋骨骨折	3,11,15,203
ロングフライト症候群	120

わ

腕神経叢引き抜き損傷後疼痛	31
腕頭動脈	113
腕頭動脈解離	112

A

AaDO$_2$	13,14,19,75,122
ACE 阻害薬	224
ACOS	185
ACS	17,98,104,107,111
air reak	169
Alagille 症候群	117
aortic dissection	112
aortic root replacement	129
aortic valve reconstruction	129
ARB	224
ARDS	53
ASH	149
asthma-COPD overlap syndrome	185
Astin Flint 雑音	128
asymmetric septal hypertrophy	149
AVP	129
AVR	128,129
A δ 線維	26,27,28,32

B

Beck 三徴	145
BHD 症候群	170
Birt-Hogg-Dube 症候群	165,167,170
bleb	167
BNP 値	155
Boerhaave 症候群	2,192,194
brpken heart syndrome	152
Brugada 症候群	203
bulla	167
butterfly shadow	140

C

CABG	91,216
CAPRICORN 試験	225
Charcot 3 徴	200
check valve 機序	170
Cine	82
COPD	53,164,167,178,179,181,182,183,185
—と喘息の鑑別	179
CPA	168
CT	74,78,80
C 線維	26,27,28,32

D
de Musset 徴候	128
DeBakey 分類	115
dip and plateau pattern	145
down regulation	107
Dressler 症候群	143
D ダイマー	18, 19, 122

E
echo free space	144
Ehlers-Danlos 症候群	116, 117, 167
entry	73, 115
Ewing 肉腫	203

F
Fabry 病	150
FEV_1	184
FFR	86, 87
first medicl contact	91
FMC	91
Forrester 分類	137
fractional flow reserve	86, 87
Frank-Starling の法則	128

G
GABA	33
GERD	192
GGO	55
Glu/NMDA 受容体	33

H
Hamman 徴候	168
HCM	146, 148
hibernating myocardium	107
HIV	31
HOCM	146, 148, 149
Horner 症候群	188
HOT	184
HRCT	182
Hutchinson 徴候	204

I
IABP	140, 141, 224, 232, 233, 234, 235, 237
IVUS guided PCI	220

K
Kircher の肺虚脱度計算法	169
Kussmaul 徴候	145

L
LAM	167
Lambert-Eaton 筋無力症候群	203
LGE	82
LVAD	236

M
Marfan 症候群	69, 71, 73, 113, 116, 117, 119, 128, 167
MRCA	82
MRI	80
Murphy 徴候	193, 200
MVO	148

N
negative predictive value	16
neuropathic pain	202, 203
New York Heart Association 分類	137
NMDA 受容体	32
nociceptive pain	202
Nohria-Stevenson 分類	137
Noonan 症候群	117
NSAIDs	192
NSTEACS	105, 108
NSTEMI	104, 105, 108

O
one stop test	80, 82
onset	6, 112
OPQRSTUV	3, 4, 6

P
Paget 病	136
Pancoast 腫瘍	186, 188, 189
PCI	85, 90, 91, 216, 223, 224, 225
PCPS	123, 140, 141, 232, 233, 234, 235, 236, 237
Pneumocystis jirovecii 肺炎	167
Pneumocystis 肺炎	167
POBA	218
position and progression	7
positive predictive value	16
PTMC	129
PTPV	131

Q
quality	7
Quincke 拍動	128
Q 波心筋梗塞	104, 107

R
radiation	8
Ramsay-Hunt 症候群	204
RVAD	236

S
SAM	148, 149
SBMA	203
Sellers 分類	129
sensitivity	16
severity	8
SLE	176, 177
specificity	16
SpO_2	236
spontaneous pneumothorax	167
Stanford A 型	73, 74, 112, 113
Stanford B 型	73, 112, 113
Stanford 分類	115
STEACS	106, 109
STEMI	89, 90, 104, 106, 109, 110, 223, 224, 225
stress cardiomyopathy	152
stress perfusion	82
stunned myocardium	107
ST 上昇型急性冠症候群	36, 98, 99, 100, 104, 106, 109
ST 上昇型心筋梗塞	3, 90, 104, 106, 109
Swan-Ganz カテーテル	137

T
T2 強調画像	82
TAVI	128
TAVR	128
TNF-α	32, 33
tolerance	8
torsade de points	155
transapical approach	128
transfemoral approach	128
transient left ventricular ballooning syndrome	152
Turner 症候群	117

U
unable to tolerance	9

V
VAD	232, 233, 236, 237
——の合併症	238
——装着の除外基準	237
various symptoms	9
VINDICATE＋P	2
VZV	204

W
Wegener 肉芽腫症	54, 56

X
X 線撮影条件	50
X 線透過性	50
X 線の読影ポイント	51

その他
$α_1$- アンチトリプシン欠損症	181
^{201}Tl	92
^{99m}Tc	92

病歴聴取でここまでわかる
臨床推論集中講座　胸痛

2017年4月10日　第1版第1刷発行

- ■総監修　山本文雄　やまもと ふみお

- ■監　修　伊藤　宏　いとう ひろし
　　　　　尾野恭一　おの きょういち

- ■監修・編集　長谷川仁志　はせがわ ひとし

- ■発行者　鳥羽清治

- ■発行所　株式会社メジカルビュー社
　　　　　〒162-0845 東京都新宿区市谷本村町2-30
　　　　　電話　03(5228)2050(代表)
　　　　　ホームページ http://www.medicalview.co.jp/

　　　　　営業部　FAX　03(5228)2059
　　　　　　　　　E-mail　eigyo@medicalview.co.jp

　　　　　編集部　FAX　03(5228)2062
　　　　　　　　　E-mail　ed@medicalview.co.jp

- ■印刷所　三美印刷株式会社

ISBN 978-4-7583-0398-9　C3047

©MEDICAL VIEW, 2017. Printed in Japan

- 本書に掲載された著作物の複写・複製・転載・翻訳・データベースへの取り込みおよび送信(送信可能化権を含む)・上映・譲渡に関する許諾権は，(株)メジカルビュー社が保有しています．

- JCOPY〈出版者著作権管理機構 委託出版物〉
本書の無断複製は著作権法上での例外を除き禁じられています．複製される場合は，そのつど事前に，出版者著作権管理機構（電話 03-3513-6969, FAX 03-3513-6979, e-mail：info@jcopy.or.jp）の許諾を得てください．

- 本書をコピー，スキャン，デジタルデータ化するなどの複製を無許諾で行う行為は，著作権法上での限られた例外（「私的使用のための複製」など）を除き禁じられています．大学，病院，企業などにおいて，研究活動，診察を含み業務上使用する目的で上記の行為を行うことは私的使用には該当せず違法です．また私的使用のためであっても，代行業者等の第三者に依頼して上記の行為を行うことは違法となります．